Michaela Döll

Entzündungen
Die heimlichen Killer

Dr. Michaela Döll

Entzündungen
Die heimlichen Killer

Mit persönlichem Entzündungs-Check

HERBiG

Wichtige Hinweise

Die Wissenschaft ist ständig im Fluss. Die vorliegenden Informationen beruhen auf gründlicher Recherche der Autorin. Ziel des Buches ist es, die modernen Erkenntnisse der Ernährungsmedizin aufzuzeigen, wobei die Betreuung durch einen Therapeuten hiermit nicht ersetzt werden soll. Alle Angaben, Empfehlungen und Informationen sind ohne jegliche Verpflichtung oder Garantie seitens der Autorin.

Für die Angaben zu den aufgeführten Produkten kann weder seitens der Autorin noch seitens des Verlages eine Gewähr übernommen werden. Der Leser sollte in jedem Fall seinen Therapeuten um Rat fragen, verordnete Medikamente nicht eigenmächtig absetzen und die Anwendung der hier genannten Präparate mit Hinblick auf seinen speziellen Bedarfsfall vom betreuenden Therapeuten prüfen lassen.

Dr. Michaela Döll im Internet:
www.fitness-gesundheit-antiaging.de

Fotos: S. 175 und S. 177: Cranberries –
mit freundlicher Genehmigung der Fa. sanitas, Steinheim

5. aktualisierte Auflage 2010

Umschlag: Wolfgang Heinzel
Lektorat: Gabriele Berding
Herstellung und Satz:
VerlagsService Dr. Helmut Neuberger
& Karl Schaumann GmbH, Heimstetten
Gesamtherstellung: Print Consult, München
ISBN 978-3-7766-2436-6

Inhalt

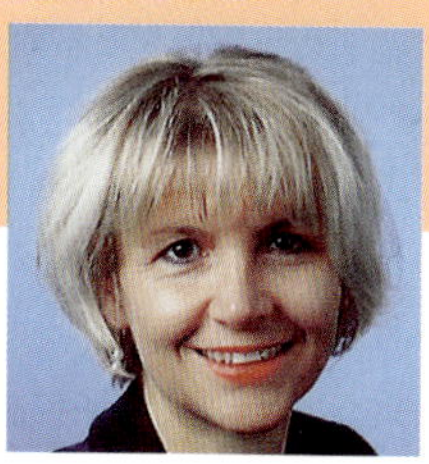

Vorwort

Ständig glimmende Schwelbrände in unserem Körper? Eine Besorgnis erregende Vorstellung! Und dennoch: Chronische Entzündungsreaktionen sind eine unbemerkte Realität für viele nichts ahnende Menschen – bis ein Herzinfarkt, Magengeschwür oder vielleicht sogar die Alzheimersche Krankheit das schreckliche Resultat solcher jahrelangen Brände drastisch zum Vorschein kommen lässt. Sind wir diesen Vorgängen hilflos ausgeliefert? Wie entstehen solche Schwelbrände überhaupt? Wie können wir uns davor schützen? Können diese Brände gelöscht werden, bevor es zu spät ist? Im vorliegenden Buch gibt Dr. Michaela Döll fundiert Auskunft. Auf der Basis neuester wissenschaftlicher Erkenntnisse beschreibt sie in allgemein verständlicher Sprache die möglichen Ursachen solcher in unserem Körper tobenden Entzündungsbrände, wer davon betroffen sein kann und wie wir uns vor diesen zerstörerischen Vorgängen vorbeugend schützen können.

Leicht verständliche Darstellung

Dass Rauchen für unsere Gesundheit schädlich ist, weiß inzwischen jedes Kind. Aber hätten Sie gewusst, dass Sodbrennen ein Indiz für die Refluxkrankheit ist, an der in Deutschland insgesamt mehr Menschen sterben als im Straßenverkehr? Oder dass es entzündungshemmende Mittel gibt, die gleichzeitig das Krebsrisiko senken? Sind Sie etwa immer noch der Meinung, dass Cholesterin die Gefäße verstopft? Wie wichtig ist zusätzliches Fischöl in unserer Nahrung? Oder haben Sie sich schon mal durch eine Schlankheitskur gekämpft, nur um hinterher festzustellen, dass die verlorenen Pfunde nach ein paar Monaten wieder drauf sind? Ob Diät oder Rheuma, Zahnhygiene oder Krebs,

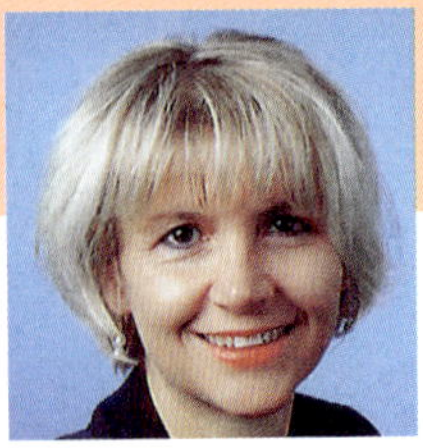

Antioxidantien oder Statine, Dr. Michaela Döll spannt einen weiten Bogen und erklärt uns solche und andere Themen wissenschaftlich fundiert, auf interessante Art und Weise dargeboten und mit vielen alltäglichen Beispielen angereichert.

Zahlreiche hilfreiche Tipps und Empfehlungen zur Minderung von Entzündungsstress

Am wichtigsten aber ist ihr die Lösung des Problems. Was können wir in unserem täglichen Leben selbst tun, damit entzündliche Schwelbrände rechtzeitig gelöscht werden – lange bevor sie uns zum Doktorbesuch oder ins Krankenhaus zwingen? Die Antwort darauf finden Sie auf den folgenden Seiten. Dr. Michaela Dölls Buch gibt uns die beruhigende Gewissheit, dass wir solchen Geschehnissen nicht hilflos ausgeliefert sind; ein fundiertes Wissen und eine entsprechende Umstellung unserer Lebensweise können dazu beitragen, dass wir chronische Entzündungskrankheiten weitgehend vermeiden können. Dann können wir bequem im Sessel sitzen und den Flammenherd da betrachten, wo er hingehört: in den offenen Kamin.

Professor Dr. Axel H. Schönthal
University of Southern California
Los Angeles, USA

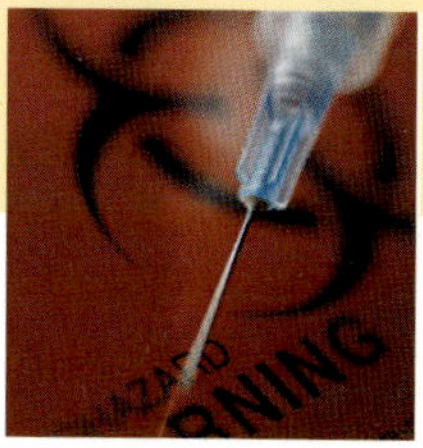

Wir sind das Opfer unseres Lebensstils

Herzinfarkt, Krebs, Rheuma, Diabetes mellitus und die Alzheimerkrankheit – völlig verschiedene Krankheitsbilder mit gefährlichen Gemeinsamkeiten

Unbemerkte Schwelbrände schädigen den Körper

Können Sie sich vorstellen, dass es zwischen einer Schnittverletzung am Finger und einem Herzinfarkt, einer Zahnfleischentzündung und einem Schlaganfall, einer Sportverletzung und der Alzheimererkrankung oder einem Infekt und Krebs einen Zusammenhang gibt?
Was zunächst wie eine irrwitzige Provokation klingt, hat vermutlich tatsächlich einen berechtigten Hintergrund, denn die genannten Ereignisse und Erkrankungen haben eine gemeinsame Schnittstelle: die Entzündungsreaktion. Sobald Gewebe verletzt wird, sorgt ein mehrstufiger Prozess in unserem Körper dafür, dass es nicht zu einer Blutvergiftung kommt, neues Gewebe gebildet wird und sich die Wunde wieder schließt. Das ist grundsätzlich eine sinnvolle Reaktion des Körpers, die zur Heilung beiträgt. Was aber, wenn dieser Vorgang nach »getaner Arbeit« nicht mehr zur Ruhe kommt, wenn der »Schwelbrand« unbemerkt weiter in unserem Körper tobt und kein Ende findet?

Entgleisung – krank machender Entzündungsstress

Neuere medizinische Erkenntnisse zeigen uns, dass ein solcher dauerhafter Entzündungsstress Gift für unseren Körper ist: die Gefäße, die Nervenzellen, die Gelenke, die Schleimhäute – nahezu alle Körperzellen können Schaden nehmen

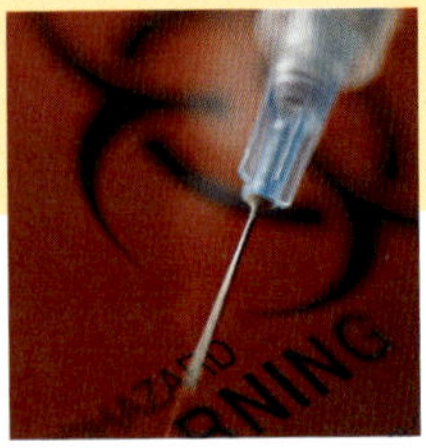

und somit einen entscheidenden Anteil an der Entstehung von Herz-Kreislauf-Erkrankungen, Krebs, Diabetes mellitus, Magengeschwüren, chronisch-entzündlichen Darmerkrankungen, Nervenkrankheiten wie der Alzheimererkrankung oder Gelenkerkrankungen haben und uns vorzeitig altern lassen. Entzündungen wären als gemeinsamer »Hot Spot« für all diese Zivilisationserkrankungen anzusehen.

Wunden und Verletzungen bergen eine Gefahr

Was also trägt dazu bei, dass dieser Schwelbrand im Körper nicht mehr zur Ruhe kommt, und welche Faktoren wirken als »Feuerlöscher« und fördern das »normale« Ende einer solchen aus den Fugen geratenen Entzündungsreaktion? Eine solche Entgleisung der Entzündungsreaktion kann nämlich unter dem Einfluss unseres westlichen Lebensstils mit falscher Ernährung, Übergewicht, Zigarettenkonsum und durch die Einwirkung von Umweltgiften (z. B. Feinstaub, Dieselruß) begünstigt werden.

Entzündungen als gemeinsame Krankheitsursache

Umgekehrt können wir durch unseren Lebensstil und eine »entzündungshemmende« Ernährung wesentlich zum Löschen der in unserem Körper tobenden Brände beitragen. Erfahren Sie in diesem Buch, welche Einflüsse und welche Nahrungsfaktoren als »Brandzünder« fungieren und den Entzündungsstress auslösen und wie wir durch die richtige Auswahl an Lebensmitteln und einen »entzündungshemmenden« Lebensstil den Kampf gewinnen und die »Feuerschlacht« besiegen können. Machen Sie Ihren persönlichen »Entzündungscheck« und lesen Sie, wie Sie sich vor den entzündungsbedingten Zivilisationserkrankungen schützen können!

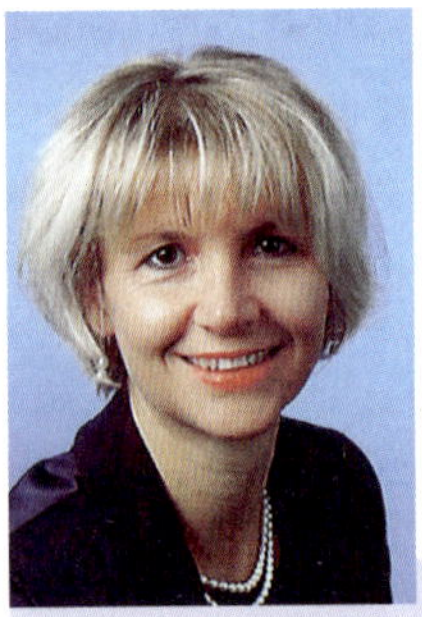

Können Sie sich vorstellen, dass es zwischen einer Schnittverletzung am Finger und einem Herzinfarkt, einer Zahnfleischentzündung und einem Schlaganfall, einer Sportverletzung und der Alzheimererkrankung oder einem Infekt und Krebs einen Zusammenhang gibt?

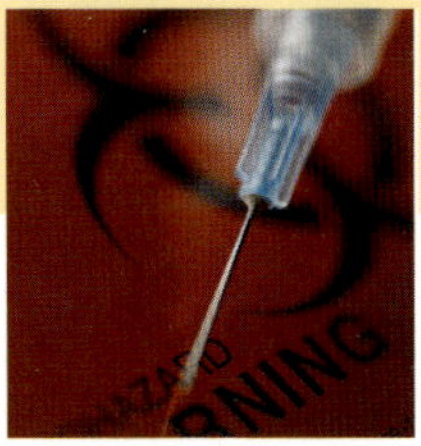

Die Entzündungsreaktion – der Körper wehrt sich

Sie verletzen sich beim Zwiebelschneiden den Finger – ein banaler Vorgang, und doch setzt dieser Schnitt eine ganze Kaskade von Folgereaktionen in Gang, um den Schaden zu begrenzen und zu reparieren. Wichtiger Teil dieses Reparatursystems ist dabei die körpereigene Abwehr, die durch das verletzte Gewebe mobilisiert wird und die Entzündung auslöst. Zunächst fängt eine solche Schnittwunde in der Regel an zu bluten. Dadurch werden Bakterien und andere Keime weggespült, noch bevor sie über den Blutstrom in den Körper gelangen und dort eine Infektion hervorrufen können. Doch damit begnügt sich die Körperpolizei nicht: Mit dem Blut werden vermehrt Truppen dieser Immunwächter in das Schlachtfeld geschickt, die eventuell noch vorhandene feindliche Keime abtöten sollen und die Zelltrümmer auf die Seite räumen. Botenstoffe sorgen dafür, dass immer noch mehr Abwehrzellen angelockt werden.

Die akute Entzündungsreaktion ist ein wichtiger Bestandteil der Heilung

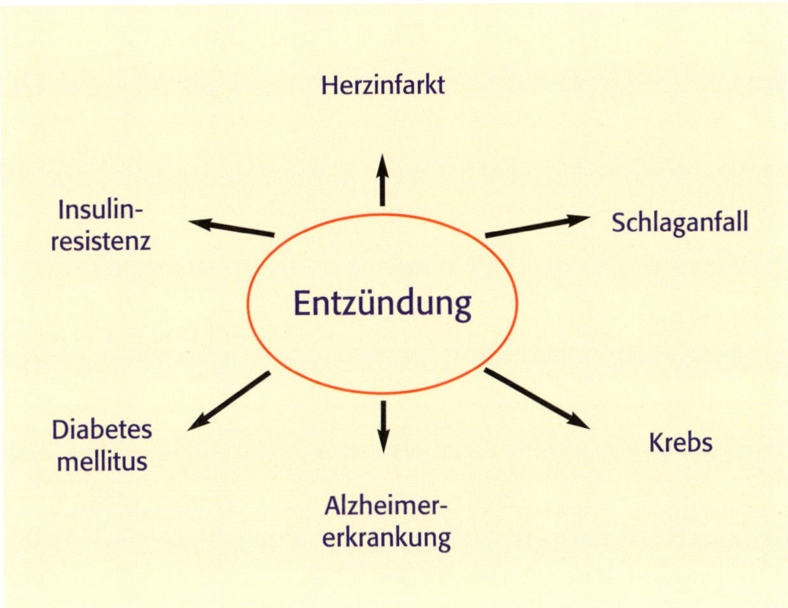

Chronische Schwelbrände begünstigen viele Erkrankungen

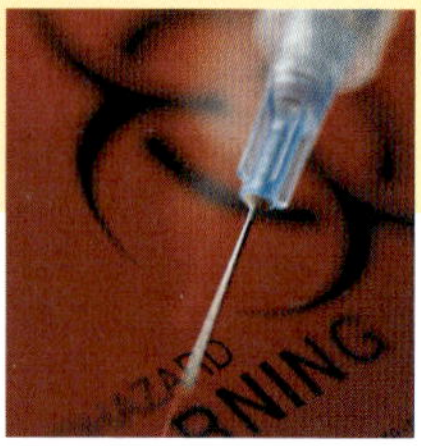

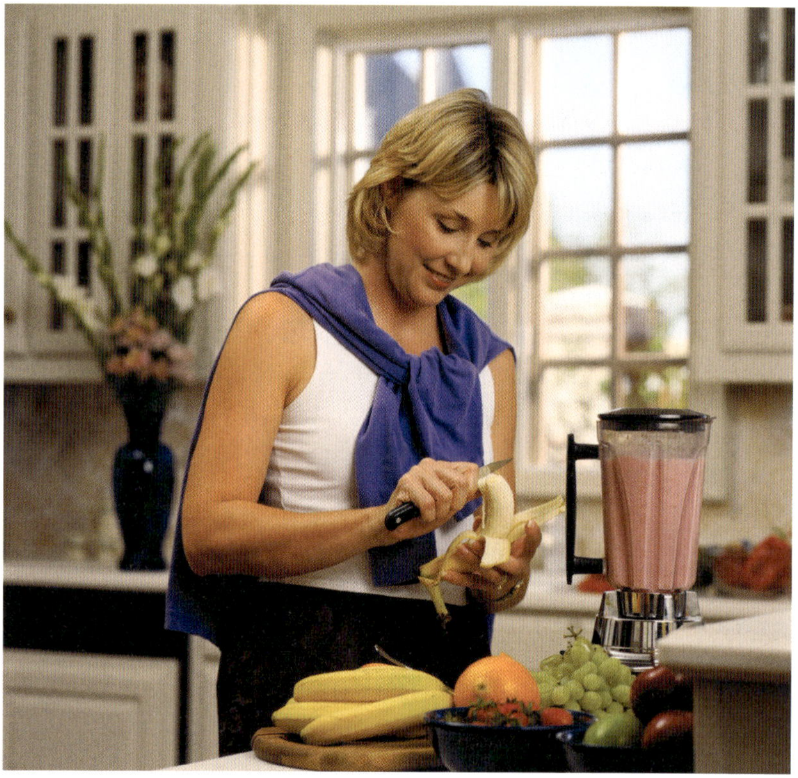

Um einen zu starken Blutverlust zu vermeiden, ziehen sich die verletzten Blutgefäße allerdings schon nach wenigen Sekunden wieder zusammen. Das Blut gerinnt und es bildet sich ein Blutpfropf, der die geschädigte Blutbahn abdichtet. Jetzt können sich die Blutgefäße wieder erweitern und das Blut fließt wieder in einem schnelleren Tempo durch die Adern. Durch die raschere Durchblutung rötet sich die Haut und erwärmt sich im Bereich der Wunde. Das haben Sie sicherlich schon einmal bei einer Verletzung beobachtet.

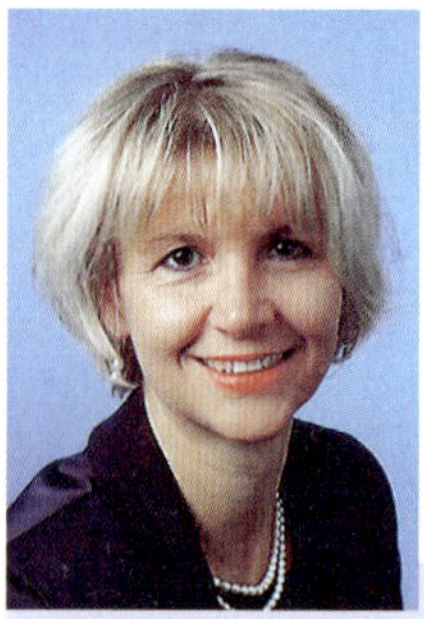

Wunden und Verletzungen – unsere Immunzellen helfen durch die Entzündungsreaktion eine Blutvergiftung zu vermeiden und sind an der Wundheilung beteiligt.

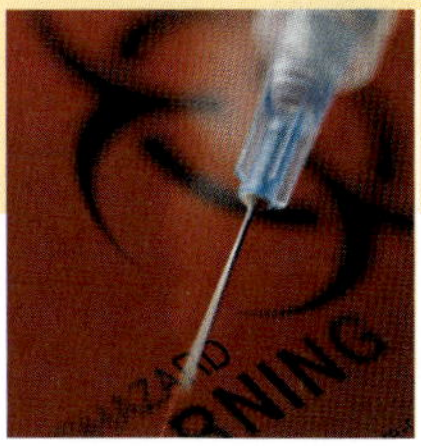

Das »dicke« Ende kommt noch

Was nun noch fehlt, ist die Schwellung und der Schmerz (Tabelle 1) – beides sind häufig weitere unangenehme Begleiterscheinungen einer Schnittwunde oder z. B. auch eines verletzten Gelenkes. Damit nämlich möglichst viele Helfer der Immunabwehr in das Wundgebiet marschieren können, erhöht sich die Durchlässigkeit der Wände der kleinen Blutgefäße. Es bildet sich vermehrt Flüssigkeit und das Gewebe schwillt an – ein verletzter Knöchel wird beispielsweise dadurch dick. Die Schwellung wiederum kann aber auf die empfindlichen Nervenenden in der Haut drücken – die Wunde oder der verstauchte Knöchel beginnen zu schmerzen. Der Betroffene nimmt häufig eine Schonhaltung ein, denn der verletzte Bereich des Körpers ist erst einmal nicht mehr so ohne Weiteres zu gebrauchen.

Schwellungen und Schmerzen sind Ausdruck einer Entzündung

So ist die Entzündung insgesamt ein komplizierter Prozess, der in unserem Körper normalerweise als Antwort auf einen Reiz eingeleitet wird. Als Reize können Keime, Verletzungen, extreme Kälte oder Hitze oder körperfremde Eiweiße (Allergene) dienen. Bei den so genannten Autoimmunerkrankungen richtet sich die entzündliche Reaktion gegen körpereigenes Material.

Egal, wer letztendlich die Immunzellen unseres Körpers wirklich auf den Plan ruft – im Zuge der Reparatur und Heilung wird die Körperpolizei alarmiert, welche die Entzün-

Tabelle 1: So zeigen sich typischerweise Entzündungen

- *Eingeschränkte Funktion*
- *Erwärmung*
- *Rötung*
- *Schwellung*
- *Schmerz*

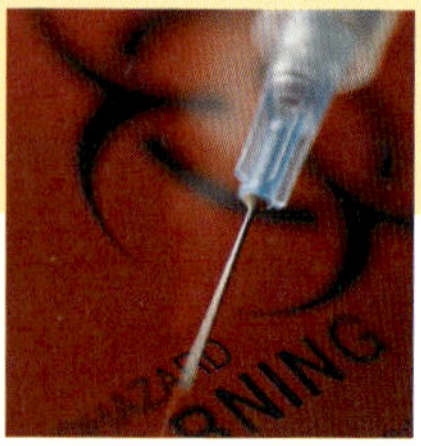

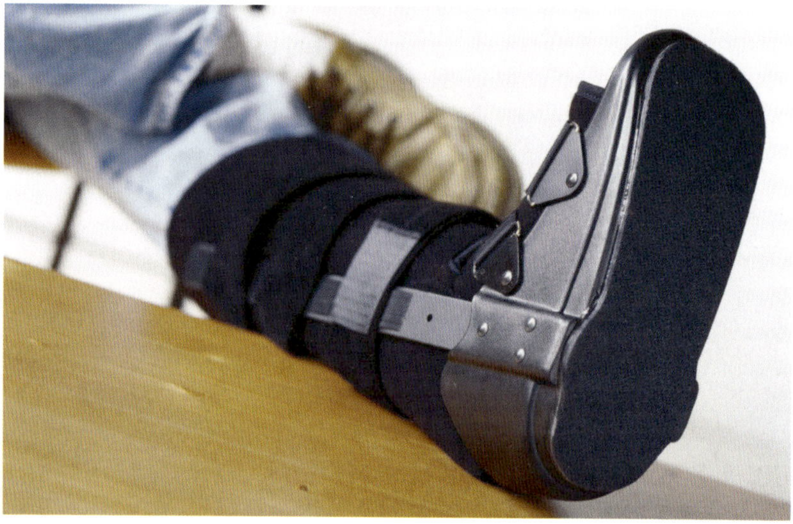

dungsreaktion einleitet. Und immer tobt dabei der Kampf durch die herbeigerufenen Abwehrtruppen, die durch Hunderte von Signalstoffen »angeheizt« werden, unermüdlich abgestorbene Keime und Zelltrümmer auf die Seite schaffen, auf die Blutgefäße einwirken und an der Schmerz- und Fieberentstehung mitbeteiligt sind. Und schließlich sind es wieder bestimmte Botenstoffe, welche die Entzündungsreaktion beenden und dafür sorgen, dass das verletzte Gewebe (möglicherweise unter der Bildung einer Narbe) wieder heilt.

Bei einer Entzündung schreiten immer die Körperpolizisten ein

Das Kind hat einen Namen

Die beschriebene Entzündungsreaktion kann akut oder chronisch verlaufen und charakteristisch für bestimmte Krankheitsbilder sein. Die Medizin hat einen Fachnamen für solche entzündlichen Erkrankungen parat: Das Geschehen wird zumeist in Kombination mit dem betroffenen Organ mit der Endung »-itis« (griech.) bezeichnet. So ist uns beispielsweise die »Arthritis«, die Gelenkentzündung, bekannt

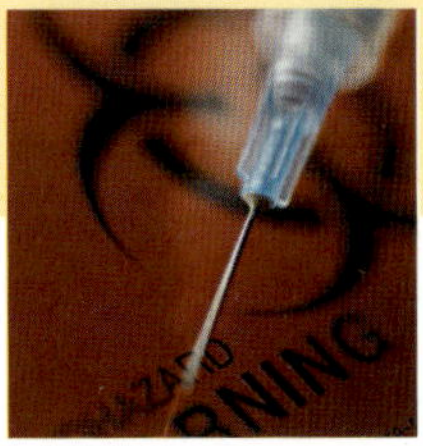

oder die »Hepatitis«, die Leberentzündung. In der Regel gehen solche entzündungsbedingten Erkrankungen mit einer Reihe typischer Begleiterscheinungen einher. So kann sich beispielsweise zu den Schmerzen oder der allgemeinen körperlichen Schwäche auch Fieber dazugesellen. Die Hochregulierung der Körpertemperatur hilft die bedrohlichen Keime abzutöten.

Wer unter einer »Bronchitis« leidet, hat häufig Hustenanfälle und Atembeschwerden. Eine »Parodontitis« ist eine Entzündung des Zahnhalteapparates und zeigt sich oft durch Zahnfleischbluten beim Zähneputzen. Bei der »Myokarditis« handelt es sich um eine entzündliche Erkrankung des Herzmuskels, die u.a. mit Herzschwäche und Herzrhythmusstörungen einhergehen und bei unzureichender Behandlung und Schonung sogar zum Tod führen kann.

Entzündliche Darmerkrankungen wie beispielsweise die »Colitis ulcerosa« können mit Blut im Stuhl, Durchfall und Bauchschmerzen einhergehen. Die »Gastritis« signalisiert eine Entzündung der Magenschleimhaut, die Übelkeit, Völlegefühl und Erbrechen zur Folge haben kann. Bei der »Dermatitis« handelt es sich um eine entzündliche Reaktion der Haut, die von Rötungen und Juckreiz begleitet sein kann.

Leber, Lunge, Herz, Magen, Darm, Gelenke, Zahnfleisch – nahezu jedes Gewebe des Körpers kann von Entzündungen betroffen sein

Das Notprogramm kann chronisch werden

So könnten wir die Reihe fortsetzen – Sie sehen anhand dieser Beispiele, dass solche entzündungsbedingten Reaktionen von den Betroffenen nicht unbemerkt vonstatten gehen. Im Zuge solcher Entzündungsprozesse kann es aber auch passieren, dass dieses akute »Notprogramm« des Körpers, welches im Rahmen der Heilung durchaus sehr sinnvoll ist, nicht regelgerecht beendet und die Entzündung chronisch

Im Zuge von Entzündungsprozessen kann es aber auch passieren, dass dieses akute »Notprogramm« des Körpers, welches im Rahmen der Heilung durchaus sehr sinnvoll ist, nicht regelgerecht beendet und die Entzündung chronisch wird.

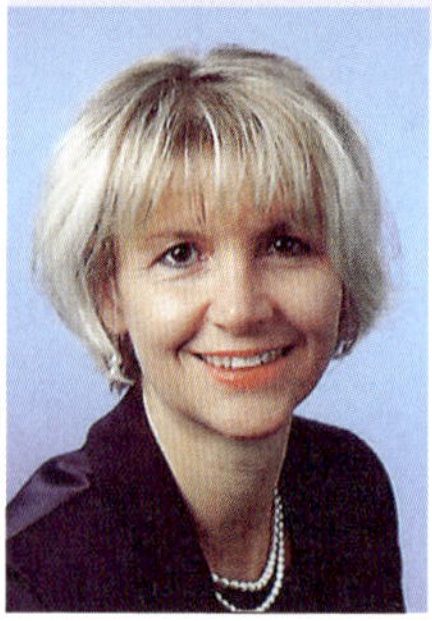

wird. Dann werden die Begleiterscheinungen besonders lästig, Schmerzen können sich dauerhaft einstellen und die erfolgreiche Behandlung wird erschwert. Dennoch gibt es auch im Fall der Chronifizierung mögliche Hilfe durch Medikamente (z. B. entzündungshemmende Mittel, s. S. 44) und diverse medizinische Maßnahmen.

Was aber, wenn die Körperpolizei *unbemerkt* »aus dem Ruder« läuft, ohne dass sich eine Erkrankung mit den entsprechenden Symptomen einstellt und trotzdem das einmal entfachte »Feuer« der Entzündung durch ständige Reize (z. B. körpereigene Stoffwechselprodukte, Zigaretteninhaltsstoffe, Umweltgifte) nicht mehr zur Ruhe kommt?

Entzündungen sollten immer vollständig ausheilen.

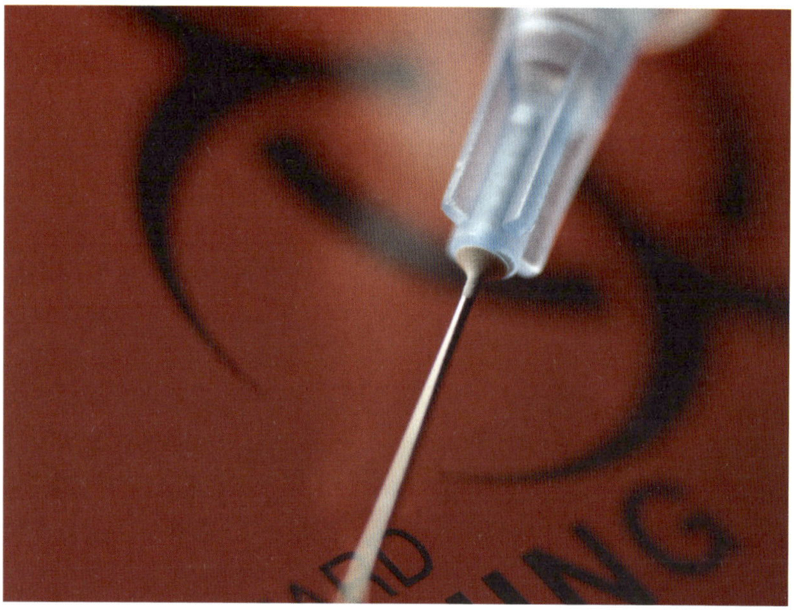

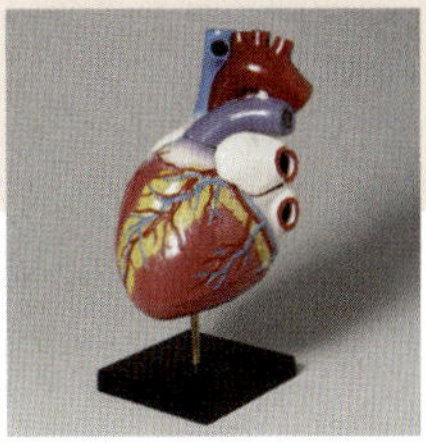

Ursachen für Herzinfarkt und Schlaganfall – Umdenken nötig

Out: Herzinfarkt und Schlaganfall durch fettbedingte Gefäßverstopfung

Haben Sie bislang geglaubt, Herzinfarkt und Schlaganfall kämen von der so genannten »Adernverkalkung«, die unsere Blutgefäße – ähnlich wie der verkalkte Schlauch einer Waschmaschine – für den Durchfluss immer enger werden lässt? Und sind Sie der Meinung, dass das »böse« Cholesterin im Wesentlichen für die Verstopfung der Gefäße verantwortlich ist? Dann sollten Sie unbedingt weiterlesen.

In Deutschland gibt es täglich etwa 800 Herzinfarkte!

Tatsächlich ist die Veränderung der Gefäße, wie sie beispielsweise im Zuge des Älterwerdens auftritt, für die Entstehung von Herzinfarkt und Schlaganfall verantwortlich. Neueste Untersuchungen haben ergeben, dass die ersten negativen »Umbaumaßnahmen« in den Blutleitungsbahnen bereits bei 15- bis 19-Jährigen beginnen können und in einem auch noch relativ jungen Lebensalter von 30 bis 40 Jahren schon deutlich ausgeprägt sein können. Was aber verursacht diese ständigen »Baustellen«, in denen die Gefäße völlig unbemerkt über Jahrzehnte verändert und geschädigt werden können?

Kollektiver medizinischer Irrtum: Cholesterin verstopft die Gefäße und damit nimmt das Übel seinen Lauf

Da sind eine Reihe von Risikofaktoren im Gespräch, die einen Gefäßverschluss und damit den gefürchteten Infarkt am Herzen oder im Gehirn begünstigen können. Allen voran sind dies, neben einer familiären Veranlagung und dem Alter, ein bestehender Bluthochdruck, erhöhte Blutfettwerte (Cholesterin, Triglyzeride), Übergewicht, Diabetes

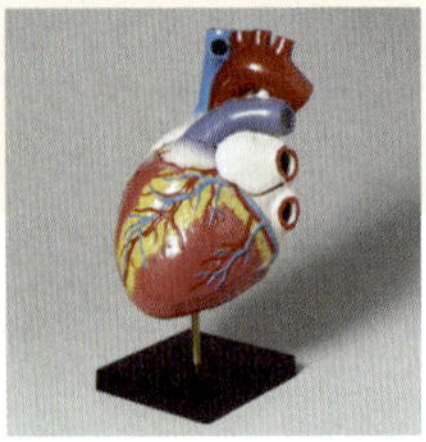

Die Behandlung von Bluthochdruck muss unter ärztlicher Aufsicht erfolgen

mellitus und das Rauchen. Damit alleine lassen sich allerdings viele Herz- und Kreislauftodesfälle nicht erklären, was natürlich nicht heißen sollte, dass beispielsweise ein Bluthochdruck ignoriert werden kann und nicht behandelt werden muss. Es gilt als unbestritten, dass die angeführten Einflussgrößen von Nachteil für unser Gefäßsystem sind. Allerdings haben sich die Vorstellungen von den Geschehnissen in unseren Blutgefäßen in den letzten Jahren einschneidend verändert. Die Meinung, dass sich Blutfette an den Arterienwänden ablagern und dort die gefürchteten »Fettflecken« (Plaques) hervorrufen, die das Gefäß immer enger werden lassen, gilt inzwischen als überholt.

Ungereimtheiten beim Herzinfarkt

Herzinfarkt und Schlaganfall können auch ohne die klassischen Risikofaktoren auftreten

So tritt etwa die Hälfte aller Herzinfarkte bei Menschen mit normalem Cholesterinspiegel auf und mehr als zwei Drittel aller Herzinfarkte und Schlaganfälle betrifft gerade Stellen der versorgenden Gefäße, die nicht oder nur wenig verengt sind. Außerdem gibt es Menschen mit einem erhöhten Cholesterinspiegel, die sich trotzdem bis ins hohe Alter bester Gesundheit erfreuen.

Auch das gibt hinsichtlich der »cholesterinbedingten Verengungstheorie« zu denken: Die Bypass-Operation, die der Beseitigung des gefürchteten Engpasses in unseren Blutleitungsbahnen dient, kann nicht unbedingt einen späteren Herzinfarkt verhindern. Und schließlich gibt es immer wieder Herztode von Menschen, die nie eine Überschreitung der Blutfettwerte oder des Blutdrucks aufwiesen, die weder zu viele Pfunde auf den Hüften hatten, noch der »Glimmstängel«-Zunft angehörten.

Die so genannten »klassischen« Risikofaktoren alleine kön-

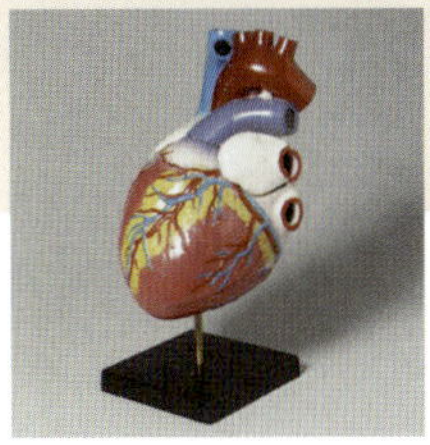

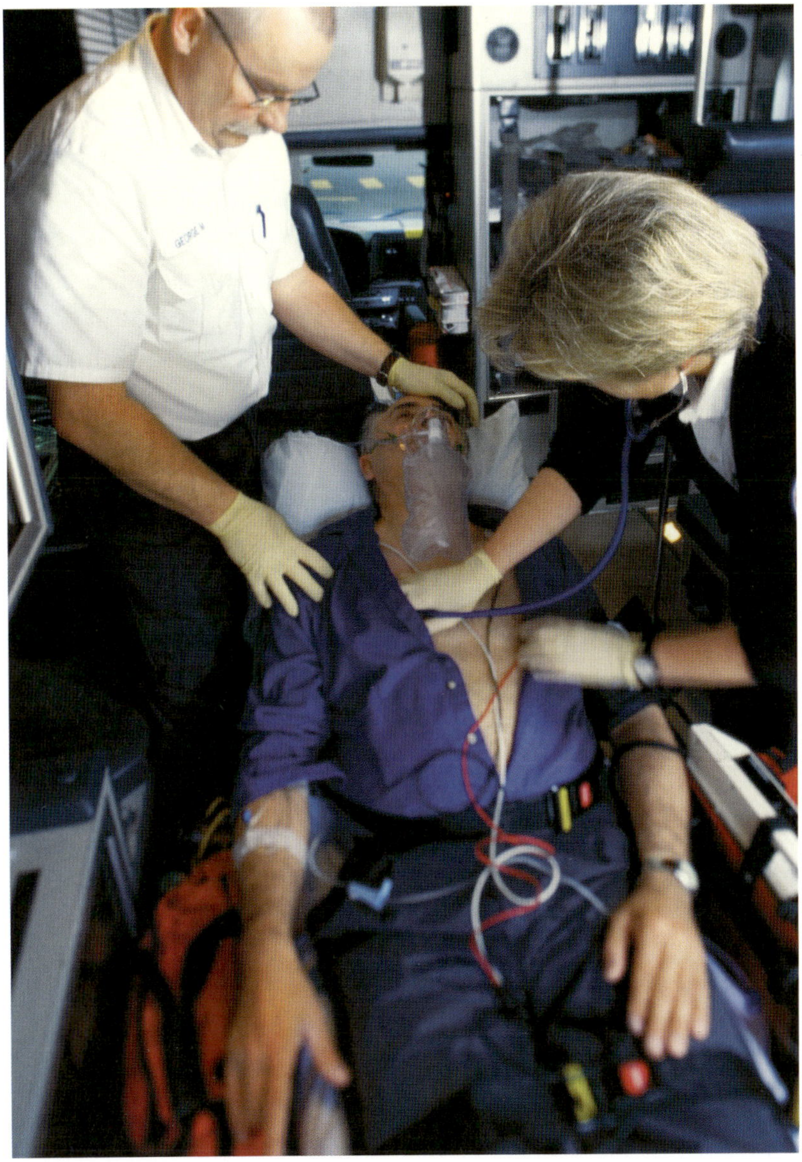

Nur etwa jeder zweite Herzinfarktpatient überlebt einen solchen Anfall.

nen somit die gefürchteten Todesursachen nicht erklären. Neue Auswertungen von Studien lassen sogar den Schluss zu, dass eine Risikobewertung der derzeit gültigen Einflussgrößen auf die Gefäße in Bezug auf die tatsächlich gegebene Gefahr um 50% (!) daneben liegen kann.

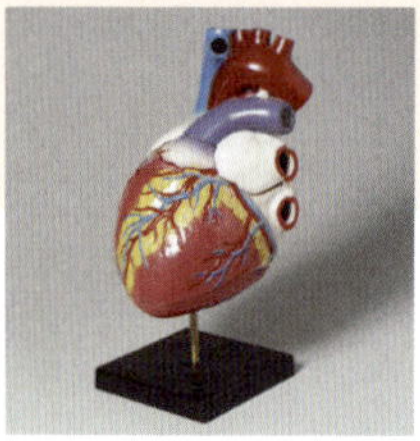

Fettpanik: Die Mär vom schlechten Cholesterin

Bei einem solchen entzündungsbedingten »Brandherd« in den Blutgefäßen spielt das Cholesterin grundlegend auch eine Rolle, aber anders als in der bislang angenommenen Art und Weise. Cholesterin selbst ist grundlegend kein »Dämon«, den es zwingend zu bekämpfen gilt – im Gegenteil: Das vielfach verteufelte Fett hat eine Reihe von wichtigen Aufgaben im Körper und ist daher lebensnotwendig. So verleiht es unseren Zellhüllen Stabilität und Elastizität. Außerdem ist Cholesterin Ausgangsstoff für eine Reihe von Hormonen (z. B. männliche und weibliche Sexualhormone). Wir benötigen es für die Herstellung von Vitamin D und als Baustoff für das Gehirn und die Nervenzellen. Auch die für den reibungslosen Fettstoffwechsel notwendigen Gallensäuren werden aus dem »Fettmonster« Cholesterin hergestellt.

Milchprodukte enthalten zwar häufig relativ viel Fett, aber auch wertvolles Eiweiß.

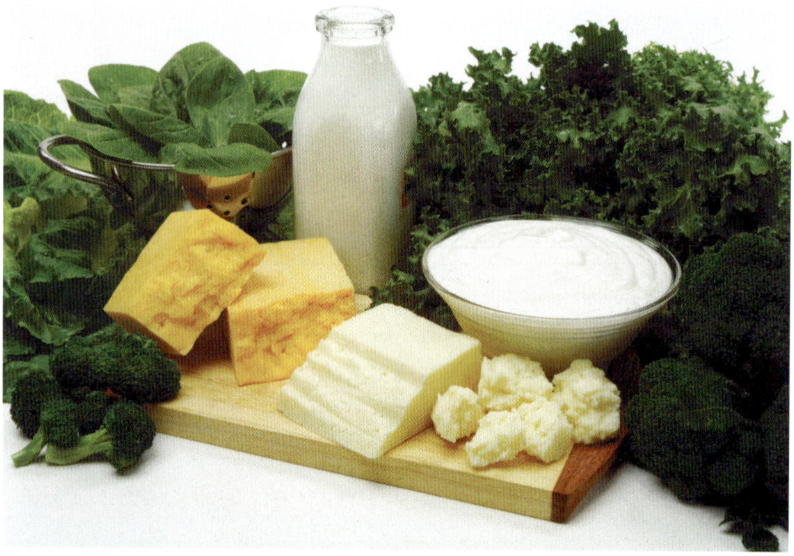

Den Löwenanteil des Cholesterins produziert der Körper selbst – weil das Fett eine Reihe wichtiger Funktionen übernimmt.

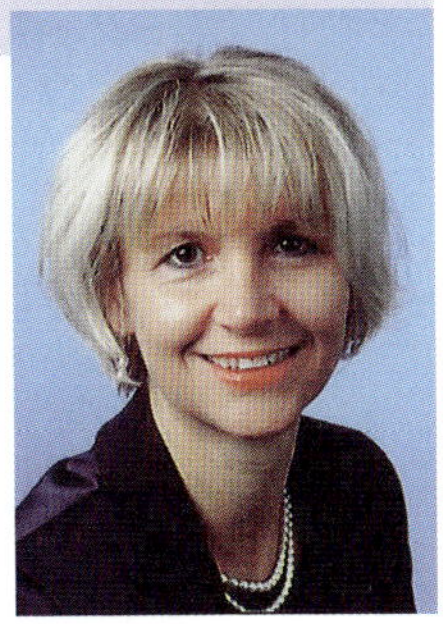

Damit auch immer genügend Cholesterin für diese wichtigen Funktionen im Körper vorhanden ist, hat die Natur vorgesorgt: Wir produzieren selbst von diesem Naturstoff, und zwar nicht zu knapp: täglich werden immerhin etwa 1–1,5 g davon vor allem in der Leber und im Dünndarm hergestellt. Mal mehr, mal weniger – das hängt davon ab, wie viel von diesem Fett wir über die Nahrung noch zusätzlich aufnehmen. Der Körper lässt sich dabei nur schwer überlisten: Verkneifen Sie sich das Fett im Essen, so steigt die körpereigene Produktion an, laden wir uns die Fettbomben auf den Teller, dann wird die Herstellung in den körpereigenen Cholesterinfabriken gedrosselt. Damit stellt der Körper normalerweise immer wieder eine zwar individuelle, aber recht stabile Balance her. Wer sich also das Hühnerei und die Butter auf dem Brot verbietet, schafft damit allenfalls eine Senkung seines Cholesterinspiegels um 3%.

Die Neuproduktion von Fetten im Körper kann nach einer kohlenhydratreichen Mahlzeit bis zu fünfmal höher sein als nach einem fettreichen Gericht

Neben dem Cholesterin sind auch noch die Triglyzeride (Neutralfette) im Blut vorhanden, die mit der Nahrung aufgenommen werden oder aus »überschüssigen« Kohlenhydraten im Körper entstehen und dem Körper als Energiespeicher dienen.

Es gibt Naturvölker (z. B. die Massai), deren Fettverzehr etwa doppelt so hoch ist wie der unsrige und bei denen trotzdem weniger Herz-Kreislauf-Erkrankungen auftreten als bei den Menschen der Industrienationen. Aber auch bei einigen Europäern wie z. B. den Franzosen oder Spaniern ist der Fettverzehr nicht niedriger als bei uns Deutschen und trotzdem ist dort die Herzinfarkt- und Schlaganfallrate geringer.

Viel oder wenig? Die *Menge* an zugeführtem Fett ist für das Herz-Kreislauf-Risiko nicht entscheidend, wohl aber *Art* und *Qualität* der Fette.

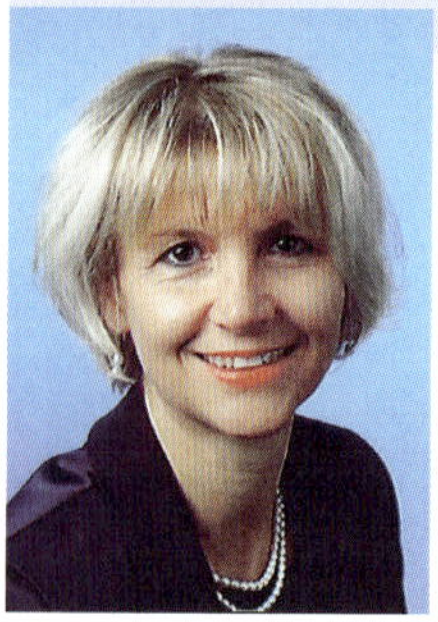

Die Frage muss außerdem erlaubt sein, ob eine Senkung des Gesamt- bzw. LDL-Cholesterinspiegels tatsächlich eine lebensverlängernde Wirkung hat. Dazu wurde an der renommierten Harvard-Universität in Boston eine interessante Untersuchung mit etwa 150 000 Krankenschwestern durchgeführt. Frappierendes Ergebnis: kein Einfluss des Fettverzehrs auf das Vorkommen von Herzinfarkt.

Statine senken den Cholesterinspiegel

Interessant ist auch, dass die früher zur Verfügung stehenden cholesterinsenkenden Medikamente eher selten zu verminderten Herzinfarkt- und Schlaganfallraten führten. Erst die Einführung neuerer Wirkstoffe (Statine) ließ das Risiko merklich sinken – und diese neue Generation von cholesterinsenkenden Arzneimitteln wirken auch antientzündlich (s. S. 90). Also, möglicherweise liegt hier der eigentliche gefäßschützende Effekt – in der Eindämmung des Brandherdes – und nicht in der Reduktion des Cholesterinspiegels.

Feuer in den Blutgefäßen

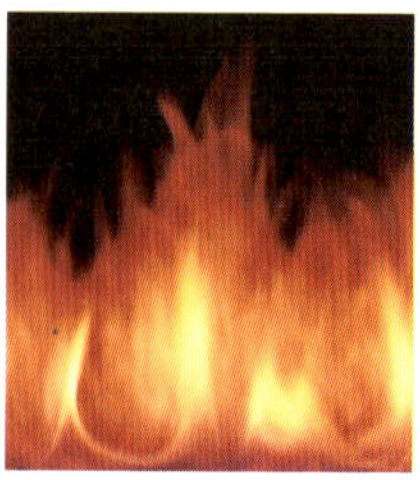

Bis vor wenigen Jahren war man der Meinung, dass die Gefäßinnenwände über einen mechanischen Reiz geschädigt werden und es nachfolgend, unter dem Einfluss von Blutfetten, zu einer Ansammlung von cholesterinhaltigen »Plaques« kommt, die zunächst auf den »Tapeten« der Gefäße kleben. Man nahm an, dass diese Plaques größer werden und die Blutbahn immer weiter verstopfen, bis es schließlich zum »Supergau« kommt und kein Blutfluss mehr

Vergessen Sie die Vorstellung der bloßen »Adernverkalkung« – die Atherosklerose beruht auf einer chronischen Entzündung.

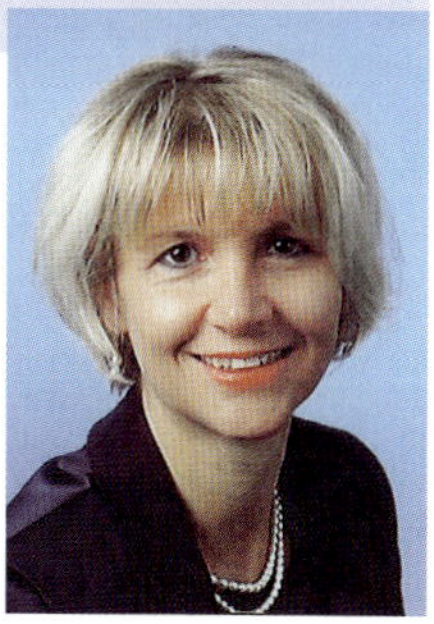

möglich ist, was zu den fatalen Folgen »Herzinfarkt« oder »Schlaganfall« führen kann.
Stattdessen liegen deutliche Hinweise dafür vor, dass die gefäßverändernde Atherosklerose (und damit auch deren Folgen wie Herzinfarkt oder Schlaganfall) von Anfang an auf entzündliche Prozesse zurückzuführen ist. Chronisch verlaufende Entzündungsreaktionen sind es auch, die in unseren Gefäßen einen Brand entfachen, der zu den gefürchteten Blutgerinnseln führen kann und damit für den Herz- und Hirntod die Hauptverantwortung trägt. Obgleich die komplizierten Vorgänge hierzu noch nicht vollständig aufgeklärt sind, konkretisieren sich die Ereignisse, die das Entzündungsfeuer entfachen, welches jahrelang schleichend in den Blutbahnen toben und sich immer weiter ausbreiten kann.

Entzündungen schädigen die Blutgefäße

Reinigungspersonal: Fresszellen fressen Cholesterin

Auch hier spielen die Abwehrzellen, die im Blutstrom durch die Gefäße fließen, eine wesentliche Rolle. Aber nun erst mal der Reihe nach: Veränderte, so genannte »oxidierte« Fette sind für unseren Körper ein Alarmzeichen. Schwimmen solche »ranzigen« Fette (z. B. Cholesterin) im Blut, so werden dadurch die Fresszellen unseres Immunsystems angelockt. Diese haben zur Aufgabe, Fremdmaterial – also auch diese »oxidierten« Fette – zu beseitigen. Damit sich nun möglichst viele Vertreter dieser Putzkolonne im entsprechenden Gefäßbereich ansiedeln, senden die Zellen

Fett wird in der Gefäßwand geparkt

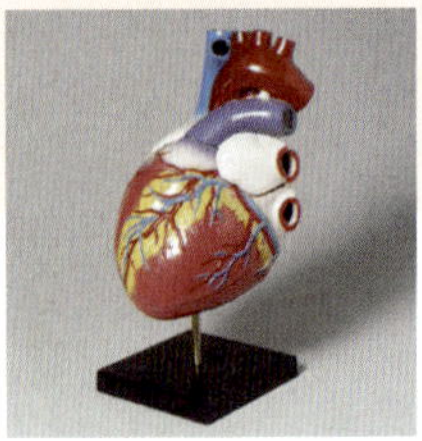

der gefäßauskleidenden Innenwand Signale aus, welche die Fresszellen zur Versammlung aufrufen.
Gleichzeitig fahren diese Zellen der »Gefäßtapete« kleine Anheftungsteile aus, welche die gefräßigen Immunzellen wie mit einem Angelhaken aus dem Blut fischen. Schließlich sorgt dieser Lockruf der Gefäßwandzellen dafür, dass die versammelten Abwehrzellen, zusammen mit den oxidierten Fettkandidaten, in die Gefäßwand eindringen. Nun können die eingesperrten Fresszellen sich über das mitgebrachte Fettfutter hermachen. Sie blähen sich zu so genannten »Schaumzellen« auf und bilden eine Wölbung (Plaque) *in* (nicht auf!) der Gefäßwand. Auf diese Weise werden die Gefäße nun Schritt für Schritt an solchen »Baustellen« gefährlich verändert.

Entzündungen lenken die Fresszellen in die Gefäße

Die Fettvernichtung fördert die Entzündung

Während sich die Putzkolonne in der Wandwölbung »den Bauch voll schlägt«, sendet sie gleichzeitig eine Reihe von entzündungsfördernden Stoffen aus, welche die dünne, zerbrechliche Haut der Plaque gefährlich schwächen können. Bricht die Haut auf, so kann Blut aus dem vorbeifließenden Strom in das Plaqueinnere gelangen und dort eine fatale Reaktion auslösen: Innerhalb von Sekunden gerinnt das Blut, es bildet sich ein Pfropf, welcher den Blutstrom blockiert und damit das unversorgte Gewebe zum Absterben bringt: Der Infarkt ist da. Je mehr oxidierte Fette vorhanden sind, umso stärker tobt das Feuer der Abwehr durch die gefräßigen Immunzellen und umso leichter reißt die Plaque an ihrer dünnen, gewölbten Spitze ein. Bis es allerdings so weit kommt, können mehrere Jahrzehnte vergangen sein, daher sind eher ältere Menschen vom Herztod bedroht als jüngere.

Bestimmte Immunzellen sind die entscheidenden Kampftruppen bei der Plaquebildung

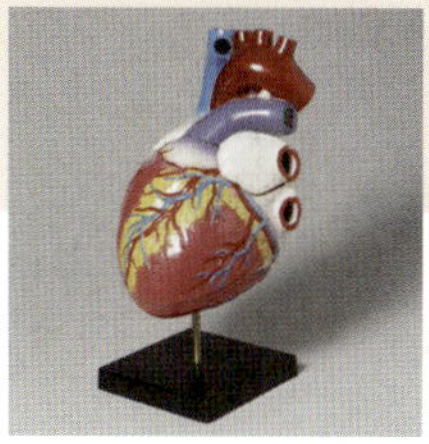

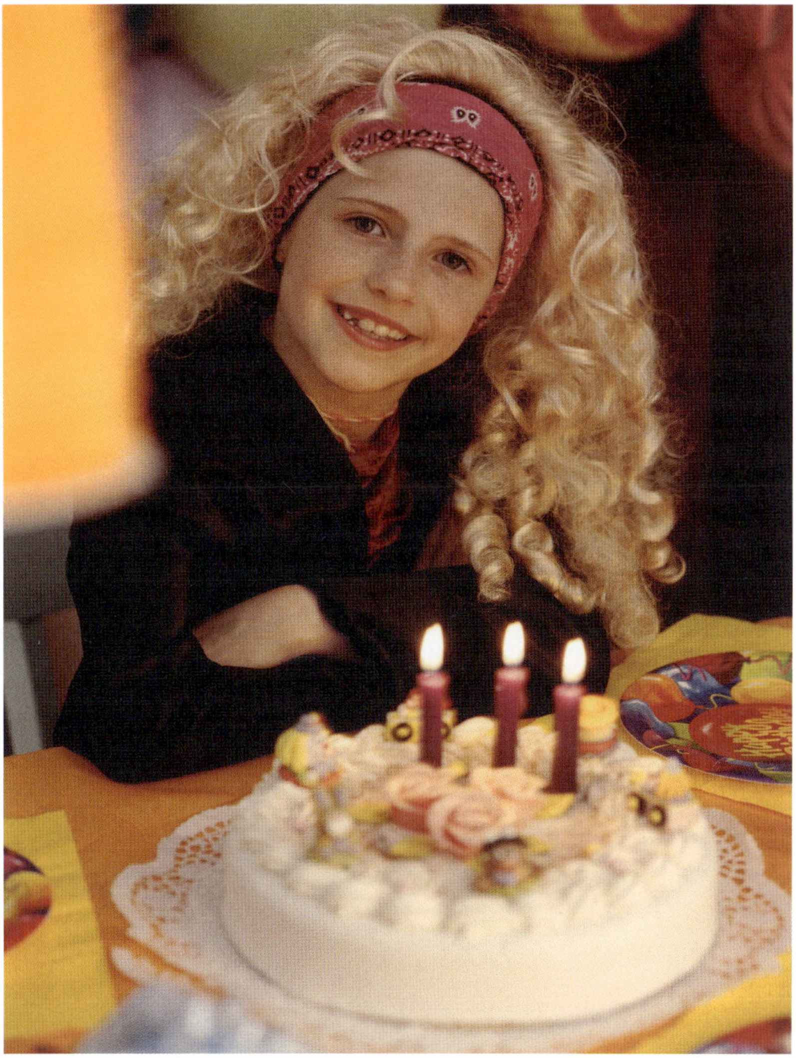

Fettes und Süßes begünstigt Entzündungen.

Interessant ist auch, dass man gerade in den vergangenen Jahren häufiger Bakterien (z. B. Chlamydien) als Ursache für Herz-Kreislauf-Erkrankungen in Erwägung gezogen hat. Denkbar ist, dass solche Keime auch ihre »Finger im Spiel« haben, indem sie die Körperpolizei zu ihrer Beseitigung alarmieren und dadurch die Schwelbrände in den Gefäßen mitbegünstigen.

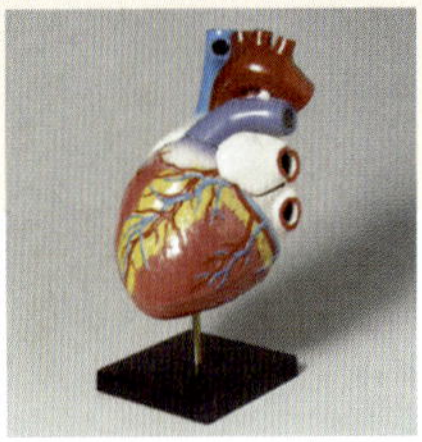

Was bringt eine Senkung des Cholesterinspiegels?

Ist eine medikamentöse Senkung des Cholesterinspiegels notwendig? Das muss der Arzt entscheiden!

Wir haben ja bereits gehört, dass der Körper das allermeiste Cholesterin selbst herstellt und der tägliche Kampf um das Hühnerei in diesem Zusammenhang daher etwas fragwürdig erscheint. Einem erhöhten Cholesterinspiegel kann man effizienter mit Medikamenten zu Leibe rücken. Die Frage, ob das in jedem Fall notwendig und sinnvoll erscheint, ist sicherlich nur unter ärztlicher Aufsicht und unter der Berücksichtigung des gesamten Risikoprofils (einschließlich CRP-Messung) zu beurteilen.

In der Vergangenheit wurden eine Reihe von Arzneimittelwirkstoffen eingesetzt, die zwar das Fett im Blut senkten, aber nicht unbedingt zu einem längeren Leben verhalfen. Das hat sich mit der Einführung neuerer Wirkstoffe geändert. Die Rede ist von den »Cholesterin-Synthese-Enzym(= CSE)-Hemmern«, die seit etwa 15 Jahren in der Anwendung sind. Es handelt sich hierbei, wie der Name bereits erahnen lässt, um Stoffe, die ein bestimmtes Enzym der körpereigenen Cholesterinproduktion hemmen. Die Folge: Es wird weniger Cholesterin in der Leber hergestellt, da der notwendige enzymatische Biokatalysator lahm gelegt ist.

Statine senken das Herzinfarkt- und Schlaganfallrisiko

Zu dieser Gruppe gehören die so genannten Statine (z. B. Simvastatin, Pravastatin, Lovastatin), die in vielfältiger Form für eine solche Behandlung zur Verfügung stehen. Und tatsächlich gelang es in diversen Untersuchungen, die Gefahr für Herz und Hirn zu senken. So traten unter dem Einfluss von (bestimmten) Statinen deutlich weniger Herzinfarkte und Schlaganfälle, aber auch seltener Diabetes mellitus auf. Aber was ist hier die tatsächliche Ursache für die schützende Wirkung? Hat der positive Effekt eines solchen Medikamentes wirklich ausschließlich mit dem Cholesterin bzw. der Cholesterinsenkung zu tun?

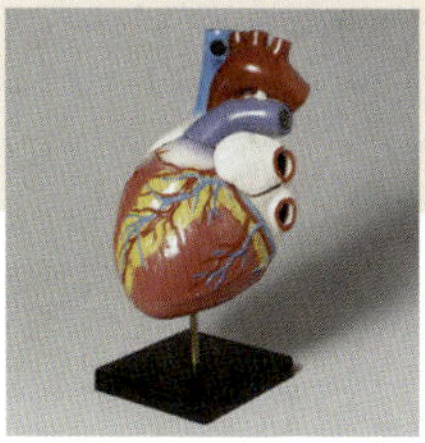

Statine – effiziente Feuerlöscher

Statine haben eine vielfältige Wirkung im Körper, die nicht nur die Senkung der Blutfettwerte betrifft. Tatsächlich ist es so, dass die Risikosenkung für Herz-Kreislauf-Erkrankungen mit der Erniedrigung des Cholesterinwertes *alleine* nicht erklärt werden kann. Vielmehr häufen sich die Hinweise auf eine »antientzündliche« Wirkung der CSE-Hemmer.
So »bekämpfen« die Statine die Oxidation der Blutfette und verhindern das »Ranzigwerden«. Sie erinnern sich: Die »ranzigen« Fette sind es, die von unseren »Saubermännern«, den »gefäßreinigenden« Immunzellen, in die Gefäßwand hineingeschafft und dort »gefressen« werden. Daraus entstehen dann aufgeblähte, mit Fett voll gestopfte Abwehrzellen (Schaumzellen), die nach noch mehr gefräßigen Kol-

Statine haben eine vielfältige Wirkung – sie senken nicht nur den Cholesterinspiegel, sie wirken u. a. auch entzündungshemmend

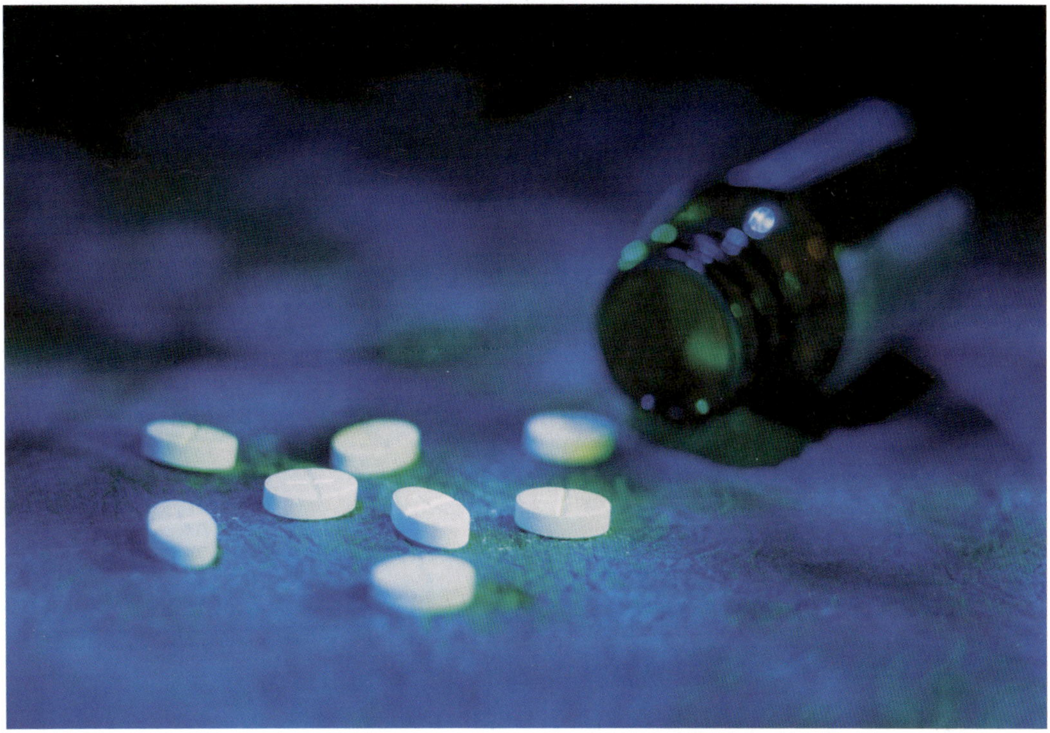

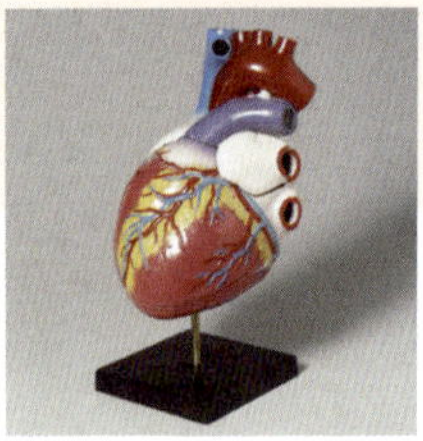

legen rufen und die Entzündung in der Gefäßwand fördern. Damit immer Helfer in die Gefäßwand kommen, stoßen die bereits eingewanderten Fresszellen lockende Signalrufe aus. Statine unterbinden diese Lockrufe und hemmen damit den weiteren entzündungsfördernden Prozess.

Letztlich besteht die Gefahr, dass die »Wandblase« (Plaque) aus Schaum- und Muskelzellen an ihrer empfindlichen Spitze reißt und die daraufhin einsetzende Blutverklumpung schließlich das Blutgefäß verschließt – mit der Folge, dass das von diesem Gefäß zu versorgende Gewebe absterben muss. Die Plaque kann am leichtesten aufreißen, wenn die rührigen Abwehrzellen sich immer weiter aufplustern und noch dazu Stoffe abgeben, welche die Außenhaut der Wölbung in der Gefäßwand »anknabbern« und ausdünnen. Auch hier setzen die Statine an: Sie bieten den aggressiven Schaumzellen Einhalt, stabilisieren die Plaquekappe und hemmen das Verklumpen der Blutplättchen.

Cholesterinsenker stabilisieren die »Wandblasen« in den Gefäßen

Schließlich wird die brandlöschende Wirkung der Statine durch eine Verminderung des Entzündungsmarkers CRP deutlich. Untersuchungen haben gezeigt, dass je nach verwendetem Statin der CRP-Wert um etwa 20–40% gesenkt werden kann – und das ist vermutlich der wichtigste Effekt.

Wer Statine einnimmt, braucht mehr Coenzym Q10

Aber Vorsicht: Die Statine drosseln nicht nur die Cholesterinsynthese, sondern leider auch die körpereigene Herstellung des Radikalfängers Coenzym Q10. Dieser Energie liefernde Stoff ist aber gerade für den Hochleistungsmotor Herz besonders wichtig. Wer einen Mangel an Coenzym Q10 hat, der läuft Gefahr, seine Herzfunktion und seine Vitalität zu beeinträchtigen. Falls Sie dieser Zusammenhang näher interessiert, so empfehle ich Ihnen mein Buch »Anti-aging mit Antioxidantien«. Dort habe ich die Bedeutung von Coenzym Q10 für Herz, Hirn und die körperliche Fitness ausführlich beschrieben.

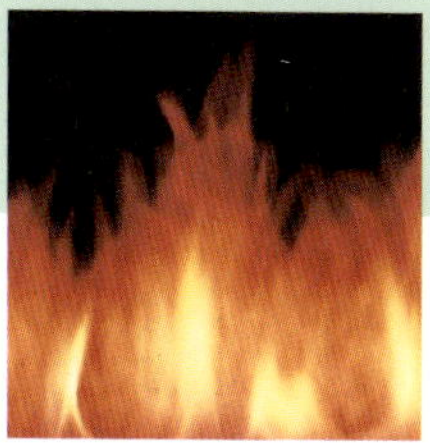

Aggressive freie Radikale unterhalten die »Brandherde«

Cholesterinhysterie: Der Anteil an *ranzigem* Fett im Körper ist ausschlaggebend

Beim Cholesterin unterscheiden wir grundlegend zwischen dem »guten« und »schlechten« Cholesterin. Während sich das HDL-Cholesterin nützlich macht und das im Blut vorhandene Cholesterin »einsammelt« und zur Leber transportiert, ist das LDL-Cholesterin an der beschriebenen Plaquebildung in der Gefäßwand beteiligt. Aber das ist nur ein Aspekt bei der ganzen »Fettverteufelungskampagne«. Viel wichtiger erscheint, wie viel vom vorhandenen Körperfett nun in oxidierter Form vorliegt. Denn damit beginnt ja schließlich der Schwelbrand in unseren Gefäßen, ausgelöst durch die Heerscharen von Fresszellen, die das so veränderte und fremde Fett »entsorgen« sollen – die Entzündung nimmt damit ihren Lauf.

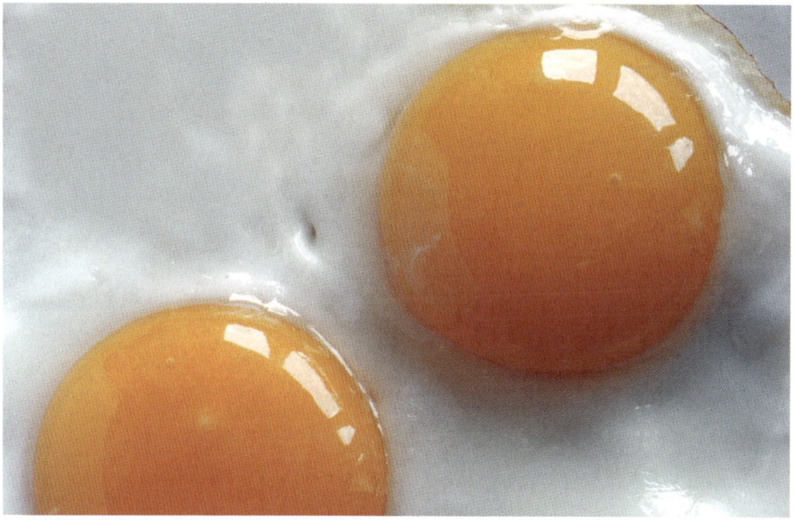

Wieviel Fett ist gesund? Der Anteil an »oxidiertem« Fett im Körper ist entscheidend.

Wo kommt aber nun das oxidierte Cholesterin her? An dieser Stelle müssen wir auf die »freien Radikale« verweisen, die nahezu alles, was unseren Körper ausmacht, angreifen und in schädlicher Weise verändern. Es handelt sich dabei um winzige Teilchen, die auf der Suche nach einem Paarungspartner sind und dabei wahllos die Bestandteile unserer Zellen »anbaggern« und oxidieren. Sie können sich diesen Vorgang wie das Rosten von Eisenteilen vorstellen oder eben wie das Ranzigwerden von Fett, denn in beiden Fällen handelt es sich um solche Oxidationsprozesse.

Freie Radikale schädigen Körperzellen und Gewebe

Der Lebensstil bringt den Rost und die Krankheiten

Die aggressiven freien Radikale entstehen in unserem Körper bei einer Reihe von Stoffwechselvorgängen (Tabelle 2) –

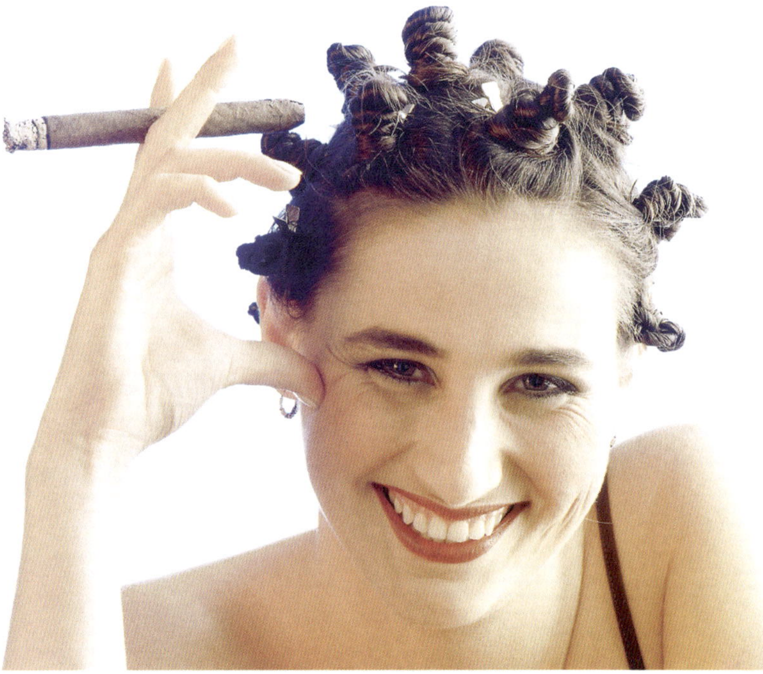

Tabelle 2: Aggressive Winzlinge: freie Radikale – Ursache und Wirkung

Entstehung:	*Wirkung:*
• *Alkohol (besonders »harte« Alkoholika)* • *Atmung* • *Diabetes mellitus* • *Entzündung* • *Infekte* • *Medikamente* • *Ozon* • *UV-Strahlung* • *Rauchen* • *Röntgenstrahlung* • *Sport* • *Stress* • *Übergewicht* • *Umweltgifte*	• *Schädigung (»Oxidation«) von (körpereigenen) Fetten und Eiweißen* • *Veränderung des Erbgutes* • *Verschlimmerung von Entzündungen* • *Beteiligung an zahlreichen Erkrankungen (z. B. Herzinfarkt, Krebs, grauer Star, Morbus Alzheimer und Morbus Parkinson, Rheuma etc.)*

so beispielsweise, wenn Sie gestresst sind oder – im Gegenteil – entspannt in der Sonne liegen. Überhaupt führt jeder Atemzug, den wir tun, unweigerlich zur Bildung dieser Winzlinge, ohne dass wir dieses verhindern könnten. Wer raucht, viel Alkohol trinkt und oft Langstreckenflüge über sich ergehen lassen muss, der hat besonders viele von den schädlichen freien Radikalen in seinem Körper. Auch Umweltgifte wie Luftschadstoffe, Ozon oder Pestizide im Essen, Röntgenstrahlen und bestimmte Medikamente treiben die Zahl der reaktionswütigen Teilchen hoch.

Alkohol und Rauchen bescheren uns freie Radikale

Nun also, wir müssen uns nicht besonders bemühen – freie Radikale sind immer reichlich in unserem Körper vorhanden. Zwar ist ein gewisses Quantum für das Abtöten von Keimen und entarteten Zellen sinnvoll – jedoch sind in der heutigen Zeit, bedingt durch unsere Umwelt und unseren

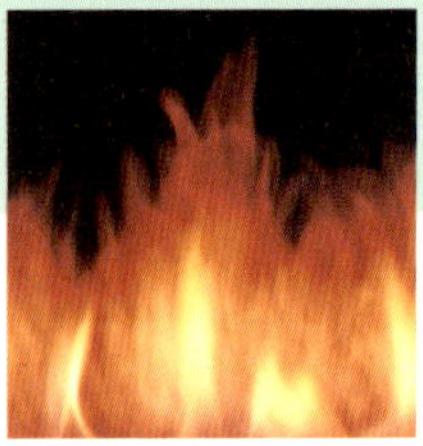

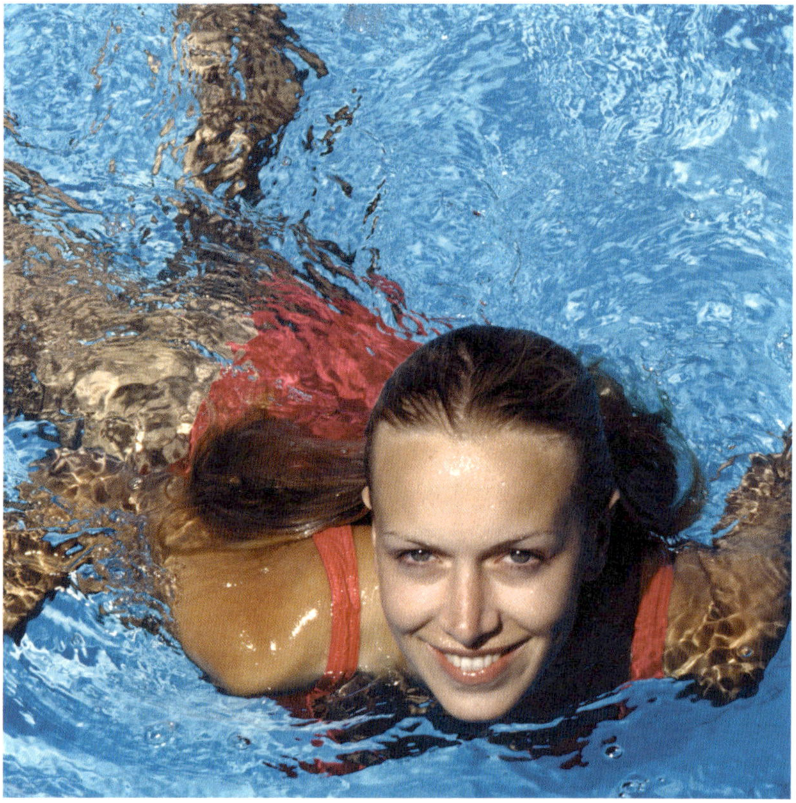

Ein erhöhter Sauerstoffumsatz – z. B. durch sportliche Aktivitäten – bringt freie Radikale ins Blut.

Lebensstil, meist mehr von diesen reaktionsfreudigen Angreifern vorhanden, als für unsere Abwehr sinnvoll und ausreichend wäre.

Umweltgifte und Medikamente erhöhen ebenfalls die Belastung mit den schädlichen Teilchen

Diese freien Radikale sind es also, die den so genannten »oxidativen Stress« in unseren Körperzellen auslösen und viele Krankheiten (z. B. Herzinfarkt, Schlaganfall, Krebs, Rheuma, grauer Star, Alzheimer) mitverursachen. In meinem Buch »Antiaging mit Antioxidantien« (Herbig Verlag) sind alle »Schandtaten« dieser gefährlichen Winzlinge aufgeführt und die Zusammenhänge zu den genannten »radikalassoziierten Erkrankungen« eingehend beschrieben. Die Bestimmung des oxidativen Stresses (freie Radikale) lässt sich mit dem Sofortsystem FORM (Free Oxygen Radicals Monitor) in wenigen

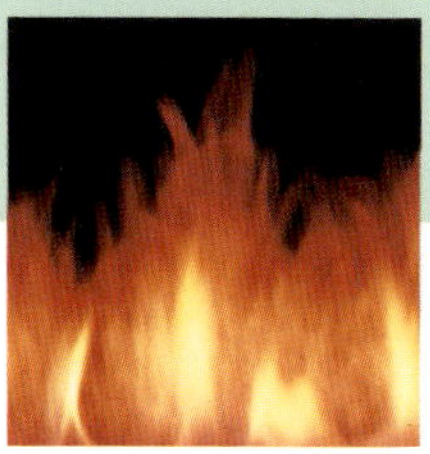

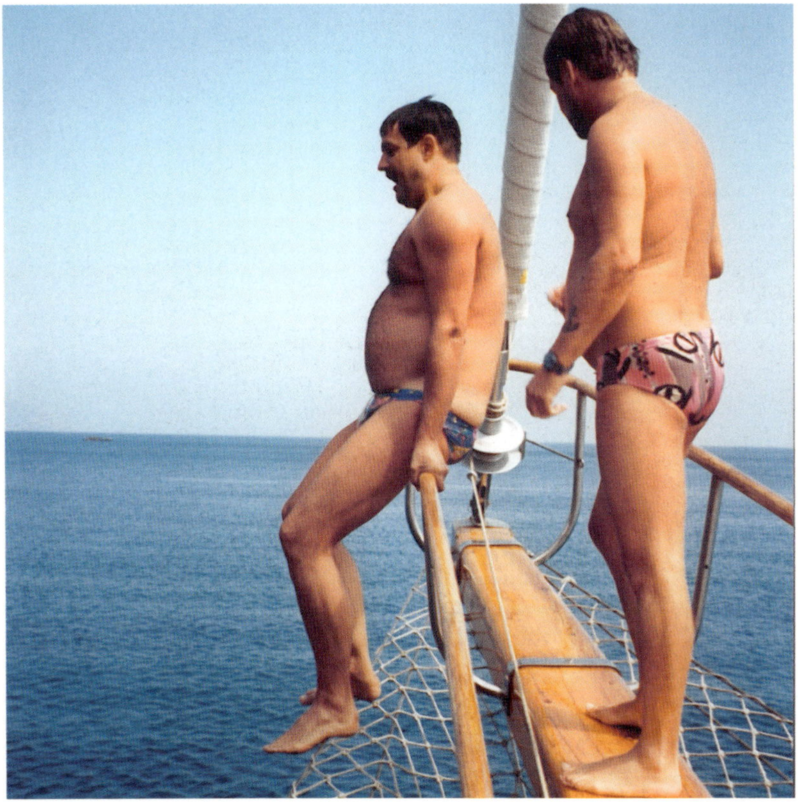

Minuten aus einem Tropfen Kapillarblut vornehmen. Das FORM-System, Hersteller Fa. Callegari, Italien, verwendet patentierte Testreagenzien (FORT = Free Oxygen Radical Test) und wird in Deutschland von den Firmen Micro-Medical Instrumente GmbH und Incomat Medizinische Geräte GmbH vertrieben (Adressen im Anhang).

Alarm! Aggressive freie Radikale wirken als Brandzünder und entfachen die Entzündung

Freie Radikale mögen Fette besonders gern

Zurück zu unserem »Hauptkriegsschauplatz«, den Entzündungen. Freie Radikale stürzen sich am allerliebsten auf die Fette. Diese und die im Körper vorhandenen Eiweiße mögen

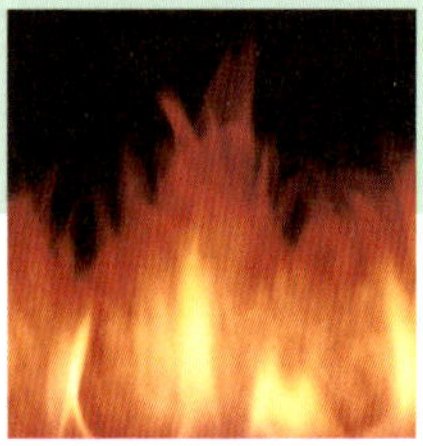

sie besonders gern. So kommt es, dass die paarungswilligen Teilchen als »Brandzünder« fungieren, indem sie das ebenfalls im Lebenssaft vorhandene Cholesterin attackieren und für ihre Zwecke »umkrempeln«. Das im Blut vorhandene Fett wird »oxidiert«. Damit rufen sie schließlich die fresslustigen Immunzellen auf den Plan, die ihrerseits wiederum über die oxidierten Fettteilchen herfallen und, im Rahmen einer »Säuberungsaktion«, die bereits beschriebene Entzündungsreaktion und die Plaquebildung auslösen.

Freie Radikale oxidieren Fette

Aber der »oxidative Stress« durch freie Radikale schürt auch die Brandherde in unserem Körper und treibt den Entzündungsmarker hs-CRP (s. S. 42) in die Höhe!

Wer übergewichtig ist, raucht, unter Bluthochdruck oder Diabetes mellitus leidet, hat übrigens auch mehr von den aggressiven freien Radikalen. Die aggressiven Teilchen werden bei diesen Erkrankungen vermehrt im Körper gebildet, und da haben wir sie – die Brücke zwischen den klassischen, bekannten Risikofaktoren und dem oxidativen Stress, der wiederum das Feuer in den Gefäßen entflammt. Interessant ist in diesem Zusammenhang auch, dass das »gute« HDL-Cholesterin, wie man inzwischen gezeigt hat, der Oxidation des LDL-Cholesterins entgegenwirkt und dessen positive Wirkung somit möglicherweise auf einem ganz anderen Effekt beruht als auf der bloßen »Cholesterinentsorgung«.

Oxidativer Stress und Entzündungen treten in der Regel gemeinsam auf

Die Gefahr für einen Herzinfarkt steigt mit der Länge des Spaziergangs

Übrigens konnte inzwischen gezeigt werden, dass auch Umweltgifte wie z. B. Luftschadstoffe aus unseren Auspufftöpfen den Schwelbrand in unseren Blutgefäßen am Laufen halten können. Eine Untersuchung, die sich mit dem Einfluss des

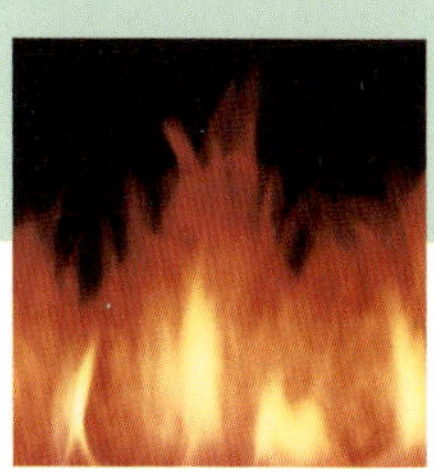

Autoverkehrs und dem Auftreten von Herzinfarkt beschäftigte und im angesehenen »New England Journal of Medicine« kürzlich veröffentlicht wurde, ergab, dass die Infarktpatienten vor dem Auftreten der Herzattacke drei Mal so häufig zuvor im dichten Blechlawinenstau standen als irgendwo sonst. Das Risiko war bei einem anhaltenden Stau am größten. Eine zunehmende Gefährdung hat sich auch durch Spaziergänge an dicht befahrenen Straßen ergeben. Man geht davon aus, dass kleinste Dieselrußpartikel und andere Abgasteilchen einen ständigen Reiz für unsere Körperzellen darstellen und in den Gefäßen die Brandherde ständig neu entfachen. Damit tragen diese Umweltgifte möglicherweise ebenfalls erheblich zum Feuer in den Gefäßen bei.

Stadtmief: Spaziergänge an der »frischen Luft«?

Der Eiweißbaustein Homocystein dient als Brandverstärker

Der Flächenbrand in den Gefäßen kann durch den Eiweißbaustein Homocystein verstärkt werden. Dieser »Schadstoff« fällt in unserem Körper beim Umbau von Eiweißkörpern (z. B. für die Herstellung von Enzymen und Hormonen) an. Wer zu viel von dem schädlichen Stoff im Blut hat, ist gefährdet. Bereits ein geringer Anstieg erhöht das Risiko für Herz und Hirn gewaltig – und zwar unabhängig davon, ob andere gefäßschädigende Risikofaktoren (z. B. Bluthochdruck) vorhanden sind oder nicht. Von einigen Wissenschaftlern wird ein Zuviel an Homocystein als weitaus problematischer eingestuft als beispielsweise ein Bluthochdruck.

Homocystein entsteht im Körper beim Umbau von Eiweißen

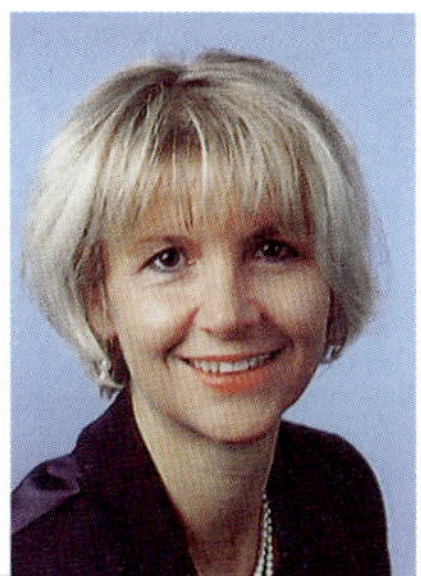

Schwaches Herz und schwacher Geist: Wer zu viel Homocystein im Blut hat, hat ein höheres Risiko für Herzinfarkt, Hirnleistungsstörungen und Schlaganfall.

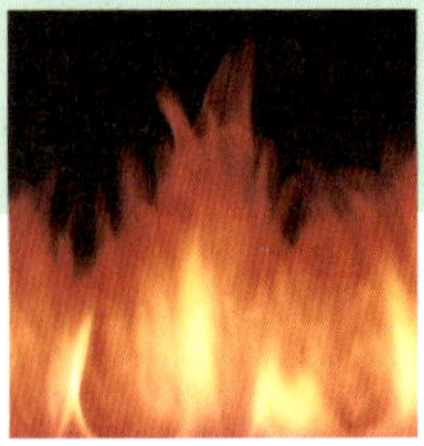

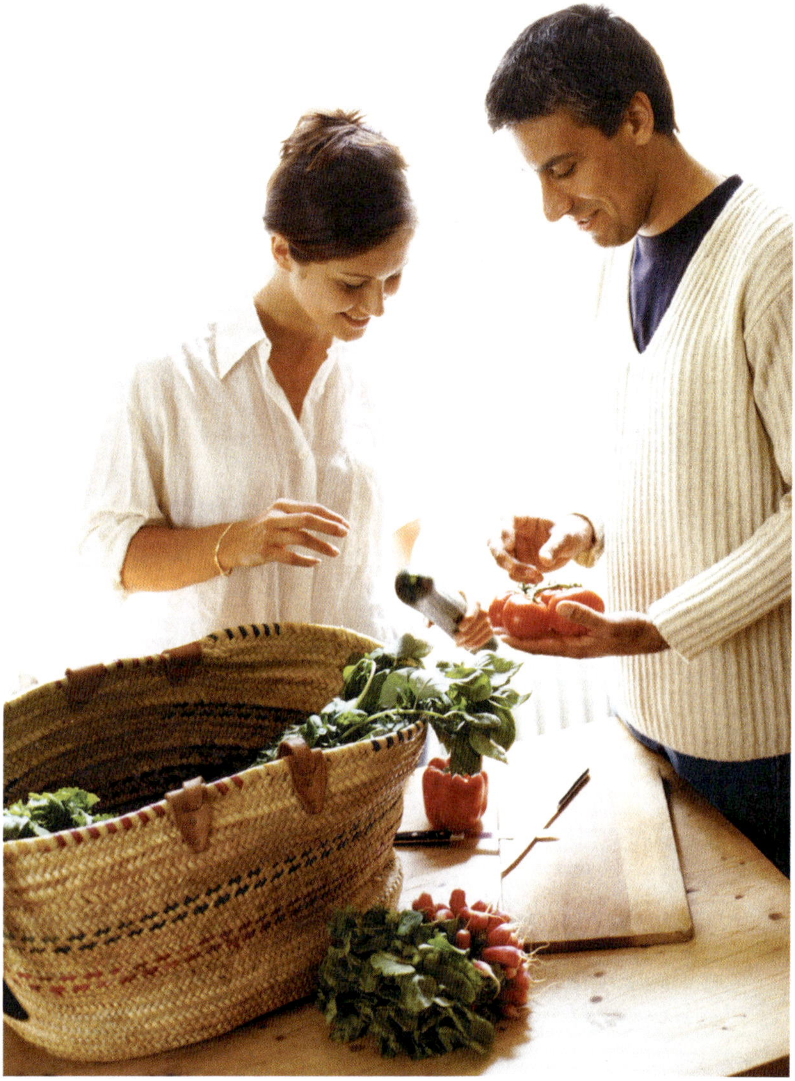

Warum ist nun Homocystein so gefährlich? Zunächst wirkt es auf die Zellen der »Gefäßtapete« wie Gift und schädigt so die gefäßauskleidende Innenschicht. Diese »innere« Verletzung wiederum pusht die Reparatur einer solchen Wunde, die ja, wie wir gehört haben, über eine Entzündungsreaktion zustande kommt.

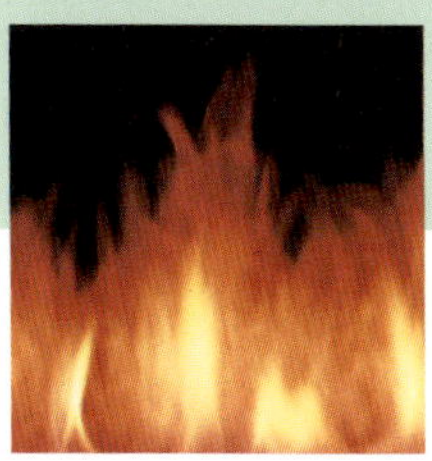

Homocystein erhöht aber auch die Belastung an freien Radikalen und unterdrückt gleichzeitig Enzyme, welche die aggressiven Winzlinge abfangen wollen. Damit nimmt der oxidative Stress insgesamt in unseren Gefäßen zu – die Fette werden angegriffen und von den herbeigerufenen Fresszellen nach der Einwanderung in die Gefäßwand aufgesaugt. Die Plaquebildung mit den »Schaumzellen« kann beginnen. Dabei verstärkt das Homocystein auch noch den Lockruf der Gefäßwandzellen nach der »Putzkolonne« und so wandern besonders viele Fresszellen in die Wandschicht ein.

Homocystein begünstigt den Herzinfarkt und den Schlaganfall

Das gefäßschädigende Homocystein fördert auch die Verklumpung der Blutplättchen und fördert so die Entstehung von Blutgerinnseln. Alles in allem ist Homocystein somit ein Stoff, der unseren Blutgefäßen gehörig zusetzt und den Weg zum Herzinfarkt oder Schlaganfall ebnen kann.

Homocystein häuft sich durch den Mangel der Vitamine B6, B12 und Folsäure an, da genau diese Mikronährstoffe zum Abbau der Substanz benötigt werden. Wer also nicht genügend von diesen Schutzstoffen aufnimmt oder die aufgenommenen Vitamine nur schlecht verstoffwechselt (z. B. durch bestimmte Medikamente, s. S. 146), der läuft Gefahr, zu viel von diesem gefäßschädigenden Stoff im Blut zu haben.

Feuermelder: Ein Eiweiß im Blut zeigt Entzündungen an

Entzündungen lassen sich im Blut nachweisen

Tatsächlich lassen sich solche »Brände« im Blut nachweisen – über die Bestimmung des Markerproteins CRP (= C-reaktives Protein). Dieses wird bei entzündlichen Prozessen im Körper in der Leber gebildet und von dort an das Blut abgegeben. Möglicherweise entsteht dieses C-reaktive Protein (CRP) aber auch direkt an den »Brandherden« in den Gefä-

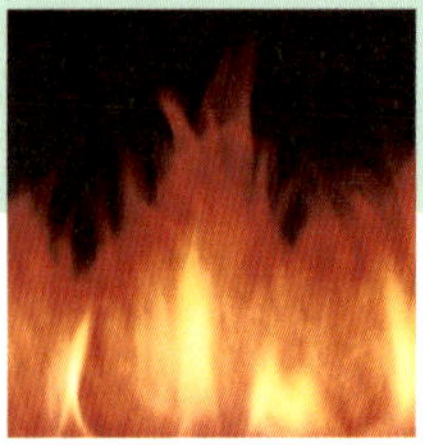

ßen, das wird derzeit gerade noch untersucht. In jedem Fall ist über dieses CRP inzwischen einiges an Fakten bekannt (Tabelle 3) und die Bestimmung dieses Eiweißes wird zunehmend wichtiger.

Tabelle 3: Fakten zum Entzündungsprotein CRP (C-reaktives Protein)

- **»Alarmprotein« (Akut-Phase-Protein)**
- **Rascher Anstieg nach Verletzungen, Infektionen, Operationen**
- **Entzündungsmarker und Entzündungsförderer**
- **Bestimmung ermöglicht bessere Risikoabschätzung für Gefäße**
- **Erhöhter Wert steigert Herzinfarkt-, Schlaganfallrisiko und Gefahr für Diabetes mellitus Typ 2**

Ein Eiweiß schlägt Alarm

So wird dieses »Alarmprotein« beispielsweise rasch (innerhalb von 24 Stunden) nach einer akuten Verletzung oder Infektion in großer Menge produziert. Der CRP-Wert kann in diesen Fällen um das bis zu 2000fache ansteigen! Das Eiweiß bindet sich an eingedrungene Fremdstoffe und mobilisiert bestimmte Abfangjäger des Immunsystems, darunter die bereits erwähnten Fresszellen, die in das Wundgebiet geschickt werden und dort die Zelltrümmer und Keime vernichten sollen. Gleichzeitig werden von den bereits vorhandenen Abwehrtruppen entzündungsfördernde Signalstoffe freigesetzt, welche weitere »Soldaten« in das »Schlachtfeld« rufen – die Entzündung, die für die Reparatur und Heilung notwendig ist, nimmt ihren Lauf. Natürlich ändern sich im Rahmen einer solchen »Notsituation« auch noch andere Kenngrößen des Blutes, z. B. steigt die Gesamtzahl der weißen Blutkörperchen (Leukozyten) an und die Blutkörperchensenkungsgeschwindigkeit (BKS) ist beschleunigt, aber keiner der genannten Parameter reagiert so schnell auf die

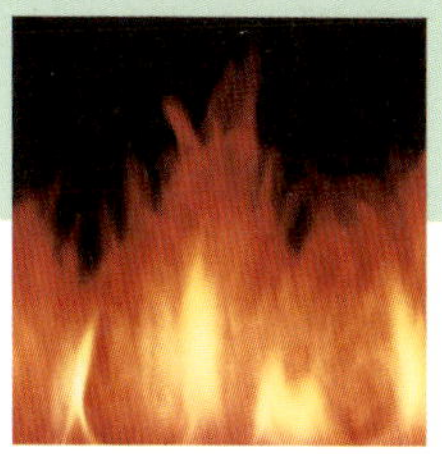

»Bedrohung« wie der CRP-Wert. Umgekehrt deutet ein Abfall dieses Markers auf eine beginnende Genesung hin. Daher ist die Konzentration dieses Proteins als Verlaufskontrolle von Entzündungen gut geeignet.

CRP macht den Blutgefäßen zu schaffen

So weit die guten Nachrichten zum CRP. Mit den schlechten müssen wir uns etwas näher befassen, denn ein dauerhaft erhöhter CRP-Wert (am besten als hs = hochsensitives CRP bestimmt) oder ein Wert, der zwar noch in der Norm (hs-CRP bis 1–3 mg/l) liegt, aber sich dort langfristig im obe-

Neuer Entzündungsmarker hs-CRP

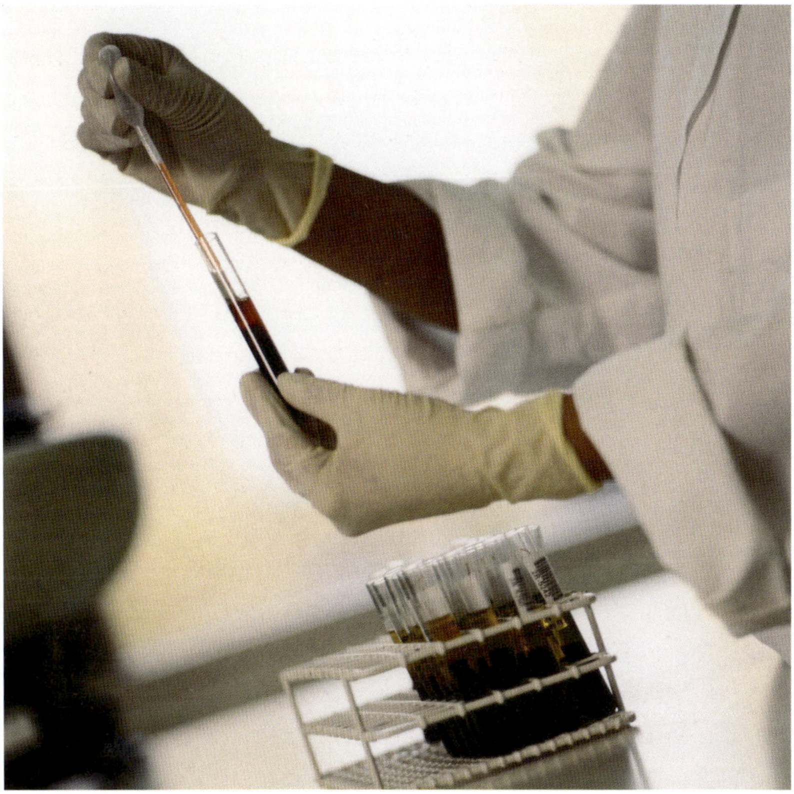

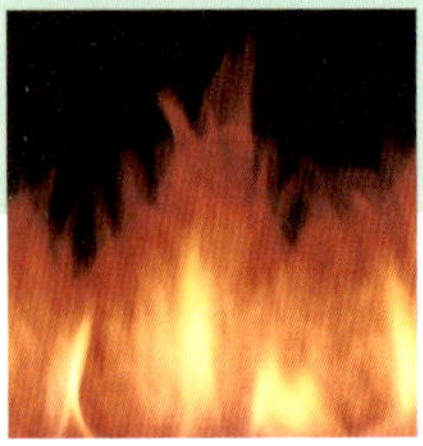

ren Bereich aufhält, hat leider eine Reihe negativer Folgen. So steht das Eiweiß im Verdacht, das Blut klebriger zu machen und das Zusammenklumpen der Blutplättchen zu fördern, wodurch der Blutfluss in den Gefäßen beeinträchtigt werden kann. Auch »hängt sich« CRP u. a. zudem an die Zellen der gefäßauskleidenden »Tapete« und sorgt dafür, dass diese Wandzellen ihre »Angelhaken« ausfahren und damit immer mehr entzündungsfördernde Fresszellen aus dem Blut gefischt werden können. Diese dringen dann, in der oben beschriebenen Weise, in die Gefäßwand ein und machen sich über die mitgebrachten und oxidierten Fette her. CRP erhöht dabei die Aggressivität dieser »schlechten« Fette und fördert die Plaquebildung (s. o.).

Gefahr im Verzug: hs-CRP fördert den »Flächenbrand« in den Gefäßen

Inzwischen vermutet man, dass das Eiweiß nicht nur ein Marker für solche »Brandherde« ist, sondern selbst das Feuer mitentfacht. Daher gilt das hs-CRP mittlerweile als eigenständiger Risikofaktor, der unabhängig von anderen Gefahren wie z. B. Bluthochdruck oder Fettstoffwechselstörungen Gefäßschäden hervorrufen kann und wahrscheinlich in seiner Schädlichkeit problematischer ist als zu viel Cholesterin.

CRP – Brandbeschleuniger und Risikofaktor

Persönliches Risikoprofil durch Messung des hs-CRP

Ein chronisch erhöhter Wert (> 3 mg/l) kann dem plötzlichen Herztod, einem Schlaganfall oder der Entwicklung eines Diabetes mellitus Typ 2 jahrelang vorausgehen. Eine Untersuchung mit Männern mittleren Alters hat ergeben, dass ein erhöhter hs-CRP-Wert (> 3 mg/l) die Gefahr für einen Herzinfarkt, im Vergleich zu einem niedrigen hs-CRP-Wert (< 0,5 mg/l), um das Dreifache ansteigen lässt.

Treffen mit einem erhöhten hs-CRP-Wert noch weitere Ge-

Ein chronisch erhöhter hs-CRP-Wert kann einen Herzinfarkt, einen Schlaganfall oder einen Diabetes Typ 2 bereits Jahre zuvor ankündigen.

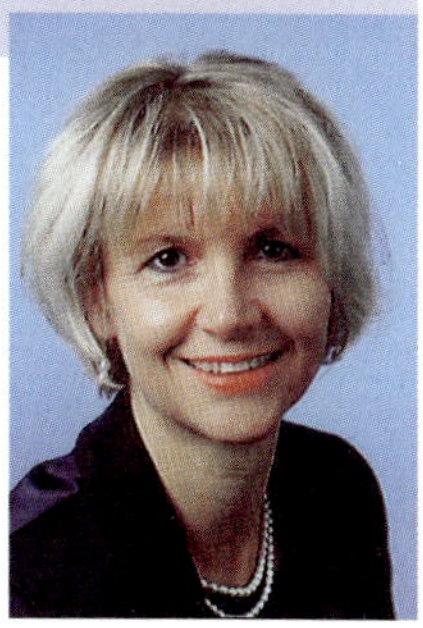

fäßrisikofaktoren zusammen, dann wird es richtig heftig. So hat man beispielsweise festgestellt, dass bei *zeitgleichem* Auftreten von viel hs-CRP und erhöhtem Gesamt-(bzw. LDL-)Cholesterin, im Vergleich zu den getrennt vorkommenden Faktoren, das Risiko für einen Herzinfarkt oder Schlaganfall um den Faktor 5 (!) erhöht ist. Dabei wird grundlegend ein erhöhter CRP-Wert als dramatischer eingestuft als ein Zuviel an Cholesterin.

In jedem Fall erlaubt die (zusätzliche) Bestimmung des hs-CRP eine bessere Abschätzung der tatsächlichen Gefahr bei Herz-Kreislauf-Risikopatienten, als wenn sich nur auf die bisherigen bekannten Einflussgrößen verlassen wird. Erhöhte hs-CRP-Werte findet man häufig nicht nur im Blut von Herzinfarkt- und Schlaganfallpatienten, sondern auch bei Personen mit Insulinresistenz (s. S. 55), Diabetes mellitus Typ 2, Übergewichtigen, Rauchern und Frauen, die Hormone (Antibabypille, Hormonersatztherapie/Wechseljahre) nehmen. Möglicherweise ist die medikamentenbedingte Förderung der Entzündungsreaktion in den Gefäßen schuld am Ausbleiben des Herzschutzes, den man in großen Hormonstudien, die in den vergangenen Jahren durchgeführt wurden, vergebens erwartet hatte.

Wer dick ist, raucht oder Hormone einnimmt, hat meistens zuviel hs-CRP im Blut

Die Bestimmung des Blutparameters hs-CRP ist erstmalig auch als Soforttest aus Kapillarblut – mithilfe des Cholestech-LDX-Systems (Fa. Cholestech Corp., USA) – möglich. In Deutschland wird dieser Point-of-Care-Test durch die Firmen Micro-Medical Instrumente GmbH und Incomat Medizinische Geräte GmbH (Adressen im Anhang) vertrieben.

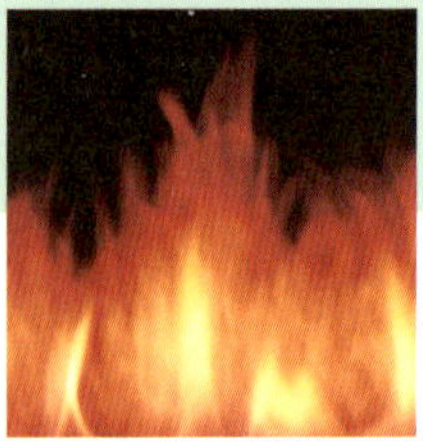

Aspirin und Co. – Gefäßschutz durch Entzündungshemmung

Schmerzmittel dämpfen auch Entzündungen

Wir haben immer wieder davon gehört, dass entzündliche Prozesse bei der Atherosklerose, der so genannten Adernverkalkung, eine große Rolle spielen; also wäre es durchaus denkbar, diese mit entzündungshemmenden Arzneimitteln zu bekämpfen. Und tatsächlich sind einige Wirkstoffe zum Schutz vor Herzinfarkt und Schlaganfall im Einsatz, die auch das »Feuer« in den Gefäßen zu löschen scheinen. Für eine generelle Empfehlung ist es allerdings derzeit noch zu früh.

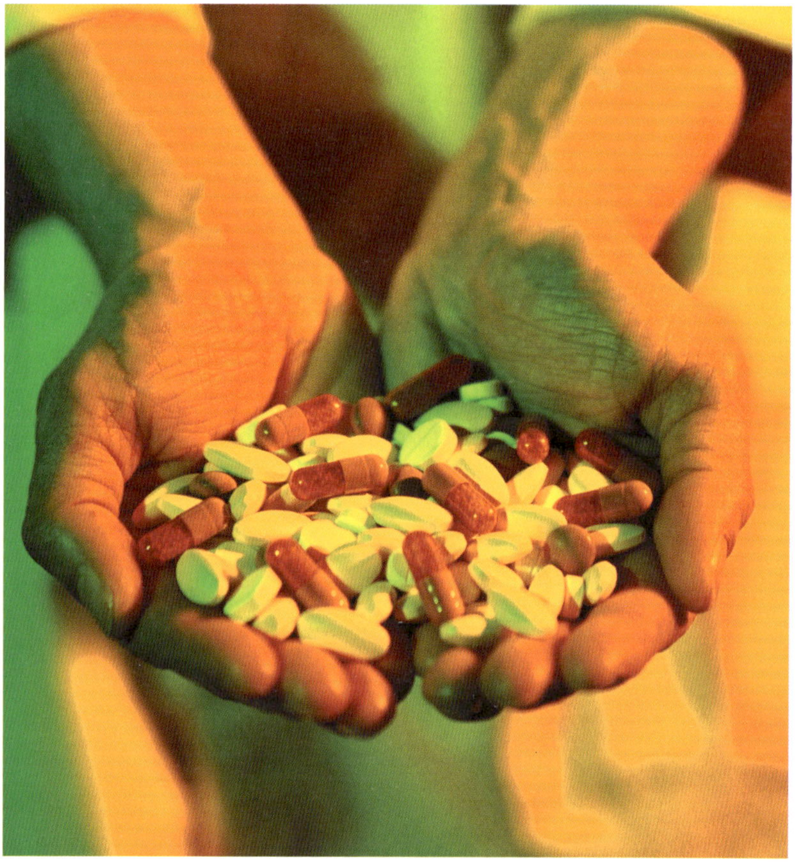

Acetylsalicylsäure: Vor unkontrollierter Einnahme ist zu warnen.

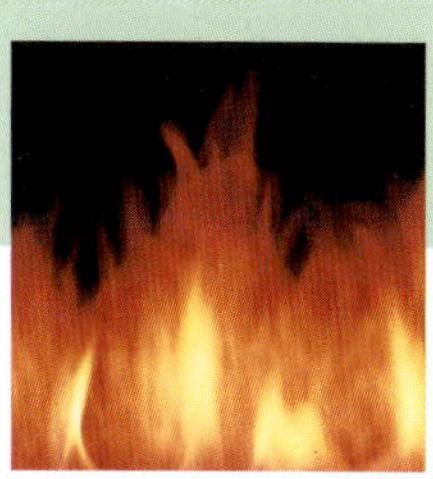

Die Acetylsalicylsäure (ASS, z. B. in Aspirin® enthalten) ist seit vielen Jahrzehnten in der Medizin im Einsatz. Jedoch hat man gerade in jüngster Zeit eine Reihe neuer Entdeckungen zu diesem Arzneimttelwirkstoff (s. S. 89) gemacht. Bekannt ist die positive Wirkung von ASS bei grippalen Infekten, Schmerzen und Fieber. Vielen herzgefährdeten Patienten wird das Medikament aber auch zur »Blutverdünnung« verordnet. Tatsächlich wirkt ASS der Verklumpung von Blutplättchen entgegen und lässt die Gefahr für einen Herzinfarkt oder Schlaganfall sinken. Für diese Risikoreduktion ist sicherlich auch die antientzündliche Wirkung von ASS mitverantwortlich. So hemmt der Wirkstoff u. a. Enzyme im Blut, die an der Entstehung von entzündungsfördernden Botenstoffen beteiligt sind.

Entzündungshemmung mit Nebenwirkungen

Als besonders effizient in puncto »Gefäßschutz« und Vermeidung eines Herzinfarktes erwies sich ASS in einigen bislang gelaufenen (Vor-)Untersuchungen bei Personen mit hohen CRP-Werten, was auf eine »brandlöschende« Wirkung des Wirkstoffs schließen lässt.

Die Brandlöschung hat ihren Preis

Leider hat aber die Gruppe der »nichtsteroidalen Antirheumatika« (NSAR), zu der nicht nur ASS, sondern auch beispielsweise Ibuprofen und Diclofenac zählen, einige Nachteile: die Arzneimittel können unangenehme Begleiterscheinungen (Tabelle 4) hervorrufen.

Schmerzmittel schädigen u. a. Magen und Darm

Am problematischsten ist wohl die Attacke dieser Wirkstoffe auf den Magen und den Darm, denn die Botenstoffe, die teilweise für die Entzündungen zuständig sind und durch ASS gedrosselt werden, haben gleichzeitig eine Schutzfunktion für die Schleimhäute des Verdauungsapparates. Im

Tabelle 4: Mögliche Nebenwirkungen der NSAR (z. B. Acetylsalicylsäure, Diclofenac, Ibuprofen u. a.)

- *Bauchschmerzen*
- *Blutungen (z. B. Magen)*
- *Blutbildveränderungen*
- *Durchfall*
- *Erbrechen*
- *Haarausfall*
- *Hautausschläge*
- *Kreislaufschock*
- *Leberschäden*
- *Magenbeschwerden*
- *Müdigkeit*
- *Nierenschäden*
- *Schwindel*
- *Wasseransammlungen*

schlimmsten Fall können sich Blutungen und Geschwüre einstellen. Schwer wiegende Komplikationen wie z. B. Magendurchbrüche treten immerhin bei etwa 10% der Behandelten auf. In Deutschland sterben schätzungsweise jährlich etwa 2000 Menschen an den Folgen der durch NSAR verursachten Magenblutungen. Grundlegend ist das Risiko für schwere Nebenwirkungen durch ASS und andere Vertreter aus dieser Wirkstoffgruppe vor allem bei älteren Menschen erhöht.

Trotz dieser Problematik ist dringend davor zu warnen, einen solchen »Blutverdünner« eigenmächtig abzusetzen. Die Herzinfarkt- und Schlaganfallrate kann in kürzester Zeit nach oben schnellen – das haben neue Untersuchungen ergeben. Auch blutdrucksenkende Mittel (z. B. ACE-Hemmer) sind derzeit in der Erprobung hinsichtlich ihrer »feuerlöschenden« Wirkung.

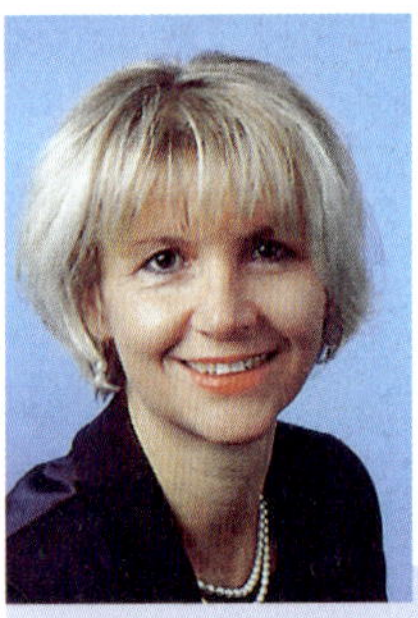

Setzen Sie ASS nie eigenmächtig ab, das kann fatale Konsequenzen haben – das Herzinfarkt- und Schlaganfallrisiko kann rasch zunehmen.

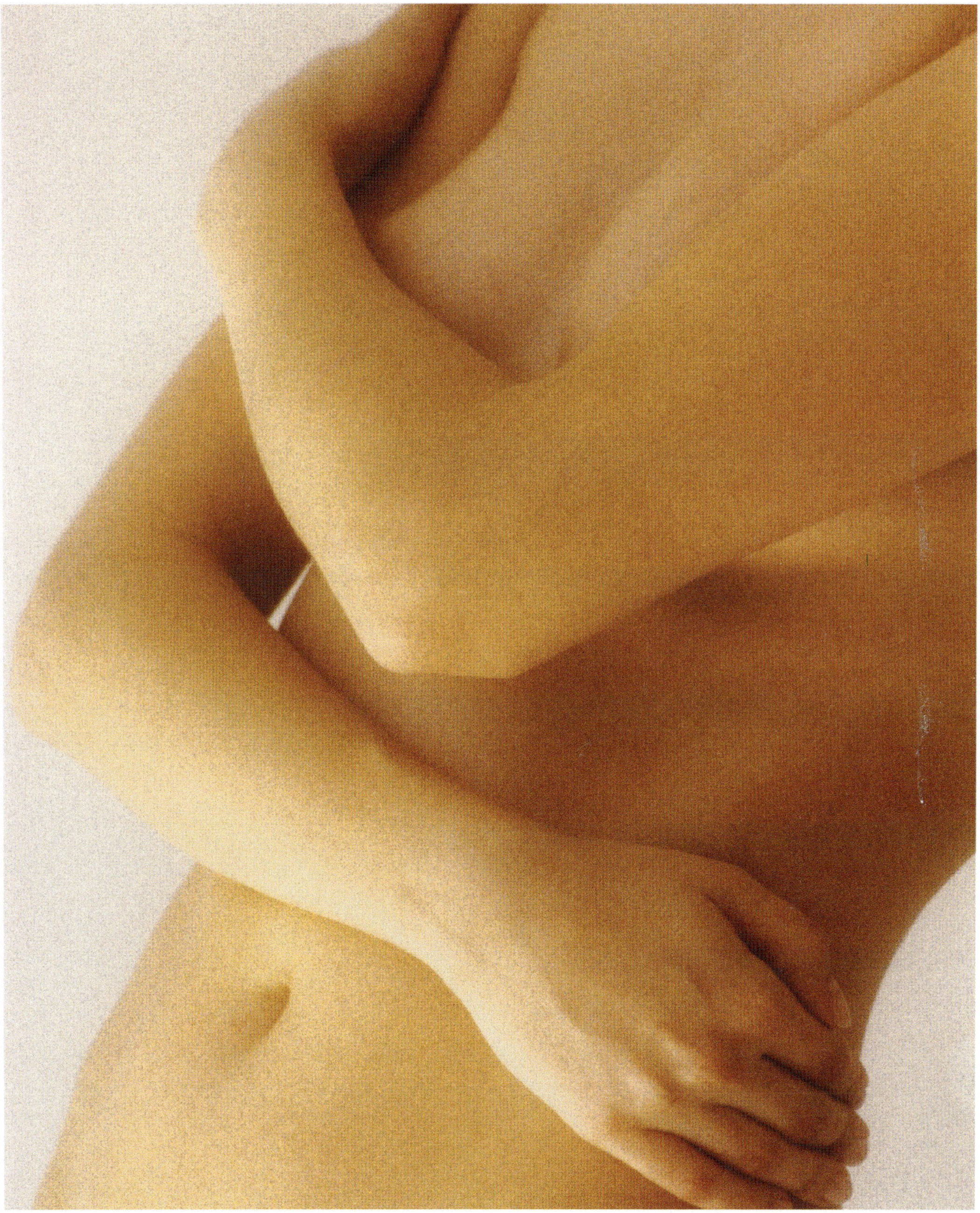

Schmerzmittel können die Magenschleimhaut schädigen und Magenblutungen hervorrufen.

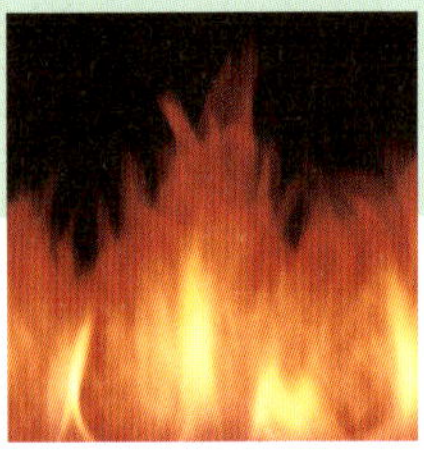

Herzinfarkt, Schlaganfall und Zuckerkrankheit durch schlechte Zahnhygiene

Wer gesund bleiben möchte, sollte seinen Kauwerkzeugen mehr Beachtung schenken und auf eine regelmäßige und gute Zahnhygiene achten. Das gilt vor allem in Bezug auf entzündliche Prozesse, die sich im Mund bei mangelnder Reinigung der Zähne (und einem schwachen Abwehrsystem) einstellen können.

Kranke Zähne – kranker Mensch

Krankes Zahnfleisch begünstigt Herz-Kreislauf-Erkrankungen in einem erheblichen Maß: Die Gefahr für einen Herzinfarkt ist 2- bis 3-mal und das Schlaganfallrisiko doppelt so hoch wie bei Menschen mit einem gesunden Zahnbett. Und die Glücklichen, die mit dem Zahnfleisch keine Probleme haben, machen nur etwa 5% aller Deutschen aus. Der Rest wird von Zahnfleischbluten und/oder geschwollenem und/oder gerötetem Zahnfleisch heimgesucht – sichere Zeichen für entzündliche Vorgänge im Mund.

Schöne und gesunde Zähne sind weit mehr als nur Ästhetik

Das ist allerdings noch nicht alles: Ein maroder Zahnfleischapparat steht auch dringend im Verdacht, die Entwicklung von Diabetes Typ 1 und 2 zu begünstigen. Und umgekehrt sollten Diabetiker unbedingt dafür sorgen, dass im Mund alles stimmt, denn dann müssen sie weniger die negativen Folgeerscheinungen der Krankheit auf Nieren und Augen fürchten. Zuckerkranke, deren Zähne und Zahnfleisch gesund sind, haben eine bessere Stoffwechsellage und benötigen auch weniger Insulin als die Zahn- bzw. Zahnfleischkranken. Wenn das mal keine Anregung zu einer umfassenden Zahnhygiene ist!
Übrigens ist die Zahnpflege auch besonders wichtig für werdende Mütter. Untersuchungen haben nämlich gezeigt, dass die Gefahr für eine Frühgeburt bei schweren Zahnfleischentzündungen um das Siebenfache (!) erhöht ist. Man ver-

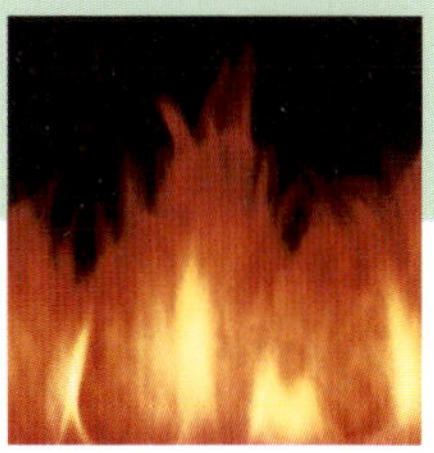

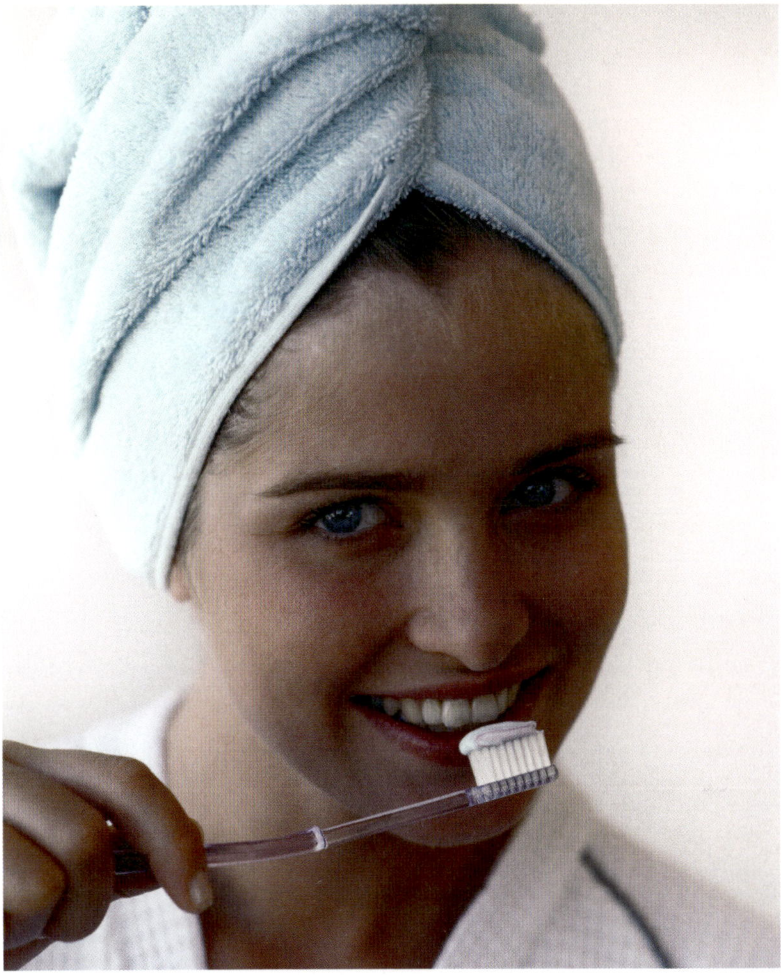

Wer regelmäßig seine Zähne putzt, mindert das Risiko für Entzündungen im Mund.

mutet hier, dass im Zuge der Entzündungen Signalstoffe gebildet werden, welche die Wehen auslösen können.

Parodontitis: Attacke auf das Zahnfleisch

In der Mundhöhle tummeln sich etwa 100 Milliarden Keime – das sind mehr Kleinstlebewesen als Menschen auf der gesamten Welt leben. Und hier wie dort gibt es friedliche Ver-

Entzündungsalarm im Mund: Jenseits des 50. Lebensjahres hat jeder Mensch durchschnittlich 10 Zähne verloren.

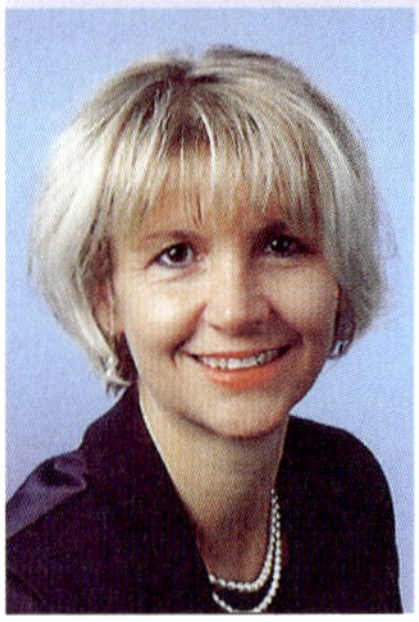

treter und solche, die aggressiv sind und den Kampf suchen. Die Schwäche ihres »Wirtes« nutzen die Unholde dabei geschickt als Vorteil: Wenn das Abwehrsystem nicht auf der Hut ist (z. B. unter Stress), dann machen sich die Unholde an den empfindlichen Stellen des Zahnfleischs zu schaffen und graben dort die Wurzelhaut an, die den Zahn im Knochen verankert. Die Keime setzen aggressive Stoffe frei, die ihnen dabei helfen, den Weg zu bahnen und so immer tiefer in das Zahnfleisch vorzudringen. Die Abwehrzellen des Körpers werden nun alarmiert und dringen in das Gewebe ein – der Prozess der Entzündung ist in Gang gesetzt. Das betroffene Zahnfleisch schwillt an, rötet sich und blutet leicht, schmerzt aber nicht – typische Anzeichen für eine Parodontitis (Parodontose ist falsch), womit eine Entzündung des Zahnbettes gemeint ist (Tabelle 5).

In Deutschland leben ca. 12 Millionen Menschen mit Parodontitis

Wenn nun nicht gehandelt wird, dann haben die Keime irgendwann ganze Arbeit geleistet – die Zahnhälse liegen schließlich frei, die Gräben zwischen Zahn und dem umgebenden Fleisch werden immer größer. So genannte »Zahnfleischtaschen« können sich bilden und ein Ausmaß von bis zu 30 Millimeter Tiefe annehmen. Essensreste und gut davon lebende Bakterien, die das Zahnfleisch weiter mit aggressiven Stoffen »bearbeiten«, haben in diesen Höhlen wunder-

Tabelle 5: Typische Zeichen für eine Parodontitis (Zahnbettentzündung)

- ***Rotes und geschwollenes Zahnfleisch***
- ***Zahnfleischbluten***
- ***Freiliegende Zahnhälse***
- ***Mundgeruch***

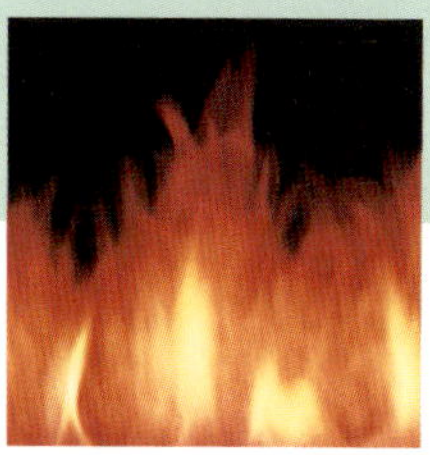

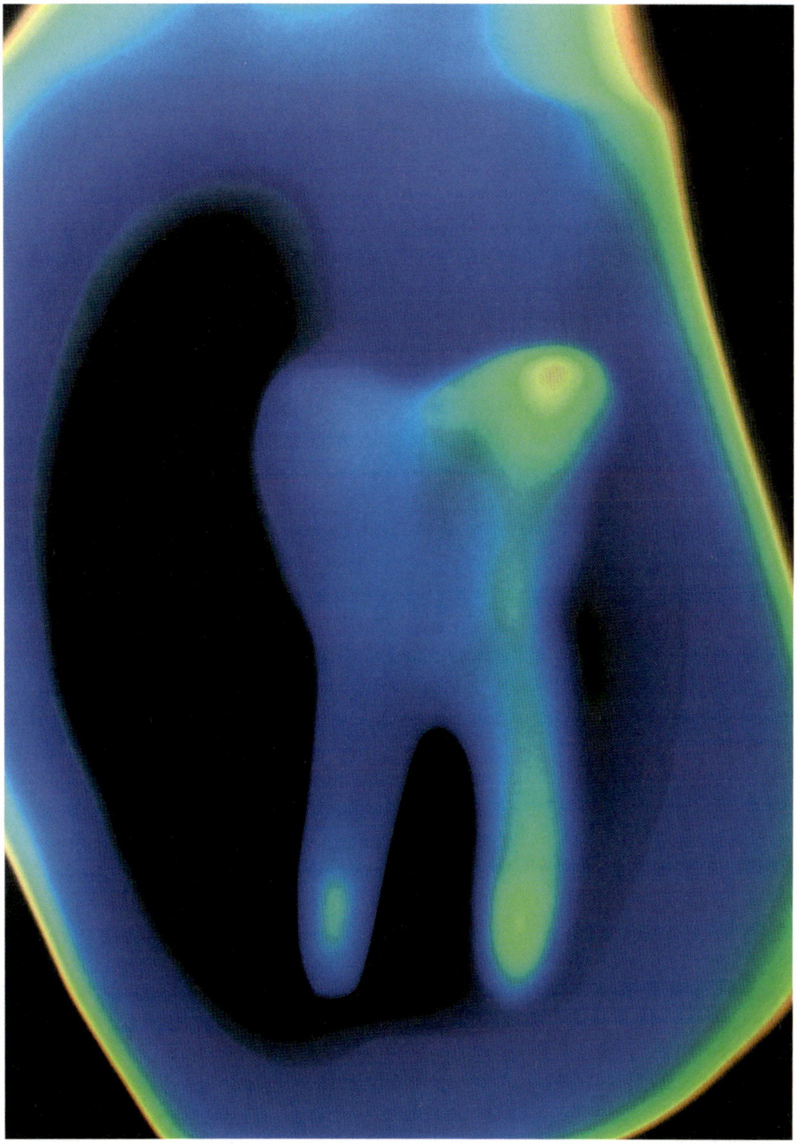

Die unbehandelte Parodontitis erhöht das Risiko für einen Herzinfarkt.

bar Platz und entgehen auch leicht den Angriffen der Zahnbürste. Zahnstein erleichtert durch seine raue und zerklüftete Oberfläche zusätzlich das Anheften der Bakterien. Kein Wunder, wenn der Zahn sich lockert und schließlich ausfällt.

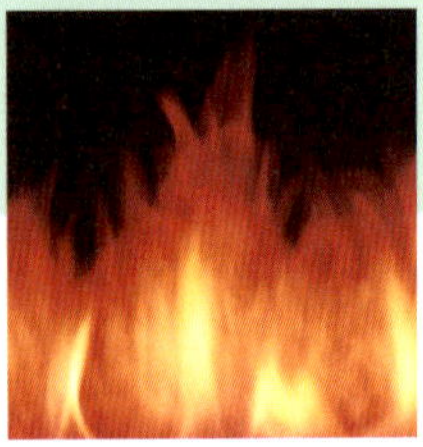

Entzündungsmarker erhöht

Die problematischen Keime können durch kleine Zahnfleischverletzungen über den Blutstrom in nahezu alle Winkel des Körpers gelangen. So wurden die verdächtigen Parodontitis-Erreger beispielsweise inzwischen in den Plaques von Herzkranzgefäßen nachgewiesen.

In entzündeten Zahnfleischtaschen und in Ablagerungen von Herzkranzgefäßen kann man die gleichen Bakterien finden

Auch bei Parodontitis können in der Regel erhöhte CRP-Werte als Zeichen der Entzündung nachgewiesen werden. Hohe Werte sind aber auch, wie bereits berichtet, ein Risikomarker für Herzinfarkt, Schlaganfall und Diabetes mellitus. Es sieht also ganz so aus, als hätten wir auch im Zusammenhang mit der beschriebenen Zahnfleischerkrankung wiederum einen gemeinsamen Nenner als Ursache für »Fernwirkungen« im Körper: die Entzündung!

Künstliche Gelenke oder künstliche Herzklappen mögen die entzündungsfördernden Keime übrigens besonders gern. Daher wird beispielsweise bei diesen Patienten bei zahnärztlichen Eingriffen (z. B. Zahnsteinentfernung) häufig vorbeugend ein Antibiotikum verabreicht, um die mögliche Besiedlung der Kunstteile quasi »im Keim zu ersticken«.

Rauchen verstärkt übrigens den gesamten Entzündungsprozess. Der Zigarettendunst verschlechtert die Durchblutung des Zahnfleisches und macht es anfällig – die bakteriellen Attacken an Zähnen und Zahnfleisch werden dadurch erleichtert. Raucher sind daher von Parodontitis wesentlich häufiger betroffen als Nichtraucher und zahnärztliche Eingriffe zur Sanierung der Entzündungsherde sind weniger erfolgreich als bei Nichtrauchern.

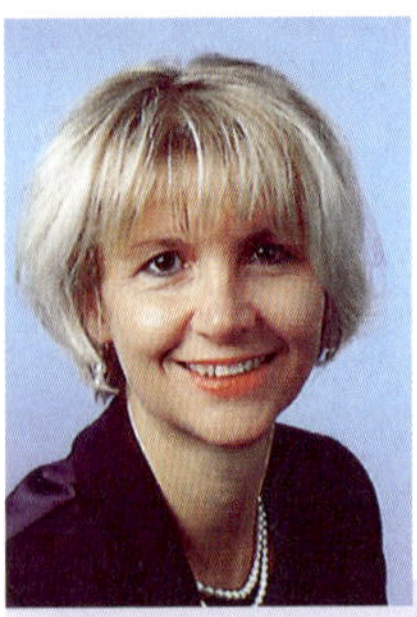

Der Qualm bringt auch für die Zähne nichts Gutes. Die Gefahr von Zahnfleischentzündungen steigt um das Siebenfache an.

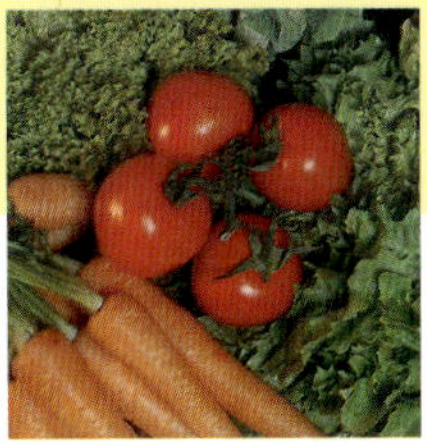

Diabetes mellitus – eine Folge chronischer Entzündungen?

Insulin – lebensnotwendiges Hormon und Mastmittel

Auch ein Mangel an Insulin fördert den Entzündungsstress und heizt die Brände in den Gefäßen an. Darauf komme ich gleich noch einmal zu sprechen. Vorher aber sollten wir erst einmal klären, wie es zu diesem »Notstand« überhaupt kommen kann.

Insulin ist am Stoffwechsel der Kohlenhydrate und Fette beteiligt

Insulin ist ein Hormon, welches ganz entscheidend unseren Kohlenhydrat- und Fettstoffwechsel beeinflusst. Sowohl Kohlenhydrate als auch Fette liefern Energie – die Fette allerdings etwa doppelt so viel pro vergleichbarer Menge wie die Kohlenhydrate. Damit wir diese Treibstoffe allerdings nutzen können, muss in unserem Körper erst einmal ganz schön viel passieren.

Wenn wir kohlenhydrathaltige Lebensmittel verzehren, dann gelangen diese mit dem Speisebrei in den Darm. Dort werden sie in ihre Einzelbausteine (Traubenzucker = Glukose) zerlegt. Diese »durchdringen« die Darmschleimhaut und gelangen so in den Blutkreislauf. Dort müssen die Zuckerbausteine für die Energiegewinnung zu den Brennöfen (= Mitochondrien) in den Zellen geschafft werden. Dafür wird das Insulin benötigt, welches in der Bauchspeicheldrüse gebildet wird. Es sperrt die »Türen« der Muskel- und Leberzellen an den hierfür vorgesehenen »Schlössern« auf und

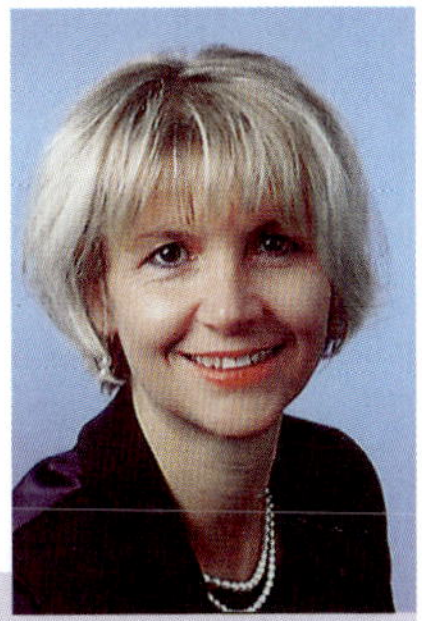

Kohlenhydrate gelten inzwischen als die eigentlichen »Dickmacher«. Aus ihnen kann das Fett auf Ihrer Hüfte gebildet werden.

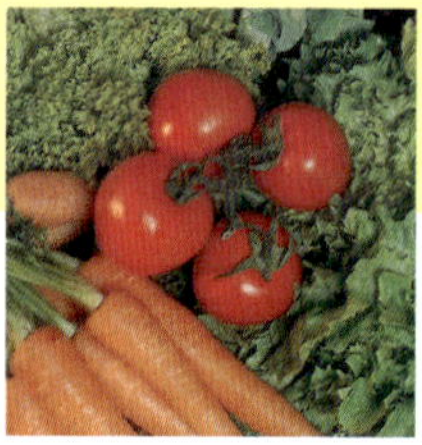

lotst die im Blut vorhandene Glukose hinein. Dabei wird der Bedarf an diesem Hormon normalerweise den einzuschleusenden Zuckerbausteinen angepasst: Bei einer hohen Glukosekonzentration im Blut läuft die Bauchspeicheldrüse auf Hochtouren, ist wenig Zucker zu verstoffwechseln, kann sich die Bauchspeicheldrüse getrost entspannen.

Gänsekeulen und andere Freuden

Solange Insulin im Blut ist, wird kaum Fett abgebaut

Von der Kohlenhydratflut, die unser Blut erreicht, wird nur ein kleiner Teil als Reservestoff (Glykogen) in den Muskel- und Leberzellen gespeichert. Der Rest wird in Fett umgewandelt und wandert auf die Hüfte oder trägt zu den »Rettungsringen« in der Bauchregion bei. Auch dafür wird das Insulin benötigt: Es regt die Fetteinlagerung an und hemmt den Abbau von Fett, und damit legen wir so richtig schön an Pfunden zu. Wenn also durch die Zufuhr von leicht verfüg-

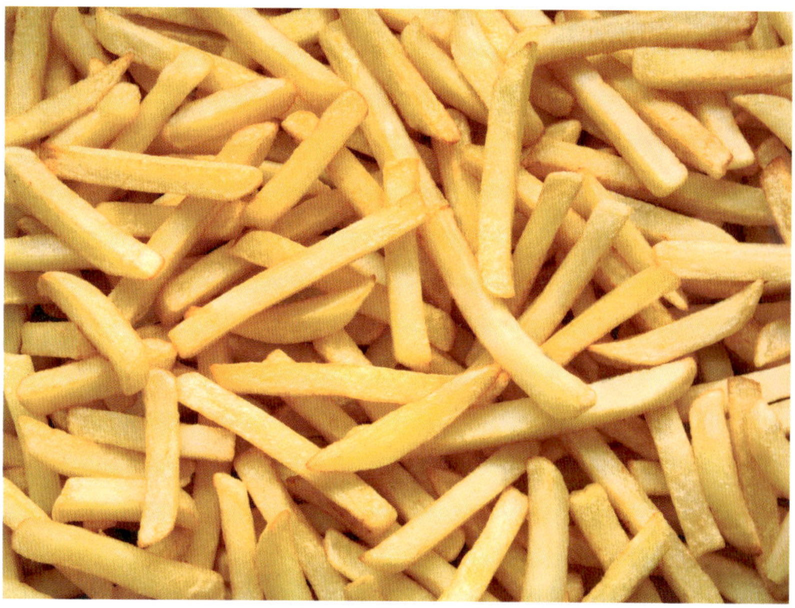

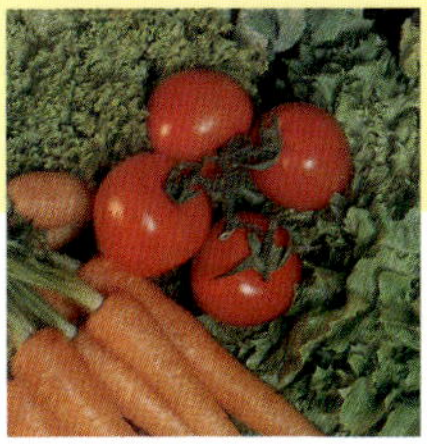

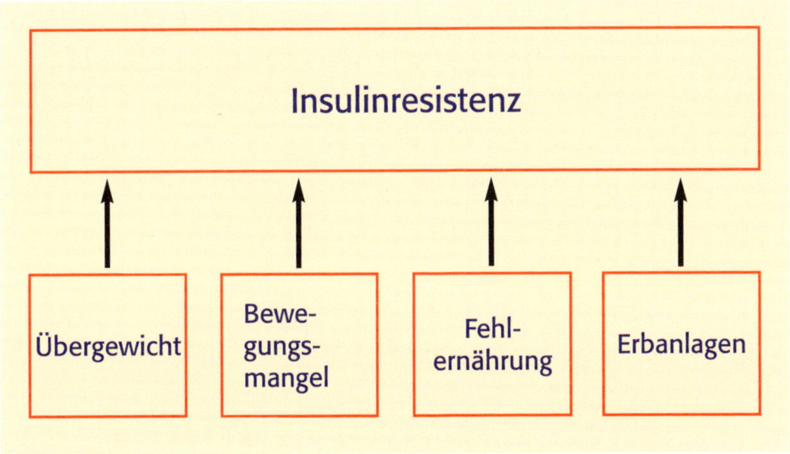

baren Kohlenhydraten (nicht von Ballaststoffen, die chemisch betrachtet auch Kohlenhydratstrukturen aufweisen können) viel Insulin ausgeschüttet wird, sieht es mit der Fettverbrennung extrem düster aus. Gänsekeule mit Kartoffeln oder Nudeln mit Sahnesauce und zum Nachtisch ein Tiramisu – das lässt die Fetteinbaurate so richtig effizient werden: Die *gleichzeitige* Zufuhr aus (den falschen) Fetten und schnell verfügbaren Kohlenhydraten (Haushaltszucker, Weißmehl) steigert die Verwertung der zugeführten Fette um bis zu 60%.

Besonders effiziente Dickmacher: Kohlenhydrate und Fett in Kombination

Insulinresistenz – wenn der Zucker draußen im Blut bleiben muss

Durch den ständigen Verzehr von Süßem oder kohlenhydratreichen, aber ballaststoffarmen Nahrungsmitteln (z. B. Brot, Kartoffeln) heizen wir unsere Bauchspeicheldrüse so richtig an. Sie schüttet ständig Insulin ins Blut aus, damit die vorhandenen Glukosebausteine weggeschafft werden können, denn diese würden, im Übermaß vorhanden, unsere

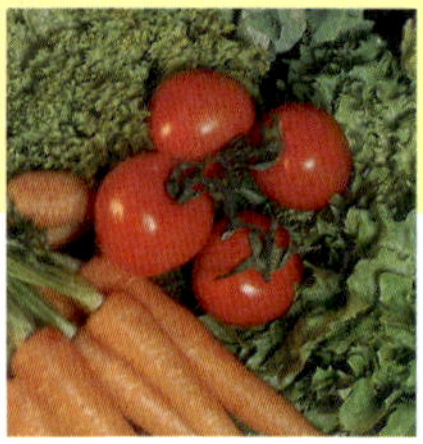

Blutgefäße oder die Nerven schädigen. Also muss die Glukose raus aus dem Blut. Mit der Zeit können die Körperzellen abstumpfen und sich gegen die ständig anflutenden Zuckerbausteine wehren, indem sie z.B. ihre »Türöffner« verändern. Die Bauchspeicheldrüse ist irritiert und versucht die »Fehlschläge« des Insulins zu kompensieren, indem sie noch mehr von diesem Hormon ins Blut entlässt. In der Folge ist nun ein ganzer Schwarm von Insulinbausteinen unterwegs und trotzdem haben die Zellen »nichts zu futtern«. Man spricht in diesem Fall von einer »Hyperinsulinämie« – ein unguter Zustand, der bereits eine »Glukoseverwertungsstörung« ankündigt, obgleich der Blutzuckerspiegel noch im Normbereich liegen kann. Gleichzeitig kann es bereits in dieser Phase auch zu Störungen im Fettstoffwechsel, zu Übergewicht und Bluthochdruck (»metabolisches Syndrom«) kommen.

Glukoseverwertungsstörungen gehen dem Diabetes voraus

Irgendwann mag die Bauchspeicheldrüse nicht mehr

Die Hyperinsulinämie tritt mittlerweile schon bei etwa jedem Dritten in den westlichen Industriestaaten auf. Beängstigend, wenn man bedenkt, dass es sich dabei um einen Prädiabetes , also die Vorstufe zur Zuckerkrankheit, handelt. Die vermehrte Insulinausschüttung kann den drohenden »Zuckerkollaps« nur noch für eine gewisse Zeit verhindern, aber tragischerweise werden die Zellen immer unempfindlicher gegen Insulin, je mehr von diesem Hormon im Blut unterwegs ist. Und schließlich kommt es, wie es kommen muss: Die Bauchspeicheldrüse gibt auf und quittiert ihren Dienst. Die nun fehlende Insulinproduktion lässt den Blutzuckerspiegel gefährlich ansteigen und es stellt sich schließ-

Dramatische Entwicklung: Bereits jeder Dritte betroffen

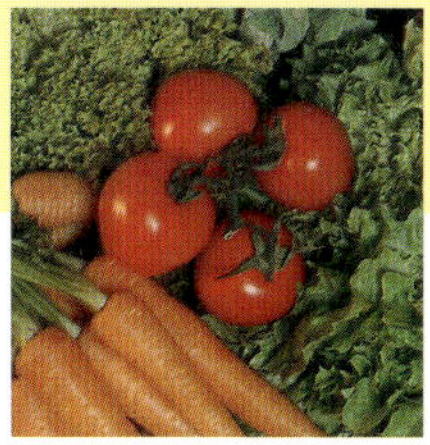

lich ein Diabetes mellitus vom Typ 2 ein, dem so genannten »Altersdiabetes«, der fatalerweise, bedingt durch Fehlernährung und Bewegungsmangel, inzwischen aber auch bei immer mehr Kindern auftritt.

Die Warnsignale kommen zu spät

Leider wird diese Diabetesform häufig viel zu spät erkannt, da die Krankheit über viele Jahre ohne spürbare Beschwerden ablaufen kann. Erst wenn sich die typischen Warnsignale (Tabelle 6) einstellen, wird die Erkrankung offensichtlich. Kein Wunder also, dass jeder zweite neu entdeckte Typ-2-Diabetiker bei der Diagnosestellung bereits problematische Begleitkomplikationen (z. B. Bluthochdruck) aufweist.

Übergewicht und Bewegungsmangel sind die häufigsten Ursachen für den Diabetes mellitus vom Typ 2

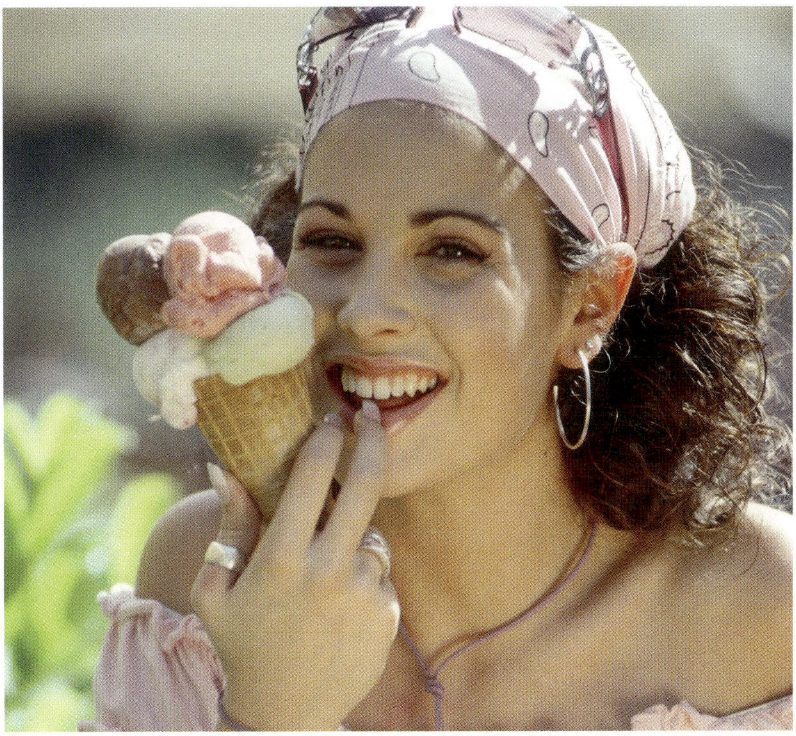

Zu viele Schleckereien begünstigen den Diabetes.

Tabelle 6: Wichtige Warnsignale, die auf einen »Altersdiabetes« (Diabetes Typ 2) hinweisen	
• *Häufiges Wasserlassen*	• *Potenzstörungen*
• *Juckreiz*	• *Plötzliche Gewichtsabnahme*
• *Infektanfälligkeit*	• *Schlecht heilende Wunden*
• *Konzentrationsstörungen*	• *Sehstörungen*
• *Müdigkeit*	• *Starker Durst*

Beim Typ-1-Diabetes kommt es übrigens – durch eine Überreaktion der körpereigenen Abwehr (Autoimmunreaktion) – zu einer Schädigung bzw. Zerstörung der Insulin bildenden Zellen der Bauchspeicheldrüse mit dem gleichen Effekt: Der Blutzuckerspiegel ist erhöht. Als Ursache kommen hier, neben einer erblichen Veranlagung, z. B. auch Viren (z. B. Grippeviren) infrage.

Das Insulinloch begünstigt Entzündungen

Zu wenig Insulin im Blut – jetzt können entzündungsfördernde Stoffe ihr Unwesen treiben

Was hat nun die Insulin-Story mit dem Entzündungsstress in unseren Gefäßen zu tun? Interessanterweise häuften sich gerade hier in der letzten Zeit die Hinweise auf einen Zusammenhang zwischen der entzündungsbedingten Atherosklerose und der Insulinresistenz. Denn ein Mangel an Insulin – etwa durch eine erschöpfte Bauchspeicheldrüse – hat leider noch weitere negative Folgen, nicht nur die, dass die Glukose aus dem Blut nicht mehr ausreichend verwertet werden kann. Insulin wirkt nämlich der Bildung von aggressiven freien Radikalen entgegen, die im Blut und in der Gefäßwand ihr entzündungsförderndes Unwesen treiben. Insulin hemmt auch die Ausschüttung von entzündungsfördernden Stoffen, die von den herbeigeeilten Abwehrzellen abgegeben wer-

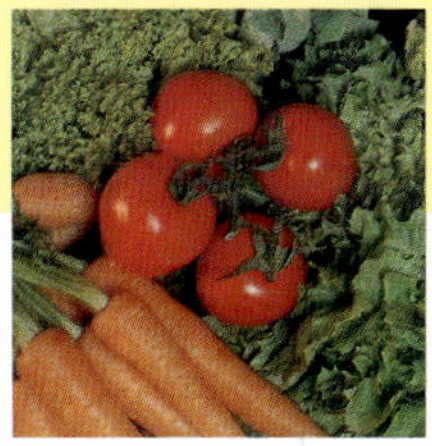

den. Und schließlich hindert Insulin auch die gefäßauskleidenden Zellen an der Ausbildung der »Angelhaken«, welche die Immunzellen aus dem Blut fischen, in die Gefäßwand schleusen und damit den Brandherd immer wieder anfachen. Unabhängig davon scheint Insulin auch wichtig für die Weitstellung der Blutgefäße zu sein. Es ist somit insgesamt nicht verwunderlich, warum unter einem Mangel an Insulin, wie das bei einem ausgeprägten Diabetes der Fall ist, die Gefahr für eine Gefäßschädigung ansteigt. Diabetiker haben, im Vergleich zu Nichtbetroffenen, ein um den Faktor 2–3 erhöhtes Herz-Kreislauf-Risiko.

Dicker Bauch und Diabetes

Bei einer Insulinresistenz und bei der Zuckerkrankheit hat man ebenso wie bei Übergewicht vermehrt Entzündungsbotenstoffe nachweisen können. Gerade Fettzellen sind offensichtlich richtige »Brandzünder« – sie liefern viele der entzündungsfördernden Signalstoffe. Umgekehrt musste man feststellen, dass diese Signalstoffe (z. B. TNF-alpha) wiederum die Insulinresistenz fördern. Was für ein unheilvolles Wechselspiel zwischen einem dicken Bauch, dem »Insulinloch« und der leise vor sich hin köchelnden Entzündung in unseren Blutbahnen!

Erhöhte hs-CRP-Werte bei Insulinresistenz

Die Insulinflut und die nachfolgende Insulinresistenz ist auch mit erhöhten hs-CRP-Werten verknüpft. In einer Untersuchung, bei der man Frauen über 4 Jahre hinweg beobachtet hat (Women's Health Study), wurde festgestellt, dass erhöhte hs-CRP-Werte das Risiko, an Diabetes zu erkranken, um den Faktor 4 ansteigen lassen!
Man geht zudem davon aus, dass solche Entzündungsvorgänge auch bei der Zerstörung der Insulin produzierenden

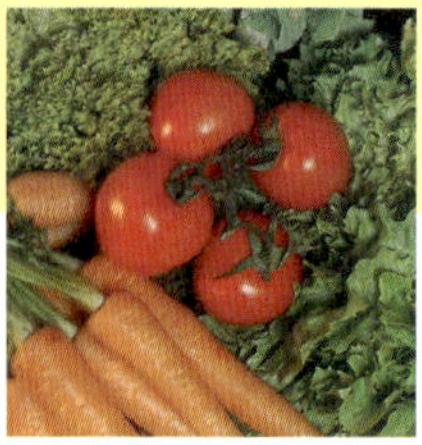

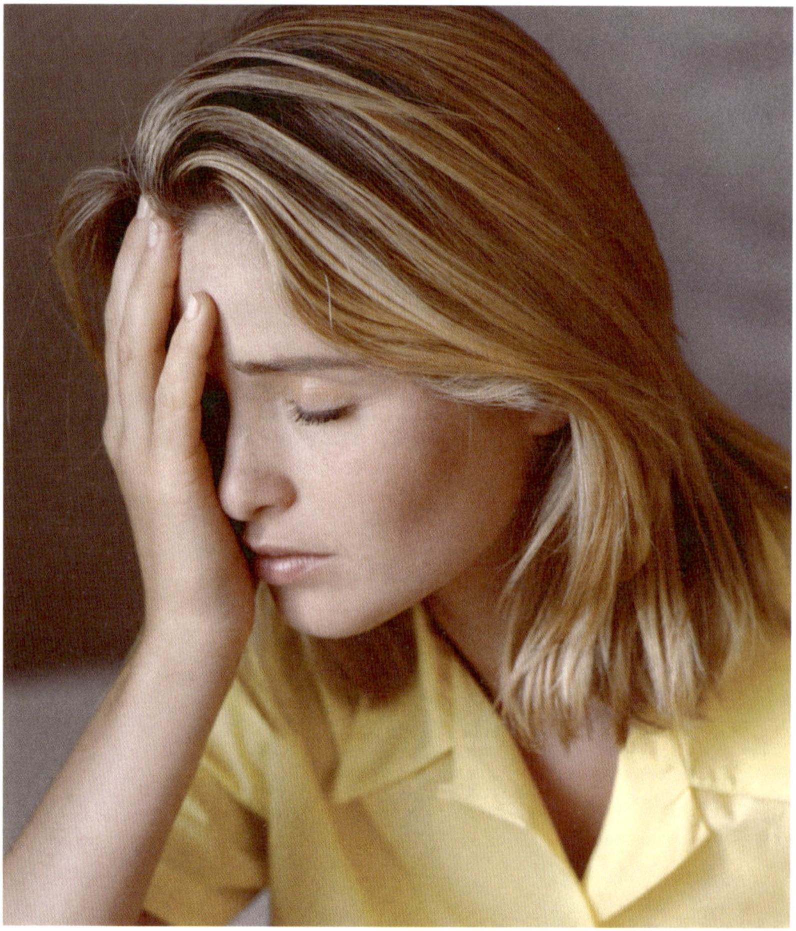

Infekte sind nicht immer harmlos – sogar Diabetes Typ 1 kann durch sie ausgelöst werden.

Bauchspeicheldrüsenzellen (Diabetes Typ 1) eine wesentliche Rolle spielen. Schließlich kann sich diese Diabetesform u. a. beispielsweise auch nach Infekten (z. B. Grippe) einstellen. In diesem Fall wird ja die Körperpolizei zur höchsten Alarmstufe aufgerufen, die Abwehrtruppen marschieren auf und versuchen mithilfe der Entzündungsreaktion die verursachenden Keime in Schach zu halten. Denkbar ist, dass auch hier der einmal entfachte »Entzündungsbrand« nicht ordnungsgemäß »gelöscht« wird und unbemerkt im Körper weiterschwelt.

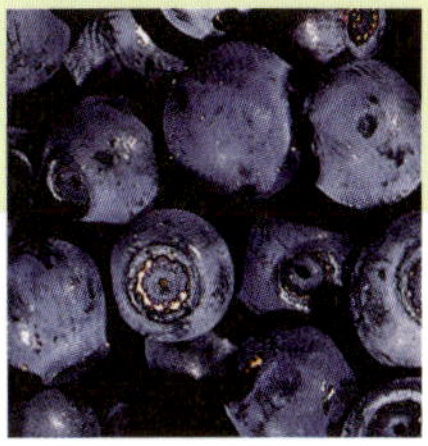

Im Körper von Dicken köcheln laufend Entzündungen

Deutschland – deine Dicken

In Deutschland ist heute bereits jeder Zweite zu dick und jeder Fünfte gilt als fettsüchtig – die Rede ist von über 40 Millionen Übergewichtigen (BMI »Body-Mass-Index« von 25–30; BMI = Körpergewicht (kg)/Körpergröße (m) x Körpergröße (m)) bzw. etwa 15 Millionen Fettleibigen (BMI > 30). Wer beispielsweise einen BMI von 26 hat, hat im Vergleich zu Personen mit einem BMI von 21 ein um 100% (Frauen) bzw. 50% (Männer) höheres Risiko für den Herztod. Die Gefahr, in diesem Fall an Diabetes zu erkranken, ist bei Frauen um 800% (!), bei Männern um 400% (!) erhöht.

Übergewicht begünstigt Diabetes

Auch unsere Kinder werden immer dicker: etwa 20% der 6- bis 12-Jährigen bringen zu viele Pfunde auf die Waage. Damit hat sich die Anzahl der Pummelchen in den vergangenen beiden Jahrzehnten verdoppelt. Riskant, wenn man bedenkt, dass die meisten »Supersize«-Kinder auch im Erwachsenenalter zu dick sind und mit entsprechenden gesundheitlichen Problemen auf lange Sicht rechnen müssen (Tabelle 6).

Übermäßig Dicke (und vor allem sportlich Inaktive) haben in der Regel ein kürzeres Leben vor sich als Normalgewichtige. Mindestens einer von 13 Todesfällen wird in der Europäischen Union mit Übergewicht in Verbindung gebracht.

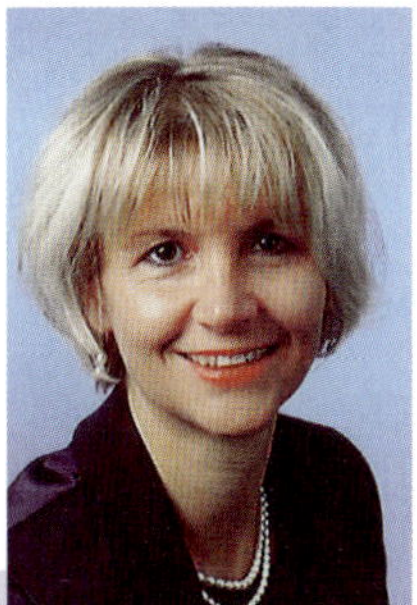

»All you can eat«: Fast Food, gesüßte Getränke, Schokoriegel und Fernsehen lassen die Kinder immer dicker werden.

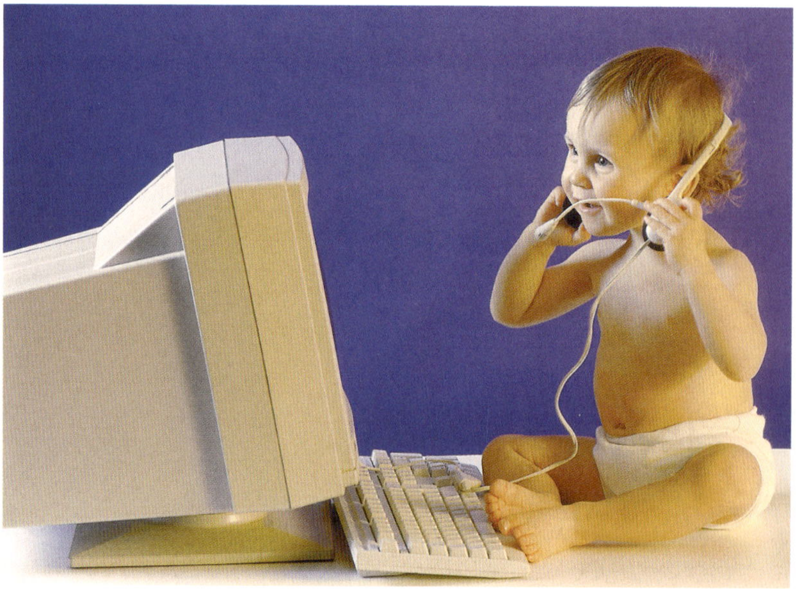

Ein 18-Jähriger hat im Durchschnitt 20 000 Stunden Medienkonsum hinter sich.

In Deutschland treten jährlich etwa 65 000 Todesfälle auf, die mit den überschüssigen Pfunden zusammenhängen. Zu den Erkrankungen, an denen der Hüftspeck und die Bauchringe mit schuld sind, zählen nicht nur Diabetes mellitus und Herz-Kreislauf-Erkrankungen, sondern auch Krebserkrankungen, Gicht, Gallenblasenbeschwerden und Gelenkerkrankungen (Tabelle 7). Auch die männliche Potenz kann unter der Last eines »Bierbauchs« zusammenbrechen. Abspecken wäre daher auch in diesem Fall die allererste Maßnahme – lange bevor man über »Viagra« nachdenken sollte.

Starkes Übergewicht mindert die Lebensqualität und kostet Lebensjahre

Zu dick? Übergewicht triggert den Brand

Warum können nun die überschüssigen Pfunde Entzündungen fördern? Da muss zunächst noch mal erwähnt werden, dass Fettzellen, von denen wir immerhin rund 20 Milliarden

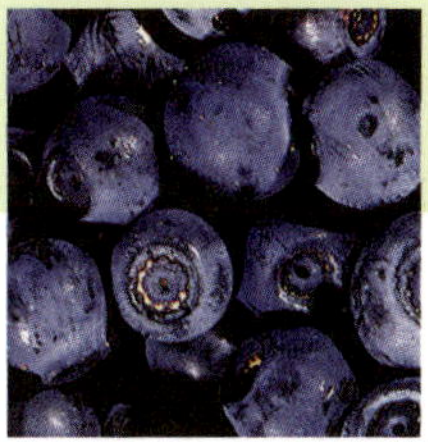

besitzen – in der Lage sind, entzündungsfördernde Signalstoffe zu produzieren. Tatsächlich sind solche Substanzen vermehrt bei den Schwergewichtlern im Blut anzutreffen (s. S. 186) Da das Übergewicht allerdings häufig mit einer Insulinresistenz bzw. gar einem ausgeprägten Diabetes mellitus Typ 2 einhergeht, kann es auch sein, dass diese »brandfördernden Lockrufe« auch darauf zurückzuführen sind. Es ist derzeit noch schwer zu sagen, wer zuerst da war – die Henne oder das Ei.

Der Entzündungsmarker hs-CRP (s. S. 41) ist bei Dickleibigen in der Regel erhöht – das wurde in mehreren neueren Untersuchungen gezeigt. Je höher der BMI (Body-Mass-Index) und je höher Körperfettanteil, desto höher ist die CRP-Konzentration im Blut. Dabei scheint der erbliche Faktor für die Erhöhung des »Alarmproteins« keine wesentliche Rolle zu spielen, wie Zwillingsstudien ergaben. Vielmehr konnte auch in diesen Untersuchungen ein Anstieg des CRP-Wertes in Abhängigkeit vom Blutdruck und den Blutfettwerten beobachtet werden. Bauchspeck (»abdominelles Fett«), wie er häufig bei Männern zu beobachten ist, und ein hoher Blutdruck gehen mit einem erhöhten CRP-Wert »Hand in Hand«.

Dicke produzieren im Körper vermehrt entzündungsfördernde Stoffe

Tabelle 7: Krankheiten und gesundheitliche Probleme, die mit Übergewicht in Verbindung stehen

- ***Arthrose***
- ***Diabetes mellitus Typ 2***
- ***Fettleber***
- ***Gallenblasenbeschwerden***
- ***Gicht***
- ***Gelenkerkrankungen***
- ***Krebserkrankungen (z. B. Brust-, Gebärmutter-, Darmkrebs)***
- ***Rückenbeschwerden***
- ***Sexualstörungen (Fruchtbarkeit, Potenz)***

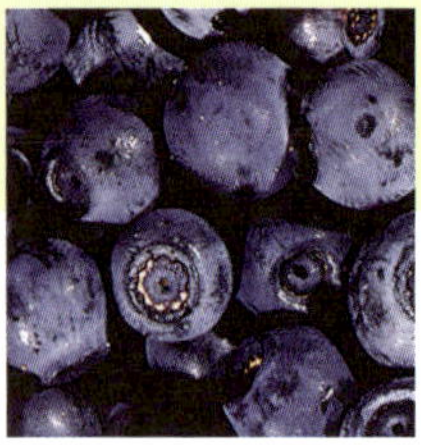

Die falsche Konsequenz: Tausche Fett gegen Kohlenhydrate

Inzwischen ist sie ja in aller Munde – die Sache mit dem »GLYX« oder »Low Carb« – viel beschrieben und viel propagiert. Die Botschaft lautet: Wer abnehmen möchte, sollte weniger auf die Fette als auf die Qualität und die Menge der zugeführten Kohlenhydrate achten.

GLYX = Glykämischer Index

GLYX steht für »glykämischer Index« (Werte von 1 bis 100). Damit wird ausgedrückt, wie schnell der Insulinspiegel nach dem Verzehr eines bestimmten Lebensmittels (genauer gesagt der darin enthaltenen Kohlenhydrate) ansteigt. Das geschieht beispielsweise nach dem Genuss von Fleisch, Fisch, Nüssen oder bestimmten Obst- und Gemüsesorten viel langsamer und ist anders zu bewerten als nach dem Konsum von Keksen, gesüßten Säften, Marmeladenbrötchen oder anderen Lebensmitteln, die reich sind an raffiniertem Industriezucker. Grundlegend gelten Werte < 51 als GLYX-niedrig, von 51–70 als GLYX-mittel und > 70 als GLYX-hoch (Tabelle 8).

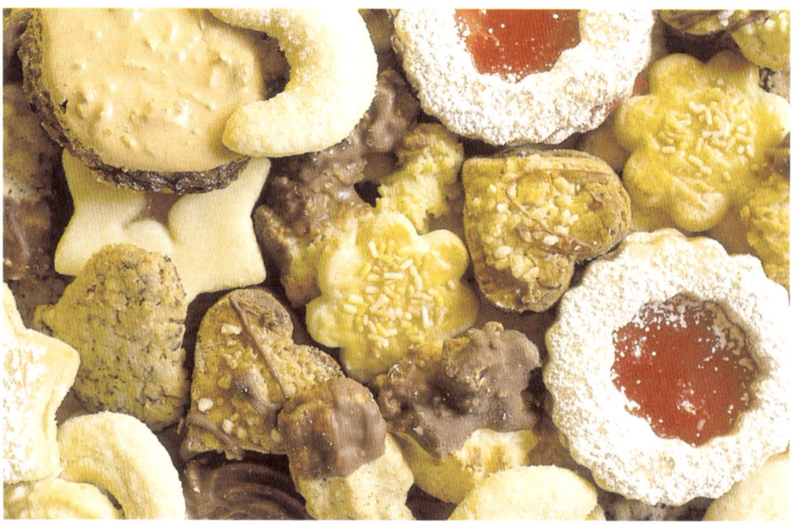

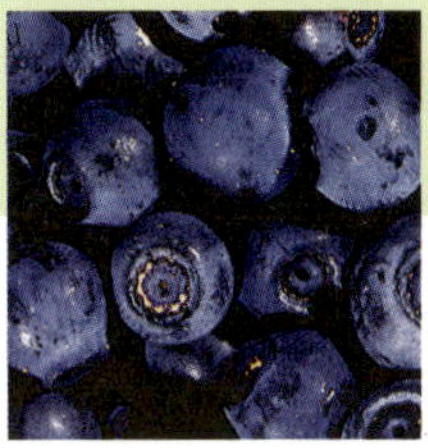

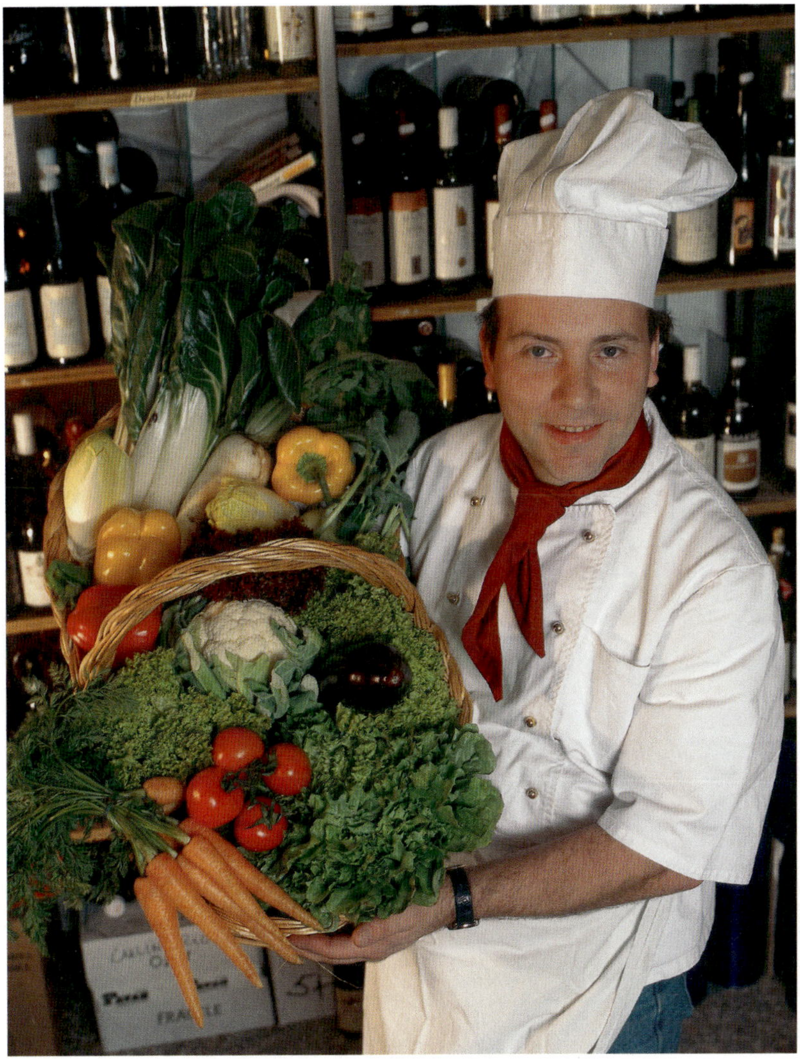

GLYX niedrig ist bei vielen (aber nicht allen) Obst- und Gemüsesorten anzutrefffen.

Wir erinnern uns: Die Kohlenhydrate werden im Darm in ihre Einzelteile (Glukose) zerlegt und gelangen via Darmschleimhaut anschließend in das Blut. Dort rufen sie das Insulin zu Hilfe, mit dessen Hilfe die »Türen« zu den Muskel- und Leberzellen geöffnet werden und die Glukose darin verbrannt werden kann. Gleichzeitig wird durch das vorhandene Insulin die Verbrennung von Fett gedrosselt und

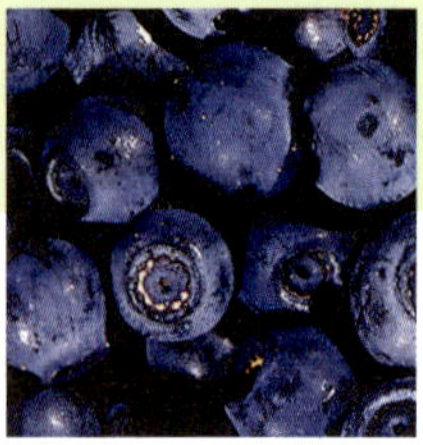

die nicht als Speicher (Glykogen) angelegte überschüssige Glukose auch noch in »Speckrollen« umgewandelt. Da nun viele Insulin-Helfer im Blut sind, ist die Arbeit auch schnell erledigt – der Zucker ist in der Zelle und damit sinkt der Blutzuckerspiegel deutlich, manchmal eben unter ein bestimmtes Minimum. Das Gehirn aber ist direkt auf diesen Traubenzucker angewiesen. Bekommt es den Brennstoff nicht rechtzeitig, dann hapert es mit der Konzentration und der Aufmerksamkeit. Außerdem fördert dieser Zustand die Gier nach Essbarem – Heißhungerattacken können folgen.

GLYX hoch fördert Heißhungerattacken

GLYX-down your life

Spätestens hier wird deutlich, dass eben solche Nahrungsmittel, die eine geringe Insulinausschüttung der Bauchspeicheldrüse zur Folge haben (niedriger GLYX) günstiger sind als jene, die zu einer Insulinmassenproduktion (hoher GLYX) aufrufen. Aber welche Kohlenhydrate sind denn nun gut für uns? Empfehlenswert sind solche, welche mit einer verzögerten Freisetzung der Zuckerbausteine einhergehen. Diese werden aus dem Darm erst nach und nach in das Blut entlassen – Industriezucker und Stärke zählen nicht dazu. Aber in Hülsenfrüchten beispielsweise oder in vielen Gemüsesorten (Tabelle 8) stecken die Kohlenhydrate u. a. auch als Ballaststoffe drin, und die führen *nicht* zu einer Insulinschwemme.

Mahlzeiten mit niedrigem GLYX schonen die Bauchspeicheldrüse

Bei den Getreideprodukten wie Brot, Müsli oder Nudeln muss man die Sache etwas differenzierter betrachten, denn es kommt auch darauf an, in welcher Form und in welcher Kombination mit anderen Nährstoffen die Kohlenhydrate auf den Tisch kommen. Erhitztes Getreide schlägt mit einem

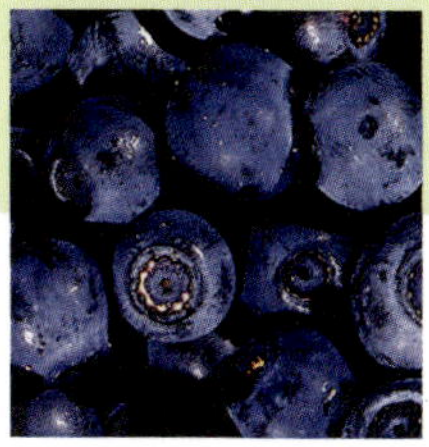

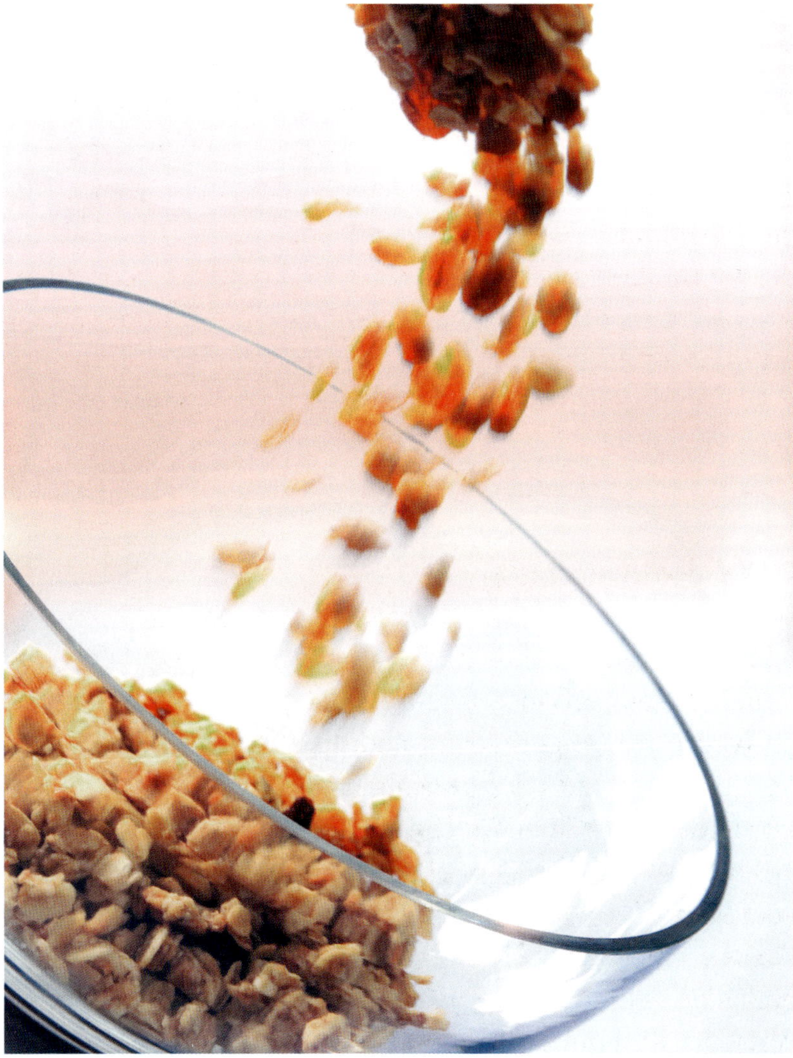

Cornflakes haben einen hohen, Frischkornbrei einen niedrigen GLYX.

höheren GLYX zu Buche als beispielsweise die kalt eingeweichten und verzehrten Körner.

Und noch ein Beispiel: Die gleiche Kohlenhydratmenge aus Baguette verzehrt, ist mit einem höheren GLYX verbunden als das entsprechende Quantum aus Nudeln (Spaghetti). Enthält ein Lebensmittel neben den Kohlenhydraten gleichzeitig noch Eiweiß oder (in Maßen) Fett, so fällt der Insulin-

Tabelle 8: Grobe Einteilung des glykämischen Index von ausgewählten Lebensmitteln (Beispiele)

Niedriger GLYX (< 51)	Mittlerer GLYX (51 – 70)	Hoher GLYX (> 70)
Fisch *Fleisch (mager)* *Nüsse* *(Wal-, Erdnüsse, Mandeln)* *Pflanzliche Öle*		
Getreide: • *Frischkornbrei* • *Pumpernickel* • *Vollkornbrot (Gerste, Haferkleie, Roggen/Sauerteig)* • *Vollwertreis*	Getreide: • *Getreideflocken (erhitzt)* • *Mischbrot* • *Vollkornbrot (Weizen)* • *Basmati-Reis*	Getreide: • *Cornflakes* • *Baguette* • *Vollkornbrot (Roggen, ohne Sauerteig)* • *Weißer Reis*
Obst: • *Apfel* • *Birne* • *Beeren* • *Orangen* • *Pfirsich*	Obst: • *Dosenobst* • *Honigmelone* • *Kiwi*	Obst: • *Banane*

lockruf geringer aus. Aber Vorsicht – zu viel und vor allem die falschen Fette (s. S. 152) tragen natürlich trotzdem zum Hüftspeck bei. Unter diesem Aspekt könnte man z. B. Kartoffelchips oder ein Stück Sahnetorte (Stärke und Fett) nicht empfehlen.

Niedriger GLYX (< 51)	Mittlerer GLYX (51 – 70)	Hoher GLYX (> 70)
Gemüse: • *Bohnen* • *Gurken* • *Hülsenfrüchte* • *Karotten (roh)* • *Kohl* • *Paprika* • *Spinat* • *Zucchini*	Gemüse: • *Zuckermais* • *Rote Beete* • *Kartoffel (gekocht)*	Gemüse: • *Kürbis* • *Kartoffel (als Püree)* • *Brat-, frittierte Kartoffeln*
Milch/-produkte : • *Käsesorten (mit mäßigem Fettanteil)* • *Milch* • *Naturjoghurt* • *Butter*	Milch/-produkte : • *Fruchtjoghurt*	Milch/-produkte: • *Eiscreme*
Sonstige LM: • *Apfelsaftschorle* • *Eier* • *Bitterschokolade*	Sonstige LM: • *Apfelsaft* • *Ketchup* • *Müsliriegel*	Sonstige LM: • *Fruchtnektare* • *Fertigsaucen* • *Fruchtgummi*

(LM = Lebensmittel)

Glück mit GLYX: Obst, Gemüse, Fisch und die richtigen Fette

Sie sollten sich stattdessen an Obst (z. B. Äpfel, Birnen, Beeren und Feigen) und Gemüse (z. B. Brokkoli, Bohnen, Papri-

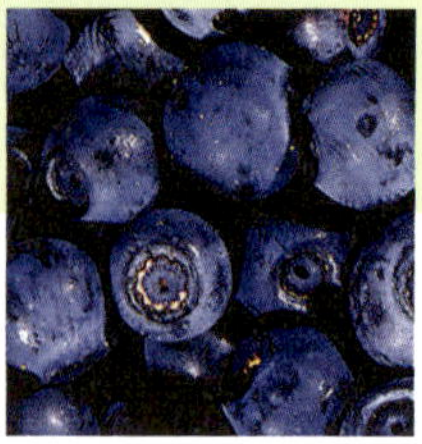

ka, Spinat, Zucchini) halten und Letzteres mit guten Ölen (s. S.158) kombinieren. Fisch und mageres Fleisch nicht vergessen und Hülsenfrüchte und Nüsse in den Speiseplan einbauen. Milch- und Milchprodukte haben übrigens auch einen niedrigen GLYX.

Pech mit GLYX: Gezuckerte Softdrinks machen dick und erhöhen das Risiko für Diabetes Typ 2.

Bei den Grundnahrungsmitteln wie Kartoffeln, dem polierten (weißen) Reis und Brot aus ausgemahlenem Getreide (Weißmehl) sollten Sie eher vorsichtig sein. Ganz ohne Kohlenhydrate geht es allerdings auch nicht. Es ist immerhin ein schnell verfügbarer Brennstoff und sorgt dafür, dass die Anzahl der Heizöfen (Mitochondrien) in unseren Muskelzellen erhalten bleibt, was ja wichtig ist für die Erhaltung der Figur bzw. die Vermeidung von Übergewicht. Unter einem völligen Kohlenhydratverzicht knabbert der Körper üblicherweise das Muskeleiweiß an – die Muskeln werden weniger und mit ihnen die Anzahl der Energie verbrauchenden Kraftwerke.

Hülsenfrüchte haben einen niedrigen GLYX.

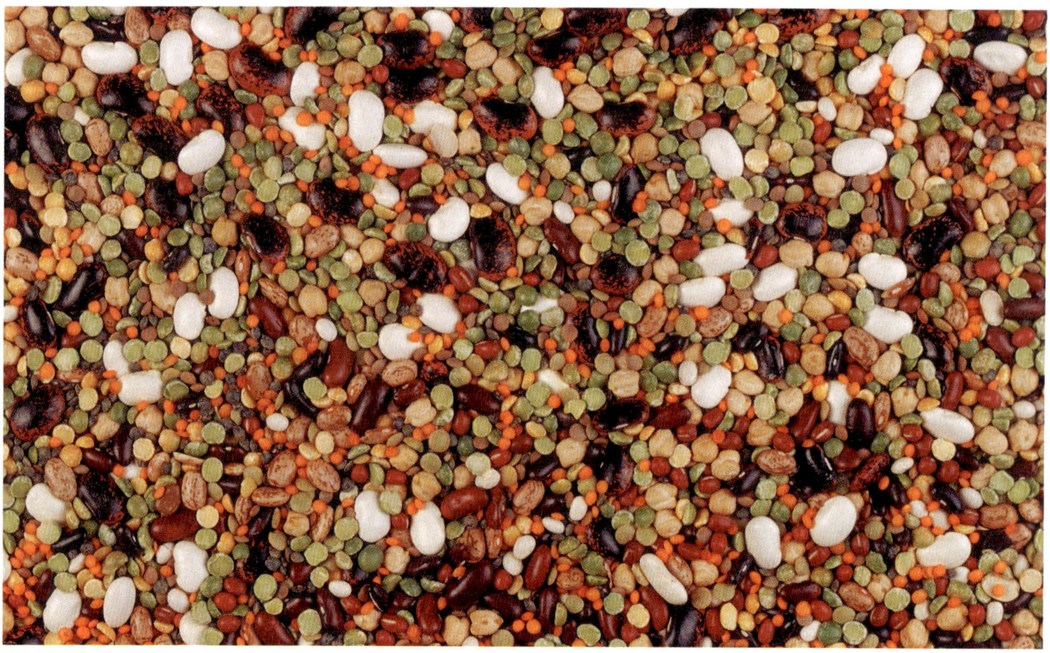

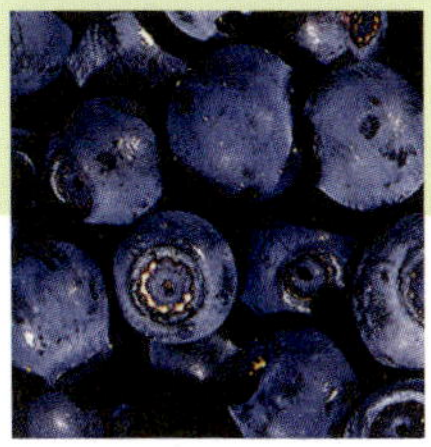

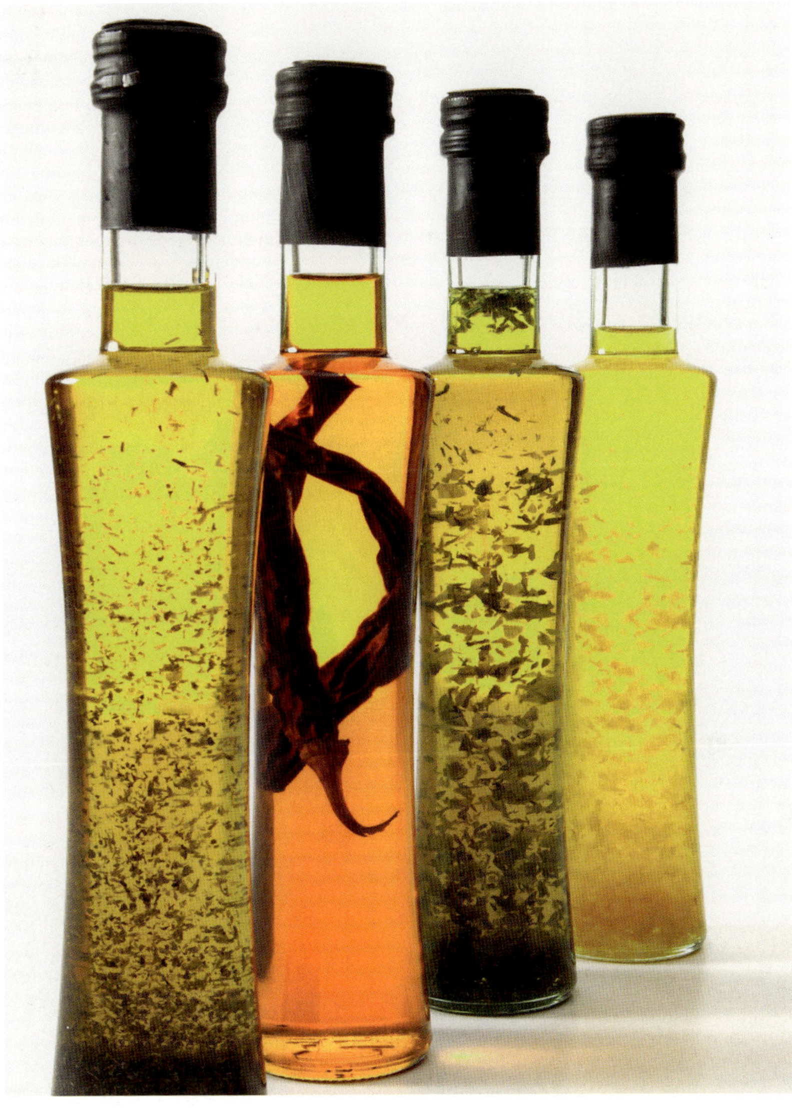

Fett ist nicht gleich Fett – pflanzliche Öle haben einen niedrigen GLYX.

Modell »übersichtlicher Teller« – die Portionsgrößen sind mitentscheidend

GLYX niedrig oder hoch. Alleine sagt das noch nicht so viel aus. Es kommt ja schließlich auch auf die *Menge* der verzehrten Kohlenhydrate mit eben jenem entsprechenden

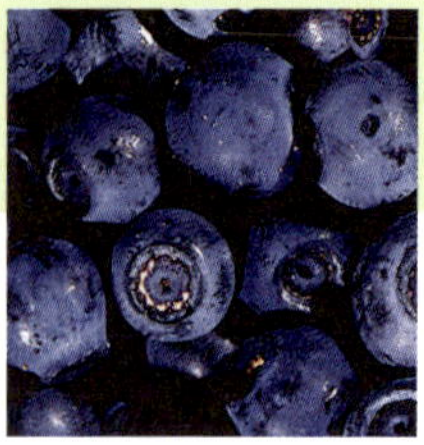

GLYX in den jeweiligen Portionen an. Wenn nämlich z. B. in einer 100-g-Portion wenig Kohlenhydrate (z. B. 15 g/100 g) mit einem hohen GLYX vorhanden sind, dann kann ja der Fall bei einem anderen Lebensmittel mit gleichem GLYX, aber eben hohem Anteil an jenen Kohlenhydraten (z. B. 75 g/100 g) ganz anders aussehen. Richtig?

Das haben sich unsere Wissenschaftler überlegt – und eine weitere Kenngröße eingeführt: die »glykämische Last« (= GL). Sie ist definiert als Produkt aus GLYX und der Gesamtmenge an Kohlenhydraten pro Portion des Nahrungsmittels, geteilt durch 100 (glykämische Last (gL) = (GLYX/100 x Kohlenhydratmenge (g/Portion)). Diese Maßeinheit wird der tatsächlichen Insulinausschüttung eher gerecht. Um das Ganze aber nicht noch komplizierter zu machen, habe ich an dieser Stelle auf eine Umrechnungstabelle mit Bezug auf Portionsgrößen verzichtet und mich mit den (groben) Angaben zu den GLYX der Lebensmittel begnügt (Tabelle 7).

Große Portionen mit GLYX hoch verschlimmern die Problematik noch zusätzlich

Und außerdem ist GLYX niedrig noch lange kein Freibrief für Lebensmittel wie Schweinshaxen, Bratwurst oder fette Käsesorten – schließlich liefern solche Lebensmittel doch auch eine Vielzahl »schwerer« Kalorien.

Obgleich das GLYX-Prinzip vom wissenschaftlichen Standpunkt aus sehr gut nachvollziehbar ist und eine Reihe von Untersuchungen eine Verbesserung der Stoffwechselsituation durch GLYX niedrig aufzeigen konnten, ist das letzte Wort über die langfristige Wirkung einer solchen Ernährungsweise noch nicht gesprochen. In größeren Studien mit jahrelanger Laufzeit wurde allerdings beobachtet, dass GLYX niedrig mit niedrigen Blutfettspiegeln (z. B. Gesamt-, LDL-Cholesterin, Triglyzeride) und einem höheren HDL-Cholesterin-Anteil verbunden ist.

Generell entspricht aber eine kohlenhydrat*reduzierte*, eiweißreiche und mit den »richtigen« Fetten angereicherte

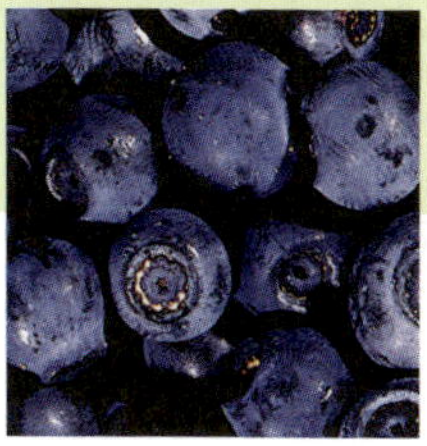

Kost eher der artgerechten, über Tausende von Jahren praktizierten Ernährung unserer Vorfahren (s. S. 129).

Die üblichen Diäten taugen nichts

Auch unter dem Aspekt des Entzündungsstresses täten wir also gut daran, auf unser Gewicht zu achten bzw. die überschüssigen Pfunde abzubauen. Dazu werden wir in den gängigen Ausgaben der »Yellow Press« mit immer neuen (und doch auch wieder alten) und angeblich noch so wirkungsvollen Diätvorschlägen überhäuft.

So ist es eigentlich auch kein Wunder, dass sich in Deutschland etwa jede zweite Frau und jeder fünfte Mann schon einmal an mindestens einer Diät versucht hat – meist mit frustrierendem Ergebnis. Oft kommen so genannte Reduktionsdiäten (energiereduzierte Mischkostformen) zum

Diäten machen dick, lähmen die Abwehr und machen schlechte Laune

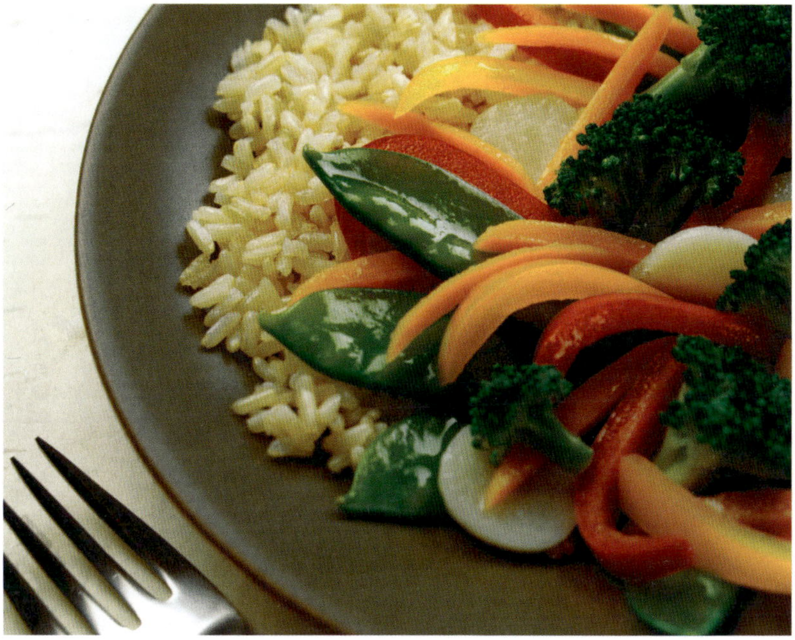

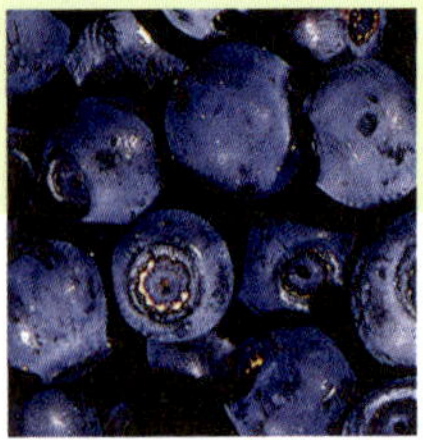

Einsatz, die mit einer teilweise drastischen Verminderung der Kalorienzufuhr (etwa 1000–1500 kcal) einhergehen. Der Körper ist allerdings nicht so leicht zu überlisten: Er passt sich an die mageren Zeiten an, treibt uns zum Essen an (»Hunger«), schaltet auf »Sparflamme« und vermindert seinen Grundumsatz. Außerdem ändert sich der Energieverbrauch, der nach dem Essen zur Wärmebildung (»nahrungsinduzierte Thermogenese«) benötigt wird: Er nimmt unter der kalorienreduzierten Kost ab, damit »verpufft« weniger der zugeführten Energie und es steht mehr für die Verwertung im Körper zur Verfügung. Der so genannte »Jojo-Effekt«, nach einer solchen »Crash«-Diät ist vorprogrammiert und mit ihm leider auch der Frust. Von der schlechten Laune, die sich häufig während einer solchen Diät einstellt, einmal ganz abgesehen. Die störenden Pfunde wird man mit dieser Methode somit nicht so einfach los – im Gegenteil. Vielfach bezahlen die Diätaktiven die Maßnahme sogar mit einer erneuten Gewichtszunahme, die das Ausgangsgewicht – vor der Durchführung der Diät – übertrifft. Der häufig zu Beginn der Abmagerungskur zu beobachtende schnelle Erfolg ist in der Regel auf Flüssigkeitsverluste in den Geweben zurückzuführen, die mit einem teilweise erheblichen Mineralstoffverlust einhergehen.

Kaum zu überlisten: Notprogramm des Körpers

Bevor es den Speckpölsterchen an den Kragen geht, wird erst mal Muskeleiweiß abgebaut

Gleichzeitig wendet sich der unterversorgte Körper nun seinen Muskeln zu. Diese müssen ihr Eiweiß »abliefern«, damit daraus die notwendige Energie gewonnen werden kann. Der Muskelschwund ist aber von großem Nachteil: Die dort sitzenden Brennöfen werden weniger und damit wird auch die Verheizung von »Brennstoffen« (z. B. Fette) ineffizienter. Die Speckrollen wird man dadurch noch schlechter los. Außerdem wird nach der Diät nicht automatisch der fehlende Muskelanteil wieder ersetzt – dieser muss mühsam über sportliche Aktivität wieder aufgebaut werden.

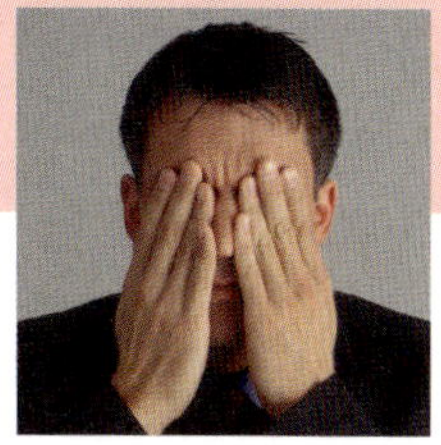

Krebs – eine Wunde, die nie heilt

Rasante Zunahme der Krebserkrankungen befürchtet

Die Diagnose ist meistens niederschmetternd und stellt das bisherige Leben völlig auf den Kopf. Die Krebserkrankung hat noch immer nichts von ihrem Schrecken eingebüßt, obwohl die Überlebensraten in den vergangenen Jahren bei vielen Krebsarten gestiegen sind.

In Deutschland sterben, trotz aller Fortschritte, noch immer jährlich etwa 200 000 Menschen an den Folgen von Tumorerkrankungen. »Führend« in der Männerkrebsstatistik sind Prostatakrebs, gefolgt von Lungen- und Darmkrebs. Bei den Frauen steht der Brustkrebs an der Spitze und der Darmkrebs liegt an zweiter Stelle. Nach der derzeitigen Datenlage muss jeder vierte Deutsche im Verlauf seines Lebens damit rechnen, an Krebs zu erkranken. Wenn man den düsteren Prognosen des aktuellen Gesundheitsberichtes der Weltgesundheitsorganisation (WHO) Glauben schenkt, dann werden die Krebserkrankungen bis zum Jahr 2020 insgesamt etwa um 50% ansteigen. Neben der zunehmenden Lebenserwartung und der damit verbundenen Überalterung der Bevölkerung nennt die WHO vor allem das Rauchen als Hauptursache für den prognostizierten explosionsartigen Anstieg.

Der Lebensstil und die Ernährung bestimmen zu 90% das Risiko für Krebs

Der Weg ins Verderben ist lang

Täglich teilen sich Zellen in unserem Körper und bilden neues Gewebe. Damit dieser Prozess kontrolliert ablaufen

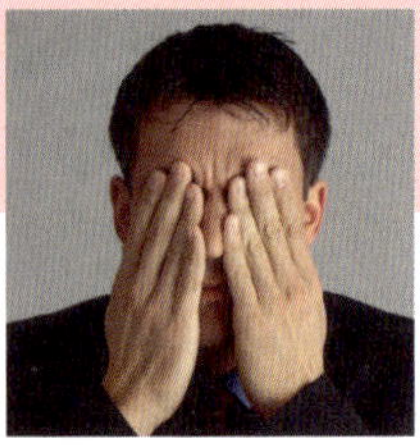

kann, gibt es in unserem Körper einige Kontrollinstanzen, die dafür sorgen, dass die Zellen nicht »aus der Art« schlagen. So geben benachbarte Zellen erst einmal das Startsignal für eine solche Zellteilung. Passiert bei dem Vorgang ein Fehler, dann gibt es Reparaturenzyme, die den Schaden am Erbgut beheben. Ist dieser allerdings nicht mehr reparabel, dann kann ein »Selbstmordprogramm« der Zelle angestoßen werden, sodass diese Zelle sich nicht weiter vermehren kann. Wachstumshemmende und wachstumsfördernde Signale, die von den Zellen kommen, spielen in diesem komplizierten Prozess eine wichtige Rolle. Täglich entstehen in unserem Körper fehlerhafte Zellen, die auf diese Weise unschädlich gemacht werden.

Wachstumshemmende und wachstumsfördernde Signale sind entscheidend

Es kann aber vorkommen, dass sich Zellen diesen Kontrollmechanismen entziehen, ausbrechen und ihr eigenes Vermehrungsprogamm »durchziehen«. Gelingt das in vollem Umfang, dann kann sich aus wenigen »entarteten« Zellen im Verlauf der Zeit eine immer größere und in ihrem Wachstum noch ungehemmtere Geschwulst bilden. Bevor ein Tumor wirklich im Röntgenbild oder Ultraschall nachweisbar ist, können Jahre und Jahrzehnte vergehen. Tückisch ist, dass der Vorgang in der Regel unbemerkt und schmerzfrei vonstatten geht.

Nur etwa 12% aller Krebserkrankungen werden im Frühstadium entdeckt

Schließlich können die wild gewordenen Vertreter ihr Heim verlassen und sich über die Blutbahn in anderen Körperbereichen ansiedeln. Es bilden sich Metastasen, welche die Überlebensrate entscheidend beeinträchtigen können.

Würde auf eine gesunde Ernährung (mit hohem Obst- und Gemüseanteil) geachtet, auf das Rauchen verzichtet und die Früherkennungsuntersuchungen regelmäßig in Anspruch genommen, dann könnten, nach Meinung von Krebsexperten, 80% aller Krebstodesfälle vermieden werden!

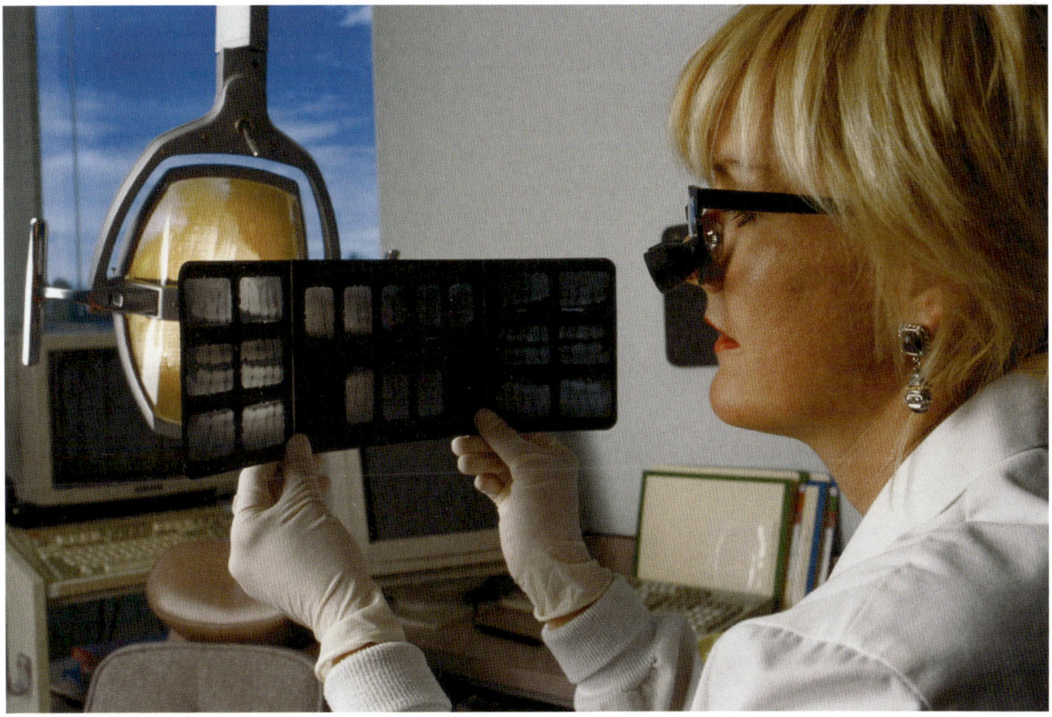

Entgleistes Wachstum mit vielen Ursachen

Viele Köche verderben den Zellbrei – die Ernährung ist von großem Einfluss auf die Krebsentstehung

Wir müssen uns dem Schicksal, an Krebs zu erkranken, nicht wehrlos ergeben, denn das Risiko für diese Erkrankung haben wir größtenteils selbst in der Hand. Man geht inzwischen davon aus, dass Krebs zu etwa 90% durch äußere Einflüsse hervorgerufen wird. Erbliche Faktoren spielen dagegen nur bei etwa 5% der Krebskranken eine Rolle.

Die Ernährung ist zu etwa 40% mitbeteiligt – ob sie nun gut oder schlecht ist. Das eröffnet sowohl Risiken als auch Chancen. Was wir täglich auf dem Teller haben, prägt ganz entscheidend das persönliche Krebsrisiko. Fangen wir mit den schlechten Nachrichten an. Wir essen zu viel »leere« Kalorien (z. B. Süßes, Weißmehlprodukte) und zu wenig vitalstoffreiche Kost. Unabhängig davon sind manche Inhalts-

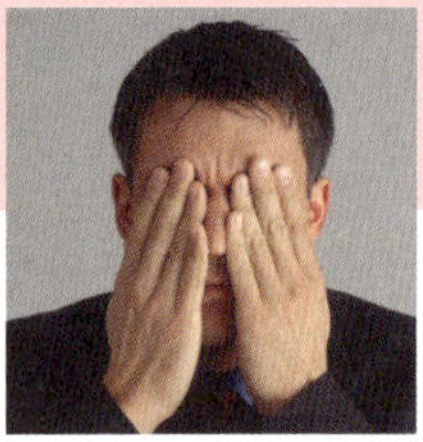

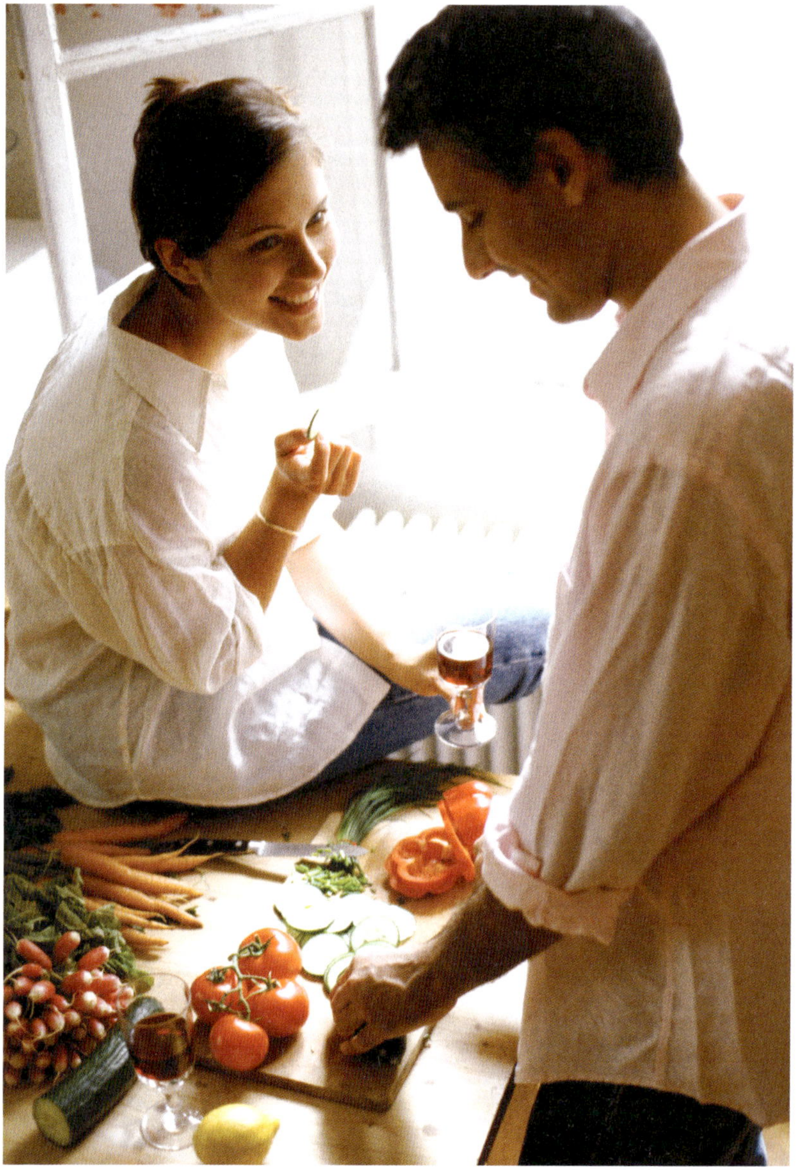

Vital- und Ballaststoffe aus Obst und Gemüse haben eine schützende Wirkung.

stoffe oder »Beigaben« unserer Kost unserer Gesundheit nicht unbedingt zuträglich, z. B. verwenden wir zu viel Salz oder nehmen Pestizide, Schwermetalle, Farbstoffe und Konservierungsmittel mit der Nahrung zu uns.

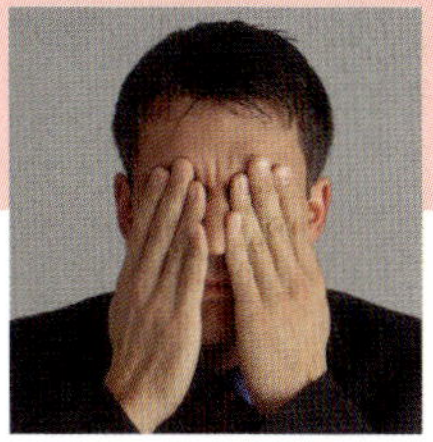

Obst und Gemüse senken das Risiko

In Obst und Gemüse stecken eine Reihe von »Waffen«, die dabei helfen, den Krebs gar nicht erst aufkommen zu lassen. Die Rede ist von Radikalfängern (Antioxidantien), wie beispielsweise den Vitaminen C und E oder den Carotinoiden. Auch Selen und Zink gehören zu dieser Schutztruppe. Schließlich haben auch Ballaststoffe, die ebenfalls beispielsweise in Früchten stecken oder in Hülsenfrüchten anzutreffen sind, eine schützende Funktion. Im Vergleich zu unseren Vorfahren essen wir in der heutigen Zeit etwa 80% weniger Faserstoffe. Stattdessen essen wir zu vitalstoffarm und viel zu viel. Die ungehemmte Nahrungsaufnahme ist bezüglich des Krebsrisikos von großem Nachteil: Wer zu viele Pfunde auf die Waage bringt, schleppt gleichzeitig ein erhöhtes Risko für Brust-, Gebärmutter- und Darmkrebs mit sich herum.

Übergewicht erhöht das Krebsrisiko

Alkohol, Rauchen und Strahlung machen die Zellen wild

Genussmittel wie Alkohol (im Übermaß genossen) oder das Rauchen leisten ihren Beitrag, wobei die Kombination aus beiden einen zusätzlichen risikoerhöhenden Effekt hat. Vor allem Lungen-, Kehlkopf-, Rachen- und Speiseröhrenkrebs werden durch diese Einflüsse gefördert. Wer raucht, hat zudem auch größere Chancen auf einen Bauchspeicheldrüsen-, Gebärmutterhals- oder Blasenkrebs.

Ändern Sie Ihren Lebensstil – es ist nie zu früh dafür, aber oft zu spät

Auch die UV-Strahlung oder häufiges Röntgen können dem Krebs den Weg erleichtern. Dass häufig in der Sonne zu schmoren nicht nur die Haut vorzeitig altern lässt, sondern auch Hautkrebs verursachen kann, bezweifelt heute wohl niemand mehr. Auch Autoabgase, Wohn- und Kleidergifte

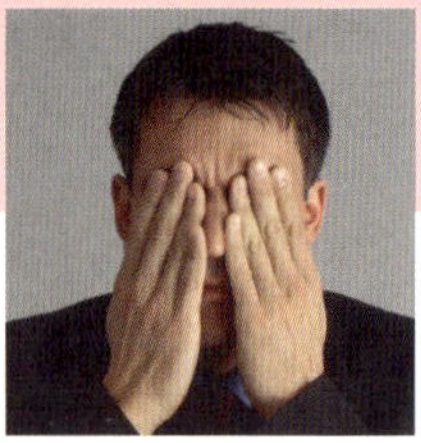

setzen unseren Zellen zu und sind, zusammen mit den anderen genannten Faktoren, Wegbereiter für die Erkrankung. Krank machende Keime sind auch mit von der Partie. So weiß man beispielsweise, dass der Magenkeim Helicobacter pylori eine wesentliche Rolle für die Entstehung von Magenkrebs spielt. Die humanen Papillomaviren stehen im Verdacht, Tumore in der Gebärmutter auszulösen, und wer sich Hepatitis-B-Viren eingefangen hat, der muss mit einer erhöhten Gefahr bezüglich eines Leberkrebses rechnen.

Bestimmte Viren können das Krebsrisiko erhöhen

Starkes Bündnis: Krebs und Entzündungen

Tatsächlich scheinen Entzündungsprozesse auch für die Entstehung von Krebs eine Rolle zu spielen. Beispielsweise sind chronisch-entzündliche Darmerkrankungen mit einem erhöhten Darmkrebsrisiko verbunden. Eine chronische Leberentzündung kann in ein Leberkarzinom übergehen, und wer ständig eine entzündete Speiseröhre (z. B. durch Sodbrennen, s. S. 95) hat, der ist im Hinblick auf Tumore in diesem Bereich besonders gefährdet.

Auch das ist ein Hinweis, der auf die Beteiligung des »Entzündungsfeuers« am Krebsgeschehen hinweist: Personen mit einem erhöhten Wert des Entzündungsmarkers CRP – so eine Studie aus den USA – haben ein doppelt so hohes Risiko, an Darmkrebs zu erkranken, wie jene mit normaler Konzentration.

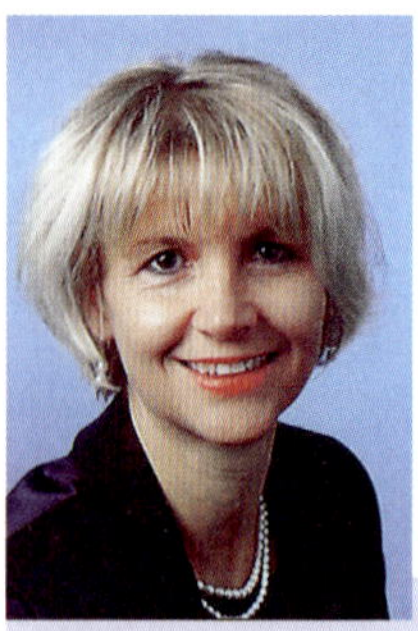

Die chronischen Brandherde ebnen dem Tumor möglicherweise den Weg – neue Zellen und Blutgefäße entstehen.

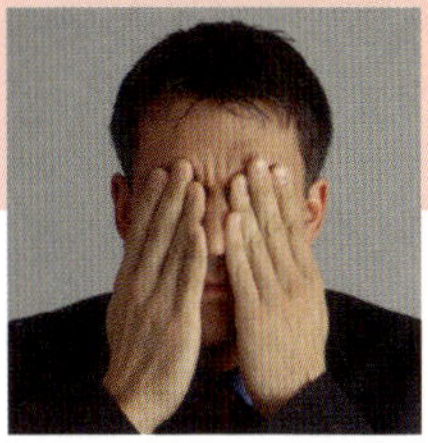

Entzündungen öffnen dem Krebs die Tür

Entzündetes Gewebe sendet »Lockrufe« aus und versammelt dadurch gefräßige Abwehrzellen, die in Massen in das betroffene »Wundgebiet« einwandern. Auf ihrem »Streifzug« bilden die Fresszellen Unmengen von aggressiven freien Radikalen, die das umliegende Gewebe schädigen und noch dazu die Entzündung ständig weiter anheizen.

Fehlgeleitetes Wachstum lässt die Zellen nicht zur Ruhe kommen

Der »oxidative Stress«, der ein Zuviel an diesen aggressiven Winzlingen anzeigt, ist übrigens ein gemeinsames Merkmal von Entzündungsprozessen und Tumorerkrankungen.
Schließlich wird der entzündete Wundbereich durch die Bildung von neuen Gewebszellen abgedichtet. Dieser Wundverschluss ist ja fester Bestandteil des »normalen« Heilungsprozesses. Und zu guter Letzt muss das neugebildete Gewebe auch noch an die Blutversorgung angeschlossen werden. Dazu sprossen kleine Gefäße in den neuen Zellen. Dieser Vorgang birgt aber eine grundlegende Gefahr: Die Heilungsabsichten des Körpers können fehlgeleitet werden und das Signal zur vermehrten Neubildung von Zellen kann missverstanden werden. Das Bestreben des Körpers, das entstandene Gewebe an den Blutkreislauf anzuschließen, erleichtert im Fall der Geschwulstbildung auch noch die gute Nährstoffversorgung des sich entwickelnden Tumors. Anders als bei einer tatsächlichen Wunde ist dieser Prozess bei Krebs nie abgeschlossen.

Krebsgeschwulste werden von Nährstoffen aus dem Blut versorgt

Ein Protein beschert dem Tumor ein unbeschwertes Leben

Alles Spekulation? Derzeit ist diese Frage noch nicht klar zu beantworten, aber wird von einer Reihe von Wissenschaft-

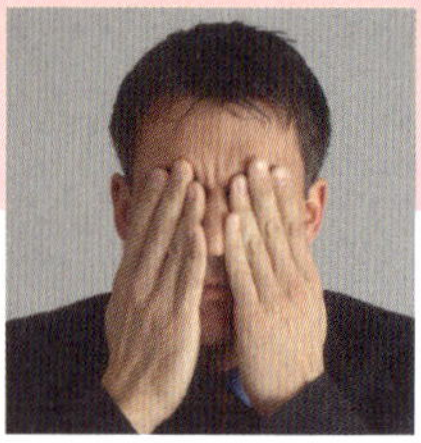

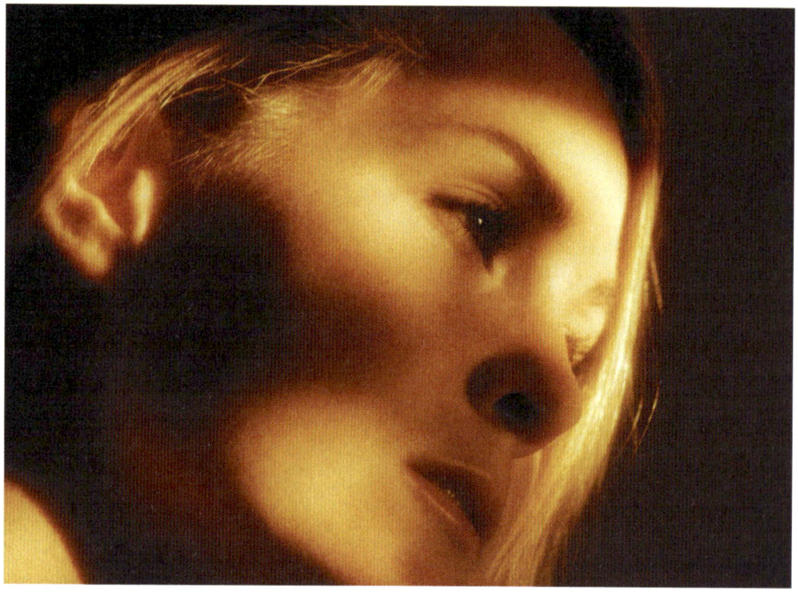

lern für möglich gehalten und derzeit weiter untersucht. Immerhin hat man beispielsweise in einer Untersuchung bezüglich Darmkrebs festgestellt, dass Personen mit einem erhöhten CRP-Wert etwa 2-mal so häufig an Darmkrebs erkranken wie jene mit einem normalen Wert für diesen Entzündungsmarker. Außerdem hat man in Tumorzellen inzwischen eine erhöhte Aktivität von entzündungsanzeigenden Enzymen nachweisen können.

Die entarteten Zellen entgehen dank einem Eiweiß dem »programmierten Zelltod«

Zusätzlich ist es kürzlich einem israelischen Forscherteam gelungen, einen weiteren deutlichen Hinweis auf die Beteiligung von Entzündungen am Krebsgeschehen zu liefern. Demnach produzieren die in das betroffene »brennende« Gebiet eingewanderten Fresszellen ein bestimmtes Protein (NF-kappa-B) mit besonderer Signalwirkung. Dieses Eiweiß wird als »Markenzeichen« für Entzündungen gehandelt und ist bei entzündlichen Prozessen (z. B. bei rheumatischen Erkrankungen) im Körper in aller Regel in erhöhter Menge vorhanden.

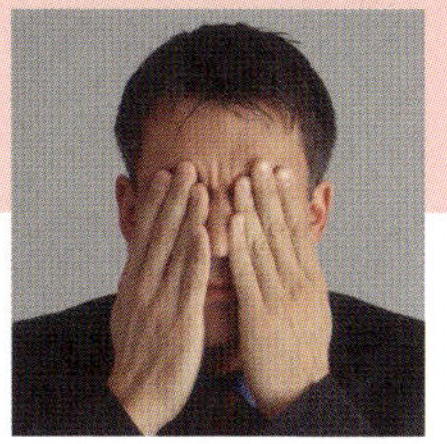

Was macht nun dieses Eiweiß? Eigentlich hilft es, Infektionen im Körper abzuwehren. Bei chronischen Entzündungen ist es allerdings »auf dem Holzweg«. NF-kappa-B verhindert das »Selbstmordprogramm« der geschädigten Zellen. Auch die Krebszellen werden durch dieses Protein »geschützt«, bleiben damit am Leben und können sich ungebremst weitervermehren. Außerdem fördert NF-kappa-B die Bildung von Blutgefäßen und Stützgewebe um die entstehende Krebsgeschwulst (s. Abb. S. 85). Damit wird dem Tumor ein richtiges »Bett« bereitet, welches dafür sorgt, dass dieser wachsen und sich ungehindert ausbreiten kann. Die Suche nach Wirkstoffen, welche die Bildung dieses fehlgeleiteten Botenstoffes drosseln sollen, ist daher verständlich.

Das Protein verhindert die Selbsttötung der Krebszellen – damit kann sich der Tumor ungebremst ausbreiten

Interessanterweise wird dieses Signalprotein auch unter Stress und bei zu viel Zucker im Blut gebildet. Ebenso fördern die bereits erwähnten freien Radikale die Freisetzung des entzündungsfördernden und krebszellerhaltenden Stoffs.

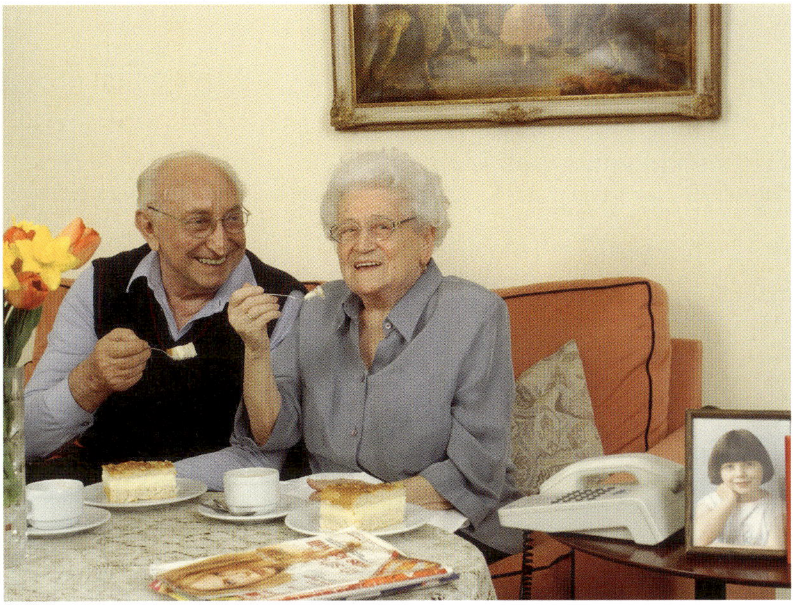

Mit zunehmendem Alter steigt das Risiko für Krebserkrankungen.

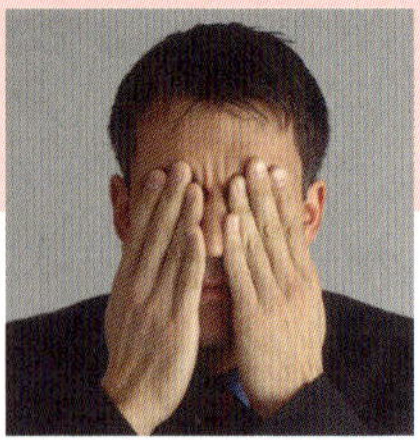

Haben »Schleckermäuler« ein erhöhtes Krebsrisiko?

Hohe Blutzuckerwerte erhöhen das Krebsrisiko

Wer gerne Süßigkeiten, Torten, Gebäck und Kartoffelchips isst, lebt möglicherweise gefährlich. Dass diese Lebensmittel ernährungsphysiologisch nicht besonders wertvoll sind, ist hinreichend bekannt, aber außerdem auch krebsfördernd? Eine derzeit noch gewagte Hypothese. Trotzdem mehren sich die Hinweise auf einen Zusammenhang. So haben beispielweise koreanische Wissenschaftler in einer gerade erst veröffentlichten (2005) Langzeitstudie, die mit über 1 Million Menschen durchgeführt wurde Folgendes festgestellt: Frauen und Männer mit einem hohen Blutzuckerspiegel haben ein deutlich höheres Krebsrisiko, vor allem für Bauchspeicheldrüsen-, Speiseröhren-, Darm- und Gebärmutterhalskrebs.

Wer viel Lebensmittel mit hohem GLYX (s. S. 64) verzehrt, hat, z. B. im Vergleich zu jenen, die sich bei diesen insulinlockenden Nahrungsmitteln zurückhalten, ein um bis zu 180% (!) erhöhtes Risiko für einen Dickdarmkrebs. Frauen, die gern bei GLYX hoch zugreifen, sind auch hinsichtlich der Brustkrebsgefahr besonders gefährdet, vor allem, wenn sie übergewichtig sind und sich nicht bewegen. Das Risiko, diese Erkrankung bei einer solchen Ernährung zu bekommen, ist fast doppelt so hoch wie bei Frauen, die auf süße Schmankerln, Weißmehl und Co. verzichten.

Erhöhtes Risiko zeichnet sich vor allem für Brust- und Darmkrebs ab

Bekannt ist auch, dass bei Diabetikern eine vermehrte Gefahr für Darmkrebs vorliegt. Bei hohen Blutzuckerspiegeln war das Risiko in einer Untersuchung mit 10 000 Teilnehmern, im Vergleich zu jenen mit weitgehend normalen Werten, um das Dreifache erhöht. Obgleich hier natürlich von einem komplexen Geschehen auszugehen ist, scheint der Blutzuckerwert für das Krebsrisiko (auch) eine Rolle zu spielen.

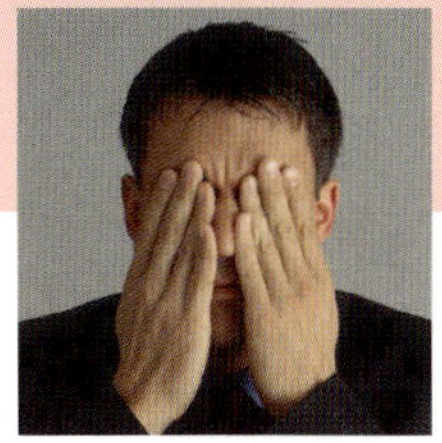

Allerdings muss hier angeführt werden, dass viele Diabetiker übergewichtig sind und diese überschüssigen Pfunde für sich alleine schon das Entzündungs- und Krebsrisiko erhöhen.

Zu viel Zucker im Blut – zu viele Entzündungsstoffe

Wie ist das erklärbar? Wir haben schon von der »Zu viel Zucker – zu viel Insulinausschüttung«-Maschinerie gehört (s. S. 53). Wer häufig nascht oder viel »schnelle« Kohlenhydrate verzehrt, der reizt seine Bauchspeicheldrüse zur immer größeren Herstellung von Insulin – dem Stoff, der den Zucker in die Muskelzellen schafft, damit dieser dort verbrannt werden kann. Massen von Insulin sind aber ebenso wenig gut wie gar kein Insulin. Denn viele Krebszellen haben mehr »Türöffner« für das Insulin als normale Zellen. Damit sind die entarteten Zellen zunächst im Vorteil und können sich auf

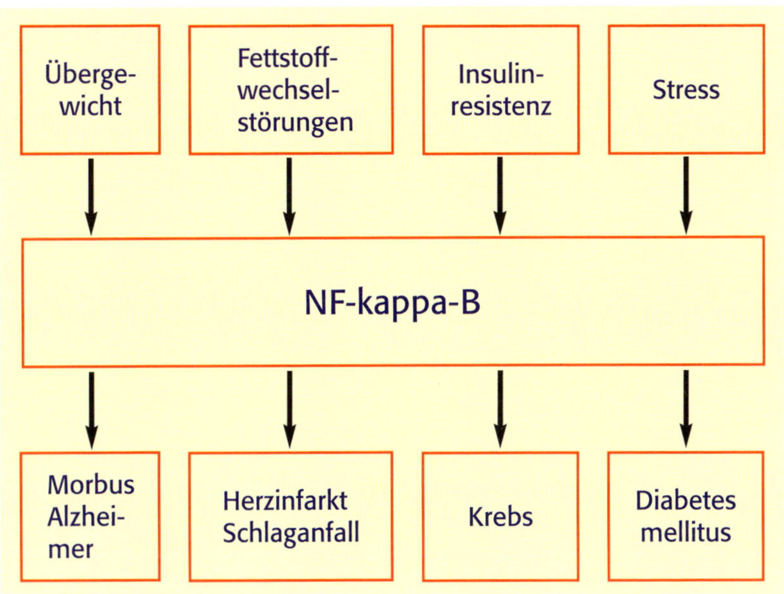

Der Entzündungsmarker NF-kappa-B spielt für die Entstehung von häufigen Zivilisationserkrankungen eine wichtige Rolle

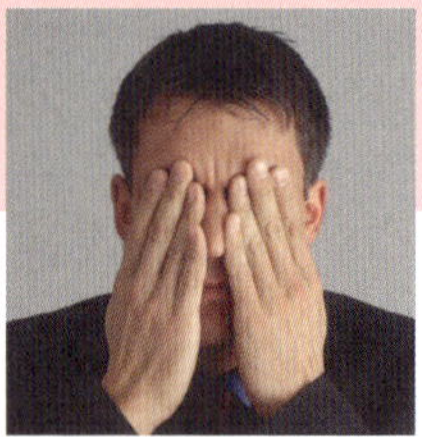

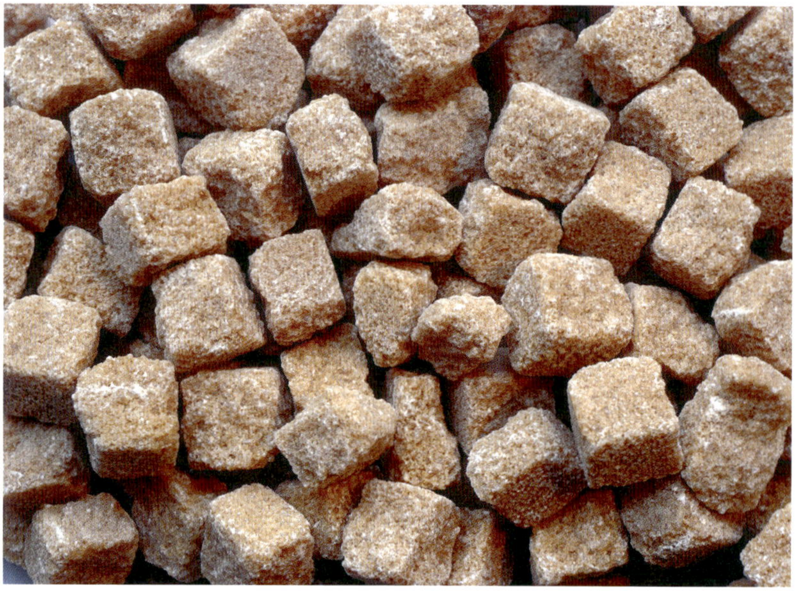

Zucker nicht im Übermaß konsumieren.

diese Weise wunderbar mit Energie versorgen. Dass die Insulinmast das Tumorwachstum fördert, wurde in Laborversuchen bereits für Brust- und Darmkrebszellen gezeigt.

Auf eine Hyperinsulinämie folgt die Insulinresistenz (s. S. 55). Die Bauchspeicheldrüse wird müde und versagt schließlich ihren Dienst. Das sich daraufhin einstellende »Insulinloch« ist ebenfalls problematisch – der Zucker verbleibt im Blut und wird nicht mehr in ausreichendem Maß in die Zellen transportiert.

Nun kann es nicht nur zu Diabetes, Fettstoffwechselstörungen, Übergewicht und Bluthochdruck kommen, sondern es fehlt auch das Insulin als »Feuerlöscher« für vorhandene Entzündungsherde. So hemmt Insulin beispielsweise die Freisetzung des oben beschriebenen Signalproteins NF-kappa-B, welches das Überleben von entarteten Zellen sichert. Ist zu wenig Insulin im Blut vorhanden, kann dieses entzündungsfördernde Markerprotein ungehindert sein Unwesen treiben.

Lebensmittel mit GLYX niedrig, überschüssige Pfunde abbauen und sich mehr bewegen – eine gute Vorbeugung gegen Krebs

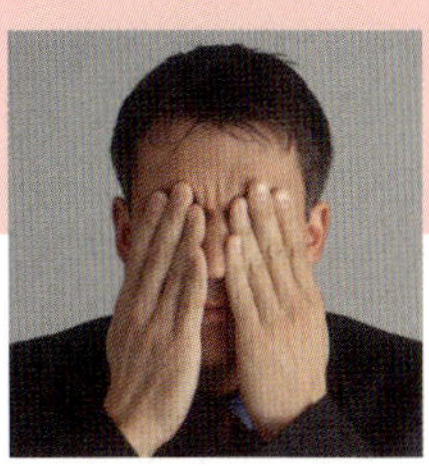

Junge Frauen sind besonders gefährdet

Neuere Studie zeigen: Problematisch kann die Situation vor allem für jüngere Frauen werden, die zu viel Süßes essen, häufig hohe Blutzuckerspiegel haben und daher viel vom »insulinabhängigen Wachstumsfaktor«, der das Krebswachstum antreibt, ausschütten. Bei jüngeren Frauen, die an Brustkrebs erkrankt waren, hat man vermehrt diese Substanz im Blut nachgewiesen. Auch bei Prostata- und Dickdarmkrebs kann man diese »Wachstumsfaktoren« vermehrt im Blut finden.

Insulinabhängige Wachstumsfaktoren fördern Krebs

Wer faul ist und sich wenig bewegt, hat auch eine größere Konzentration von diesem tumorfördernden, insulinabhängigen Stoff im Blut. Daher gilt auch hier die Devise: Lebensmittel mit GLYX niedrig bevorzugen (s. S. 69), auf Normalgewicht achten und sich mehr bewegen, dann hat man auch schon viel für seine Gesundheit und gegen das Krebsrisiko getan!

Schmerzmittel als Tumorbremse?

Der Verdacht, dass entzündungsbedingte »Brandstellen« im Körper eine wichtige Rolle bei der Tumorentstehung spielen können, wird durch Untersuchungen erhärtet, die bislang mit entzündungshemmenden Schmerzmitteln durchgeführt wurden.

Entzündungshemmende Medikamente senken das Risiko

Der erste Hinweis auf einen Einfluss entzündungsfördernder Medikamente auf die Krebsentstehung kam bereits Mitte der Achtzigerjahre des vergangenen Jahrhunderts. Man hatte festgestellt, dass Personen mit Darmpolypen, die ein entzündungshemmendes Schmerzmittel (Sulindac) einnahmen, deutlich seltener einen Darmkrebs entwickelten als

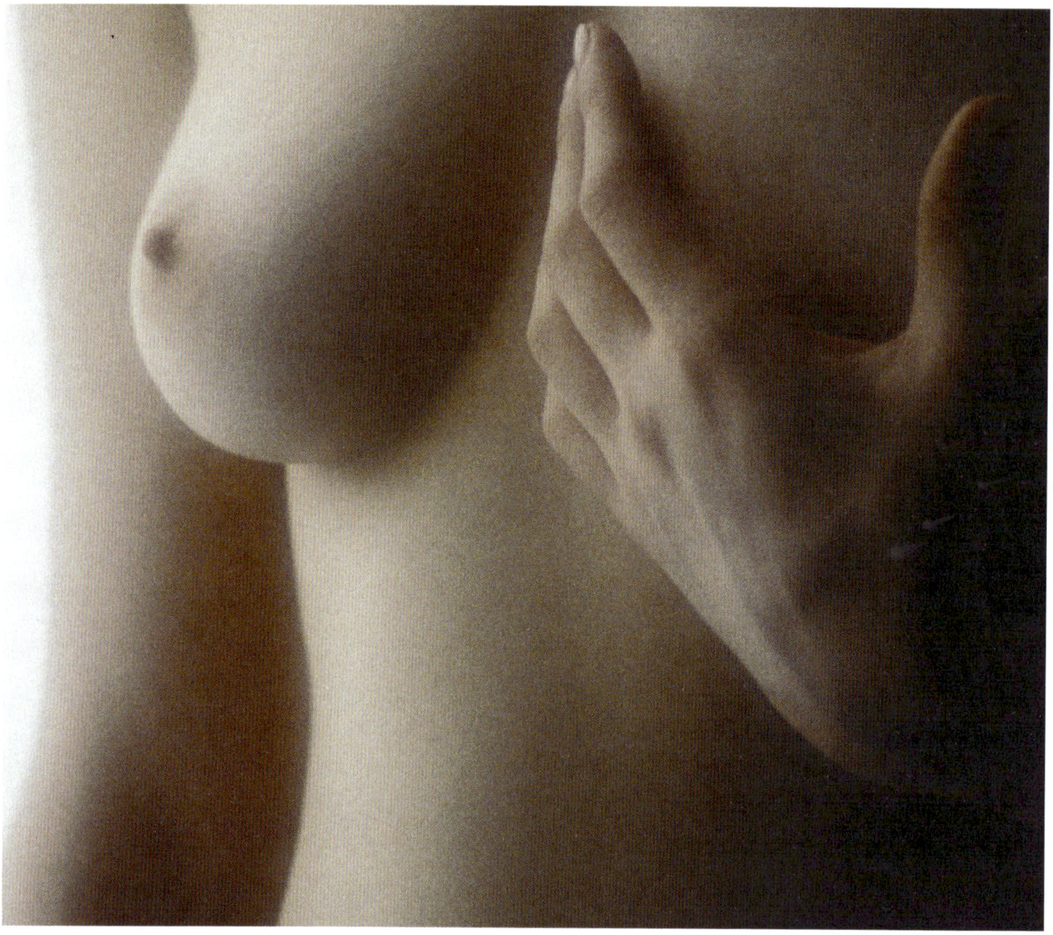

Bei Frauen stellt der Brustkrebs die häufigste Krebsart dar.

diejenigen, die kein solches Medikament einnahmen. Die Untersuchung eines solchen Patientenkreises ist deswegen interessant, weil Darmpolypen häufig eine Vorstufe (Adenom) des Darmkrebses darstellen.

So konnte man in Tierversuchen und klinischen Untersuchungen feststellen, dass Schmerzmittel der Gruppe der »nichtsteroidalen Antirheumatika« (= NSAR), zu denen beispielsweise die Acetylsalicylsäure, Diclofenac oder Ibuprofen zählen, die Vermehrung von Krebszellen hemmen und den programmierten Zelltod von entarteten Zellen fördert.

Vor unkontrollierter Anwendung muss gewarnt werden – noch ist die Erfolg versprechende Dosierung unklar und es sind Nebenwirkungen zu befürchten.

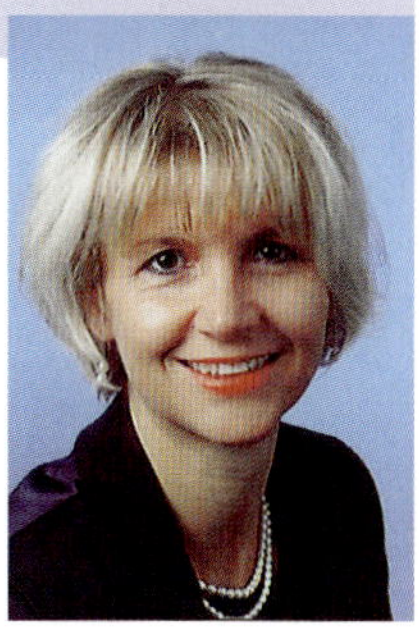

ASS senkt das Krebsrisiko

Inzwischen ist diese Beobachtung mehrfach bestätigt worden. Die Einnahme des Entzündungshemmers Acetylsalicylsäure (= ASS, z. B. in Aspirin® enthalten) ergab in einer Studie mit insgesamt über 1000 Personen, dass das Darmkrebsrisiko durch die »Pilleneinnahme« um etwa 20% gesenkt werden konnte.

Auch bei Personen, denen ein Darmtumor entfernt worden war, entwickelten sich unter der Anwendung der ASS deutlich seltener erneut Darmpolypen. Die Auswertung weiterer großer Untersuchungen deutet darauf hin, dass Wirkstoffe wie ASS, die über 10 bis 15 Jahre hinweg eingenommen wurden, die Gefahr für den Darmkrebs um bis zu 50% mindern kann.

Neue Nachrichten vom alten Schmerzmittel

Im vergangenen Jahr wurde eine Studie veröffentlicht, die auf eine Risikosenkung für Brustkrebs durch Aspirin® schließen ließ. Frauen, die das Medikament regelmäßig eingenommen hatten, entwickelten zu etwa 30% weniger Brustkrebs (hormonabhängige Form) als ihre Zeitgenossinnen, die das Schmerzmittel nicht eingenommen hatten.

Es ist allerdings davor zu warnen, sich eigenmächtig, ohne ärztliche Betreuung, ein solches Arzneimittel »zu verordnen«, denn wie bereits geschildert (s. S. 45) ist mit einer Reihe von möglichen Nebenwirkungen (z. B. Magenbluten) zu rechnen. Es sind weitere Studien um diesen Zusammenhang zwischen der Wirkung des Entzündungshemmers und der Krebsentstehung nötig und das letzte Wort über die

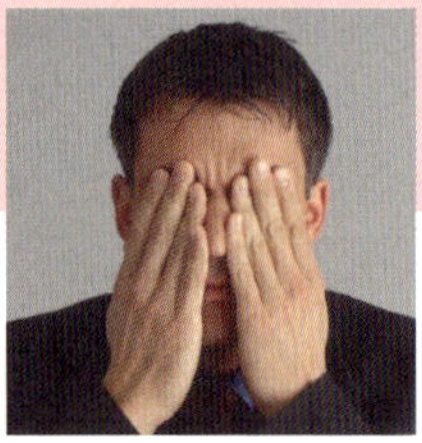

»richtige« Dosierung eines solchen Mittels ist auch noch nicht gesprochen.

Statine – Cholesterinsenker mit Krebsschutz?

Wir haben ja bereits gehört (s. S. 29), dass die positive Wirkung cholesterinsenkender Medikamente (Statine) bezüglich des Gefäßschutzes möglicherweise gar nicht alleine auf die Reduktion des Blutfettwertes zurückzuführen ist. Vielmehr deuten die derzeit vorliegenden Untersuchungsergebnisse auf die Hemmung von Entzündungen als wirksames Prinzip gegen Herzinfarkt und Schlaganfall hin.

Statine wirken auch entzündungshemmend

Jedenfalls können diese Mittel einen erhöhten CRP-Wert in die Norm bringen und das ist ein sicheres Zeichen für eine entzündungshemmende Wirkung. Und nun auch noch Krebshemmung? Wenn Entzündungen bei Krebserkrankungen eine Rolle spielen, dann könnte es ja durchaus sein, dass auch Statine – in ihrer Eigenschaft als »Feuerlöscher« – das Risiko senken.

Tatsächlich gibt es Hinweise auf einen krebshemmenden Effekt durch diese Cholesterinsenker. Auf dem Kongress der Amerikanischen Gesellschaft für klinische Onkologie (ASCO) wurde im vergangenen Jahr eine Studie vorgestellt in der etwa 1600 Patienten, die an Darmkrebs litten, mit einer gesunden Kontrollgruppe, die ansonsten ähnliche Randbedingungen (familiäre Vorbelastung, Ernährung, Sport etc.) aufwies, verglichen wurde. Interessanterweise waren

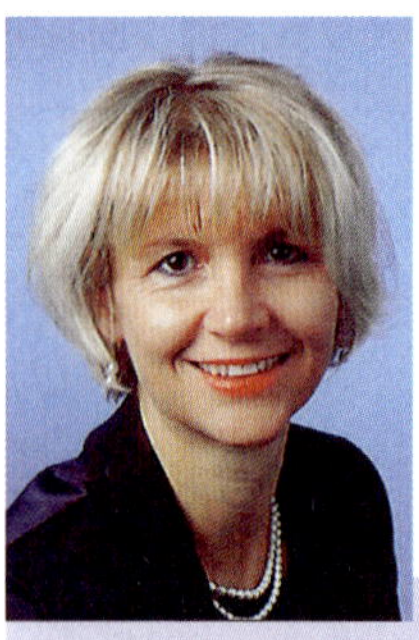

Statine – auch kein »todsicheres« Rezept – aber möglicherweise ein weiterer Hinweis auf den Zusammenhang zwischen Entzündungen und Krebs.

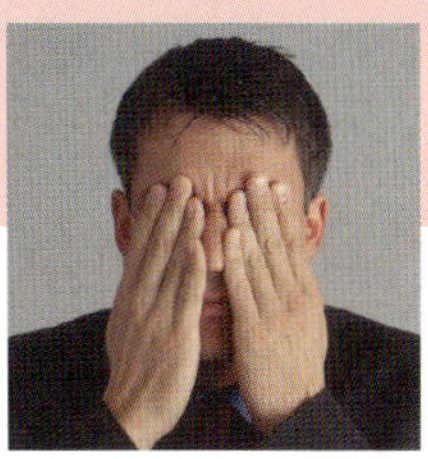

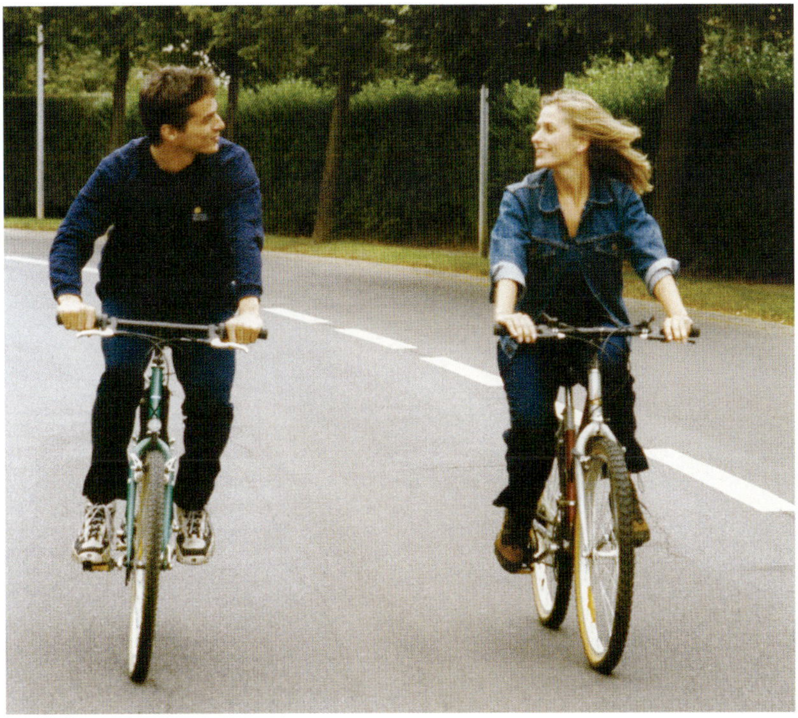

diejenigen, die zuvor mindestens 5 Jahre lang ein solches Statin eingenommen hatten, nur etwa halb so häufig von Darmkrebs betroffen wie diejenigen, die das Medikament nicht anwendeten.

Untersuchungen mit Krebszellen im Labor haben gezeigt, dass die Statine (z. B. Simvastatin) das Wachstum dieser Zellen deutlich (um etwa 50%) hemmt. So positiv diese Ergebnisse auch sind, so skeptisch ist man seitens der Wissenschaft bezüglich einer breiten Anwendung dieser Mittel. Schließlich können auch die Statine eine Reihe unangenehmer Begleiterscheinungen (z. B. Magen-Darm-Beschwerden, Übelkeit, Kopfschmerzen) haben und ein Vertreter dieser Zunft (»Lipobay®«) wurde wegen seiner herzmuskelschwächenden Wirkung sogar aus dem Verkehr gezogen (2001).

Auch Cholesterinsenker können Nebenwirkungen haben

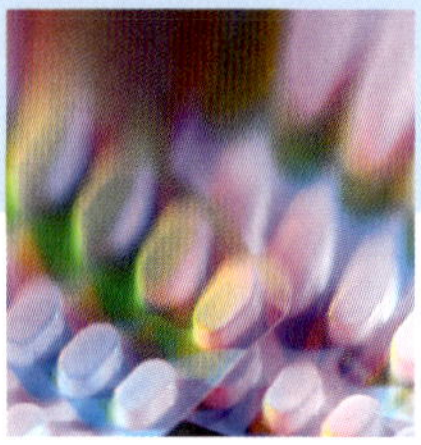

Sauer macht gar nicht lustig – Brandherde in Rachen und Magen

Der Magen ist ein armer Schlucker – was das sensible Organ stresst

»Das ist mir auf den Magen geschlagen.« Solche und ähnliche Formulierungen machen deutlich, dass wir es bei diesem Verdauungsorgan mit einem äußerst empfindsamen »Schlucker« zu tun haben. Grundlegend hat der Magen die Aufgabe, mithilfe eines Enzyms (Pepsin) Eiweiß aus der Nahrung in kleine Bruckstücke zu zerlegen. Dazu produziert er täglich bis zu 3 Liter Magensaft, der mit dem Speisebrei vermengt wird. Damit das Enzym sich »wohl fühlt« und gut mitarbeitet, muss der Magensaft sauer sein. Daher besteht dieser größtenteils aus Salzsäure, die zwar den Vorlieben des Enzyms entgegenkommt, aber äußerst aggressiv ist. Um eine Selbstverdauung des Magens oder sonstige Schäden durch die ätzende Säure zu verhindern, ist er entsprechend »präpariert«. Eine spezielle Schleimschicht kleidet sein Innerstes aus und verhindert den schädlichen Angriff durch die Magensäure.

Empfindliches »Bauchhirn«: dort sitzen mehr Nervenzellen als im gesamten Rückenmark

Schnelles, spätes und falsches Essen stresst den Magen genauso wie Ärger oder seelische Belastungen. Schuld am Magenstreik sind die Nerven, die als feines Netz den Magen durchziehen und in ständigem Austausch mit dem Gehirn stehen. Traurigkeit, Stress und Sorgen werden vom Gehirn an das »Bauchhirn« weitergeleitet und verursachen dort eine Reizung der Nervenzellen. Diese erteilen dann den Muskelzellen, die in der Magenwand sitzen, den Befehl, sich zu-

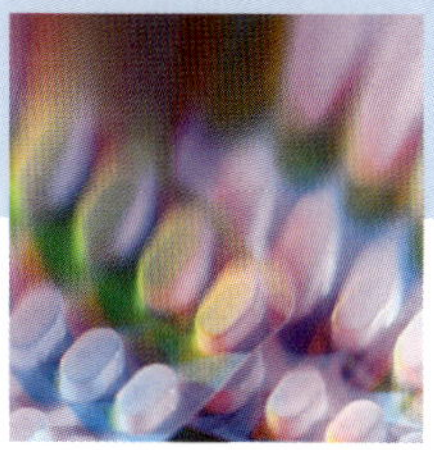

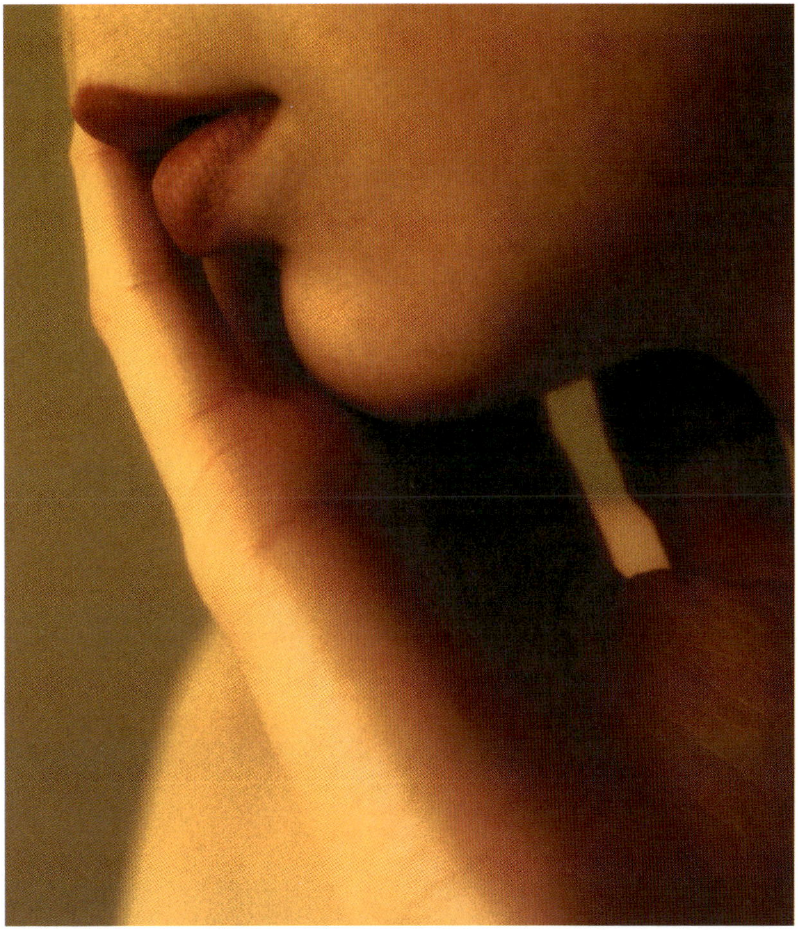

Traurigkeit, Stress und Sorgen werden vom Gehirn an das »Bauchgehirn« weitergeleitet.

sammenzuziehen. Druck im Oberbauch oder krampfartige Zustände können die Folge sein. Das wiederum wird ebenfalls umgehend an das Gehirn gemeldet und in ein entsprechendes Empfinden (z. B. »Mir ist übel«) übersetzt. Sind die empfindlichen Nervenzellen häufig in Alarmbereitschaft, dann kommt es zu einer ständigen Rückmeldung zwischen Kopf, Magen und Darm, der ebenfalls mit Nervenzellen versehen ist. So können sich z. B. chronische Magen-und Darmprobleme (z. B. Übelkeit, Völlegefühl, saures Aufstoßen, Sodbrennen) einstellen.

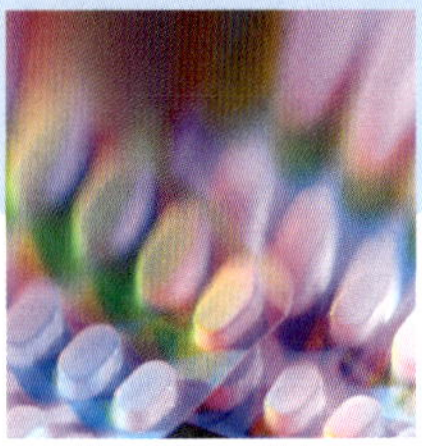

Helicobacter pylori – ein gefährlicher Untermieter

Helicobacter pylori – ein Magenkeim, der im sauren Milieu des Magens gut überleben kann

Zu den »Feinden« des Magens zählen auch Keime, allen voran Helicobacter pylori. Lange Zeit hat man es für unmöglich gehalten, dass sich in diesem unwirtlichen, sauren Milieu ein Lebewesen ansiedeln könnte. Und dennoch ist es diesem hartnäckigen Keim gelungen, den Magen als passablen Unterschlupf zu nutzen. Tragisch für den Wirt, der diesen Überlebenskünstler beherbergt, denn Magenschleimhautentzündungen, Magen- und Zwölffingerdarmgeschwüre gehen häufig auf das Konto des Magenkeims.

Was ist sein Überlebenstrick? Er produziert ein Enzym, mit dessen Hilfe er ein basisches Milieu herstellt. Damit kann er die Magensäure um sich herum neutralisieren. So gelingt es dem Keim, viele Jahre unbemerkt im Magen zu leben. Dabei heftet er sich an die Schleimhautzellen und reizt diese durch seine giftigen Stoffwechselprodukte. Daraufhin wird die Körperpolizei alarmiert, die gefräßigen Immunzellen gehen auf Beutefang und versuchen mithilfe von Entzündungsstoffen dem verseuchten Magengewebe und dem Keim den Garaus zu machen. Der Brand ist gelegt.

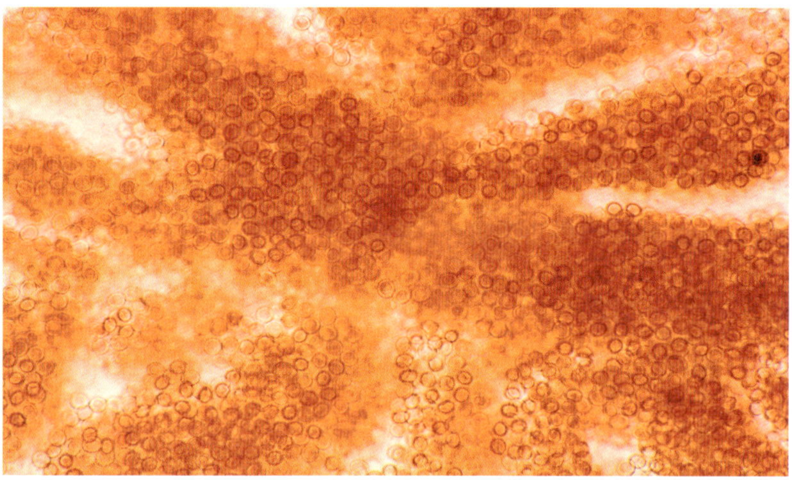

Jeder zweite Mensch gewährt dem heimtückischen und gefährlichen Keim in seinem Magen Unterschlupf.

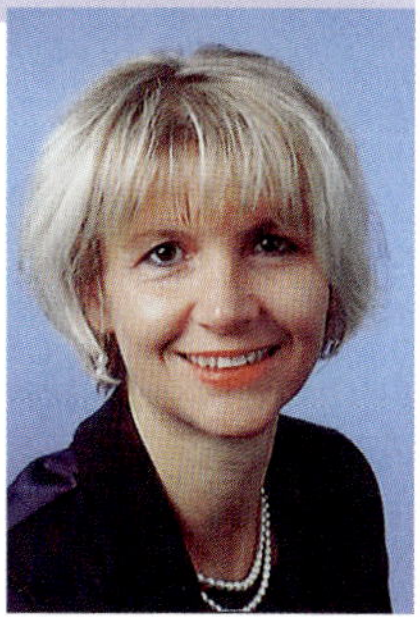

Die Magenschleimhautentzündung (Gastritis) kann so ohne Beschwerden vor sich hin schwelen, bis der Magen irgendwann gegen den Feind rebelliert und mit Bauchschmerzen, Übelkeit und Völlegefühl reagiert. Das chronische Entzündungsfeuer kann aber auch Geschwüre und Krebs hervorrufen. So werden etwa 90% aller Zwölffingerdarmgeschwüre und ca. 80% aller Magengeschwüre mit dem Keim in Verbindung gebracht. Außerdem steht Helicobacter pylori im Verdacht, das Magenkrebsrisiko deutlich (um den Faktor 5) zu erhöhen, wobei bei weitem nicht jeder, der mit dem Keim infiziert ist, auch tatsächlich an Krebs erkrankt.

Glücklicherweise gibt es inzwischen gute Methoden (Magenspiegelung, Untersuchung des Atems/Stuhls), den Keim aufzuspüren und ihn, falls nötig, mit Medikamenten (Antibiotika, Säureblocker) wirkungsvoll zu bekämpfen.

Übrigens steht Helicobacter pylori seit neuestem auch im Visier der Gefäßspezialisten. Es wird vermutet, dass die von ihm produzierten Stoffwechselgifte auch die Gefäßwände »in Brand stecken« können und die dort entfachten Entzündungen möglicherweise das Risiko für einen Schlaganfall mitbegünstigen können.

Besonders hohe CRP-Werte bei Schlaganfallpatienten, die mit einem sehr aggressiven Heliobacter-Stamm infiziert waren

Jedem Fünften stößt es sauer auf

Das Essen war wieder einmal üppig und köstlich und plötzlich treten sie auf – die quälenden, brennenden Schmerzen hinter dem Brustbein, die bis zum Hals hinaufsteigen können: das Sodbrennen. »Heartburn« sagen die Amerikaner

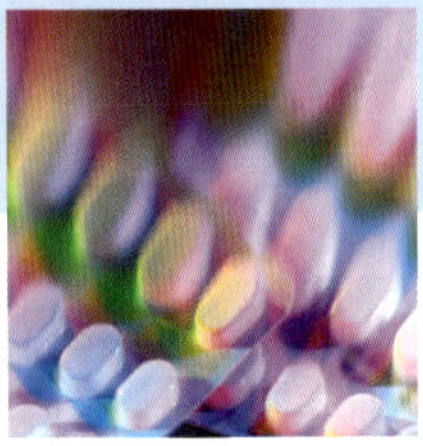

Neues Volksleiden: Die Häufigkeit des Sodbrennens hat sich in den vergangenen 20 Jahren verzehnfacht

dazu und meinen damit nicht etwa den »Liebeskummer«, sondern eben jenes Brennen im Herzbereich, welches mit Aufstoßen und unangenehmem Druck im Magen verbunden sein kann. In Deutschland sind schätzungsweise 15 Millionen Menschen – also etwa jeder Fünfte – betroffen. Frauen und Männer trifft es gleichermaßen. Wenige werden täglich von Sodbrennen geplagt, die meisten leiden alle paar Wochen darunter. Am häufigsten treten die Beschwerden bei älteren Menschen auf – in jungen Jahren ist der brennende Schmerz eher selten.

Woher kommt dieses Feuer? Unsere Speiseröhre befördert alles, was wir essen und trinken, zum Magen. Am unteren Ende dieses Transportkanals befindet sich ein Schließmuskel, der sich öffnet, um den Speisebrei in den Magen zu entlassen, und sich anschließend wieder schließt. Das ist auch gut so, denn im Magen wird dem Gemenge aggressive Salzsäure beigemischt, die für die Zerlegung und Verdauung der Nahrung notwendig ist. Die Säurekonzentration in diesem Verdauungsorgan ist etwa 100 000-mal höher als im Blut.

Beim Sodbrennen ist der Muskelring am Mageneingang erschlafft: Er schließt nicht mehr richtig, was altersbedingt bzw. durch eine Reihe von Faktoren begünstigt werden kann (Tabellen 9, 10). Es kommt zum so genannten Reflux: Saurer Mageninhalt steigt rückwärts in die Speiseröhre auf.

Tabelle 9: Mögliche Ursachen für Sodbrennen

- *Essfehler (»Säurelocker«, zu viel, zu hastiges, zu spätes Essen)*
- *Medikamente (z. B. blutdrucksenkende Mittel, Schmerzmittel, Hormone)*
- *Schwangerschaft*
- *Schwäche der Zwerchfellmuskulatur*
- *Stress*
- *Übergewicht*
- *Verstopfung*

Tabelle 10: »Säurelocker«, die Sodbrennen begünstigen können	
Lebensmittel bzw. -zutaten	Getränke
• *Frisches Brot*	• *Alkohol*
• *Fetthaltige Lebensmittel*	• *Fruchtsäfte*
• *Geräuchertes*	• *Kaffee*
• *Hülsenfrüchte*	• *Tee (z. B. Pfefferminze)*
• *Scharfe Gewürze*	
• *Schokolade*	
• *Süßigkeiten*	
• *Zitrusfrüchte*	

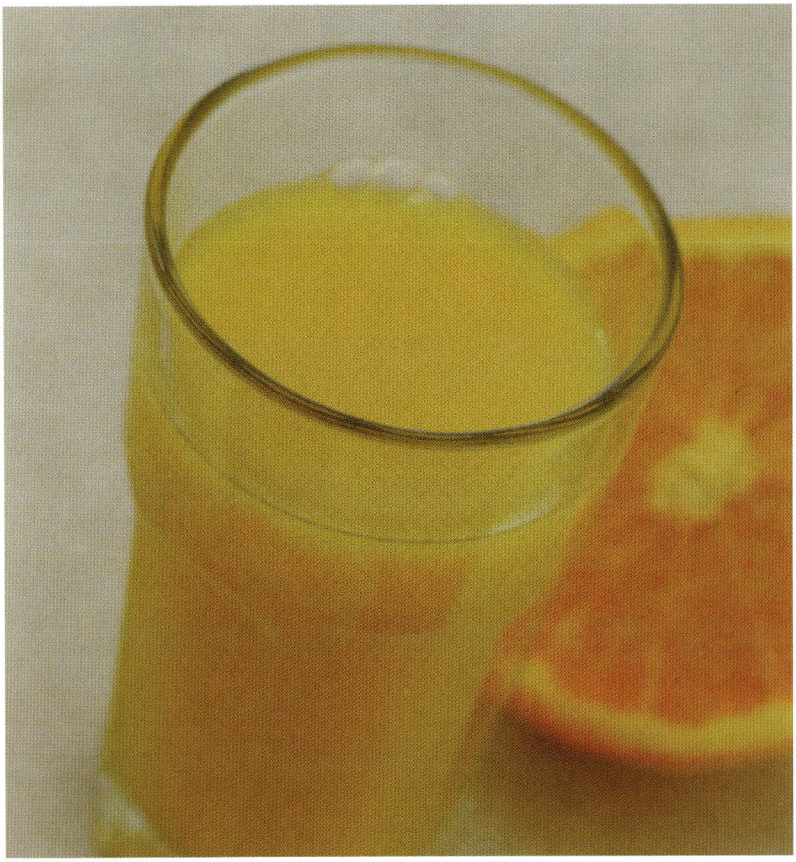

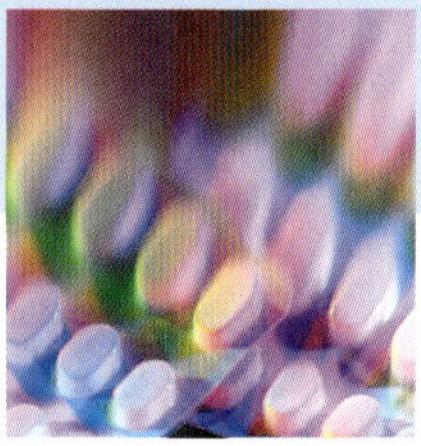

Diese ist so gar nicht vorbereitet auf derlei Säureattacken. Sie muss auf einen Schleimschutz, wie ihn der Magen hat, verzichten. Brennende Schmerzen und Entzündungen der Speiseröhre können die Folge sein.

Jetzt kann GERD kommen

Häufiges Sodbrennen fördert Entzündungen

Gelegentliches Sodbrennen ist zwar unangenehm, aber harmlos. Das ist nicht der Fall bei häufiger auftretenden Beschwerden, die sich beispielsweise auch nachts einstellen können. Tritt der brennende Schmerz häufiger als drei Mal pro Woche auf, so sollte man unbedingt einen Arzt aufsuchen, der sich dieser Sache annimmt.

Denn – unbehandelt – besteht in diesen Fällen die Gefahr, dass sich die Refluxkrankheit (= gastroösophageale Refluxkrankheit = »GERD«) einstellt, die häufiges Sodbrennen als Leitsymptom hat und die gefürchtete Speiseröhrenentzündung begünstigen kann. Jeder Zehnte, der von Sodbrennen betroffen ist, entwickelt dieses Krankheitsbild GERD.

Da der saure Mageninhalt aber beim Hochschleudern in die Speiseröhre und die Mundregion auch die Atemwege, den Kehlkopf und die Zähne angreifen kann, sind für die Refluxkrankheit auch noch andere Begleiterscheinungen typisch (Tabelle 11). So ist GERD häufig (bei etwa 80% aller Fälle) die Ursache für eine chronische Heiserkeit und an 60% aller Asthmafälle (mit)beteiligt. Da sich die Krankheit u. a. auch durch Schmerzen im Brustbereich äußern kann, ist es auch möglich, GERD mit Herzbeschwerden zu verwechseln.

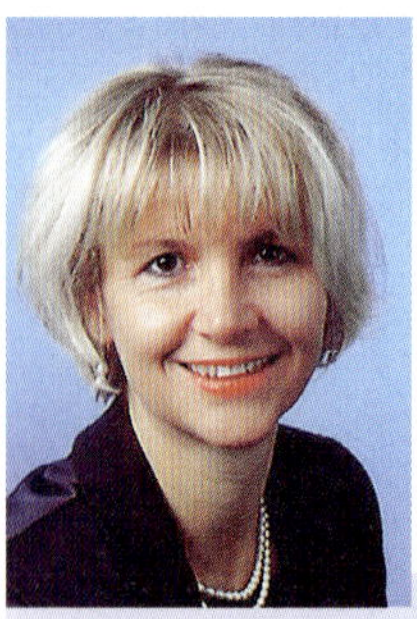

Gelegentliches Sodbrennen ist in aller Regel harmlos, häufiges Sodbrennen aber ein ernst zu nehmendes Symptom.

Tabelle 11: So kann sich die Refluxkrankheit zeigen	
• *Appetitmangel*	• *Heiserkeit*
• *Aufstoßen*	• *Husten*
• *Asthmaähnliche Beschwerden*	• *Kehlkopfentzündung*
• *Brustschmerzen*	• *Übelkeit*
• *Druckgefühl (Oberbauch)*	• *Sodbrennen*
• *Halsschmerzen*	• *Völlegefühl*

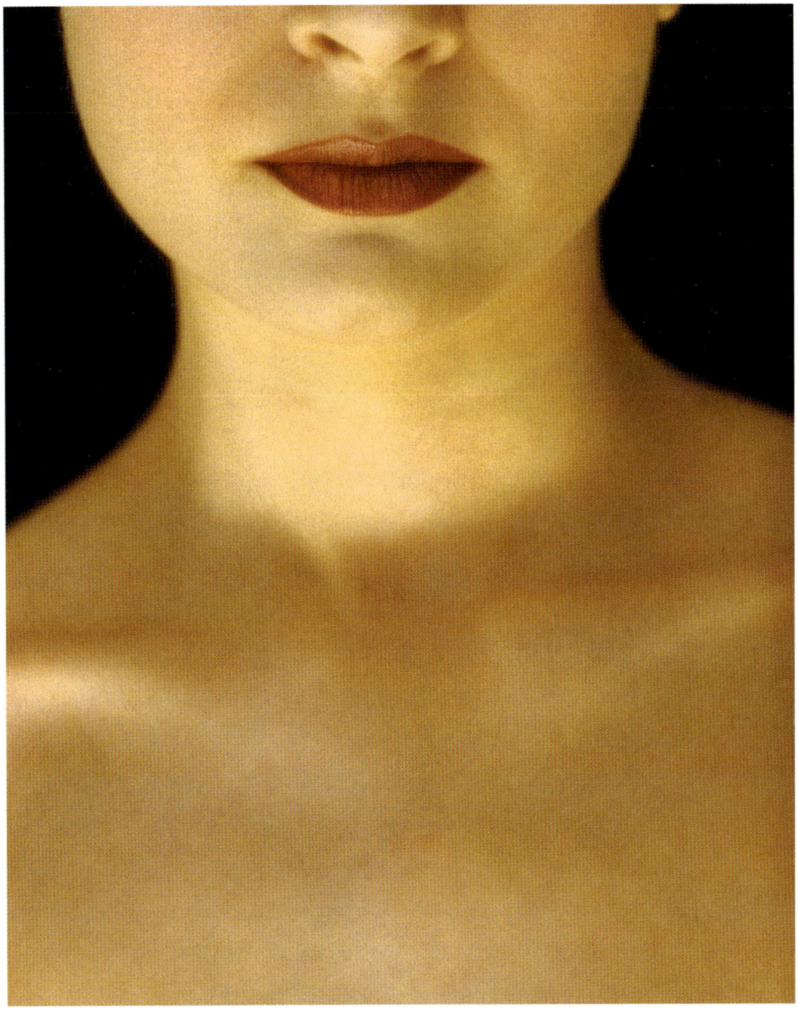

Ätzend – beim Sodbrennen wird der saure Mageninhalt nach oben in die Speiseröhre und in die Mundregion geschleudert.

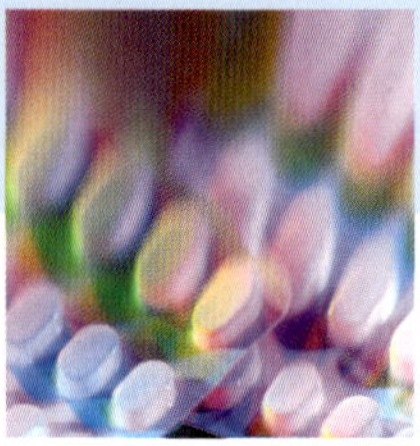

Schließlich leiden bis zur Hälfte aller Menschen, die Thorax- (= Brustkorb-)schmerzen haben, unter der quälenden Refluxkrankheit.

Mehr Todesopfer als im Straßenverkehr

Das häufige Aufsteigen von saurem Mageninhalt in die Speiseröhre bleibt also häufig nicht ohne Konsequenzen: Bei knapp jedem Zweiten kommt es durch die aggressive Säureeinwirkung zu korrosiven Schäden. Die Speiseröhre lässt Rötungen, Schwellungen und wunde Stellen erkennen, die unter Narbenbildung abheilen. Der chronische Entzündungsprozess kann schließlich in einen Umbau der Speiseröhrenschleimhaut münden: Sie wird so verändert, dass sie der Schutzschicht des Magens immer ähnlicher wird. Blutungen und sogar Speiseröhrenkrebs können sich anschließen. Dieser ist gerade in den vergangenen Jahren sprunghaft angestiegen – jedes Jahr sterben in Deutschland etwa 4000 Menschen an dieser Krebsart. Ständig wiederkehrende Säureattacken erhöhen vermutlich auch das Risiko für Kehlkopfkrebs, denn auch dieser Bereich kann von den säurebedingten Verätzungen betroffen sein.

Die Zahl der Refluxkranken hat sich in den vergangenen Jahren verzehnfacht

An den Folgen von GERD sterben in Deutschland jährlich insgesamt mehr Menschen als im Straßenverkehr. Daher ist es wichtig, *chronisch vorkommendes* Sodbrennen ernst zu nehmen und auch ärztlich abklären zu lassen.

Bei Sodbrennen, saurem Aufstoßen und Verdauungsstörungen infolge Reflux des Mageninhaltes z. B. nach den Mahlzeiten, während der Schwangerschaft oder auch als Begleiterscheinung bei Entzündungen der Speiseröhre haben sich Präparate auf der Basis von Alginaten (z. B. GAVISCON® ADVANCE Pfefferminz, in der Apotheke erhältlich) sehr gut

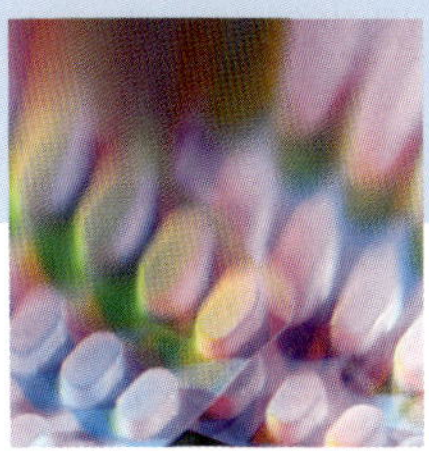

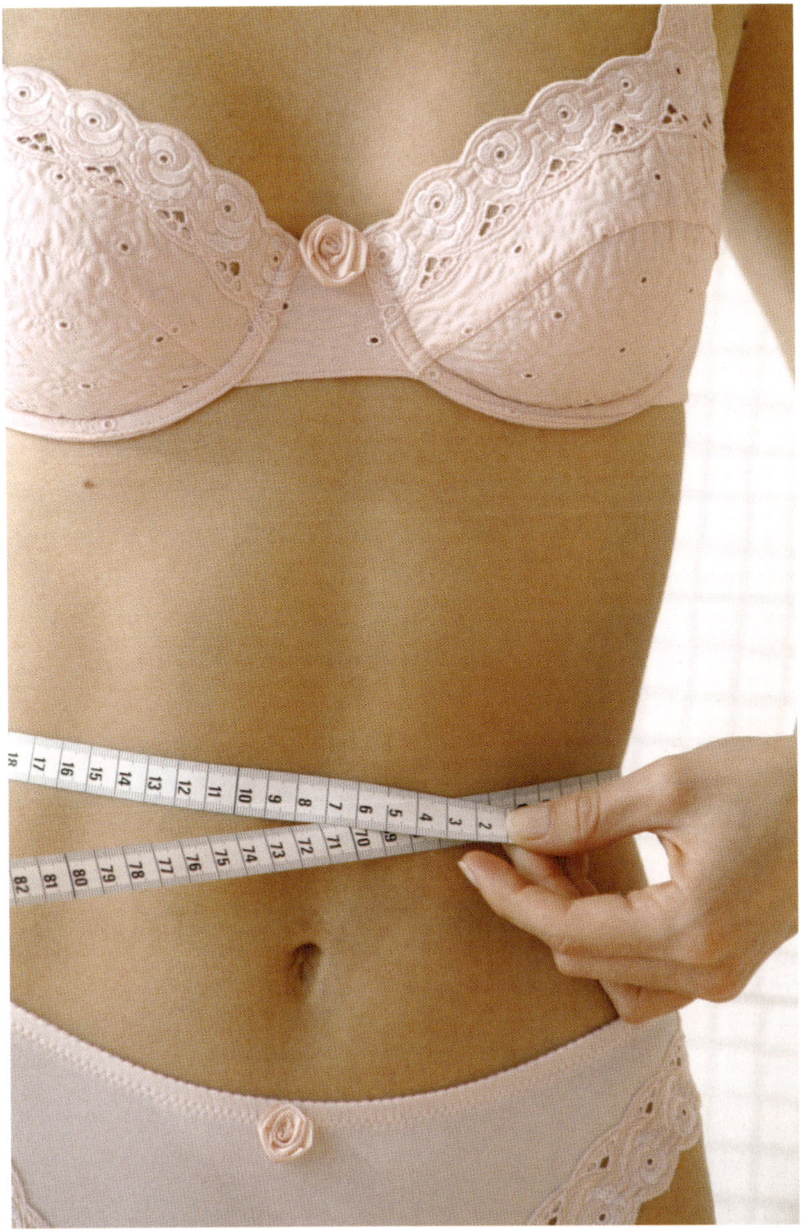

Normalgewichtige haben seltener Sodbrennen.

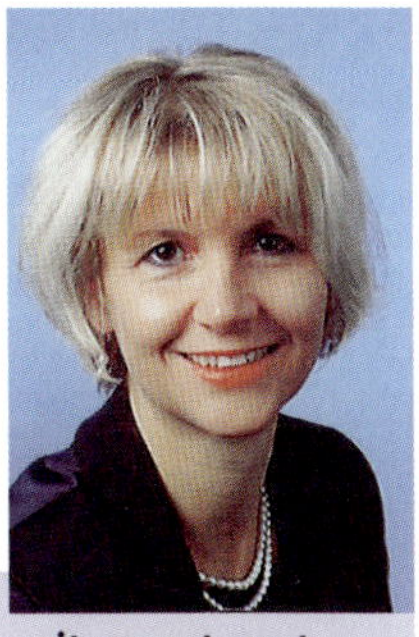

Eine chronische Übersäuerung wird für eine ganze Reihe von Erkrankungen mitverantwortlich gemacht.

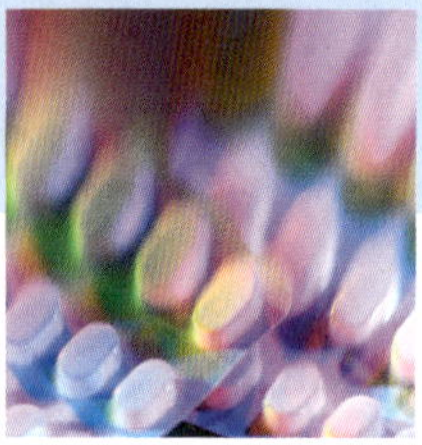

bewährt. Dieser pflanzliche Wirkstoff, der aus einer Algenart gewonnen wird, bildet bei Kontakt mit der Magensäure eine neutrale Schutzschicht, die auf dem sauren Mageninhalt liegt und später unverstoffwechselt wieder ausgeschieden wird. So wird dem Aufsteigen von saurem Mageninhalt in die Speiseröhre effizient entgegengewirkt. Der Wirkstoff zeichnet sich durch eine sehr gute Verträglichkeit aus, daher können auch Schwangere ein solches Präparat anwenden.

Wer sauer ist, hat nicht nur schlechte Laune

Der Körper produziert im Rahmen seiner Stoffwechselprozesse in seinen Geweben ständig Säuren (z. B. Harnsäure, Kohlensäure). Normalerweise werden diese neutralisiert (»abgepuffert«) und anschließend über Nieren, Lungen und die Haut ausgeschieden. Die Pufferkapazitäten sind aller-

Sauer macht eben nicht lustig.

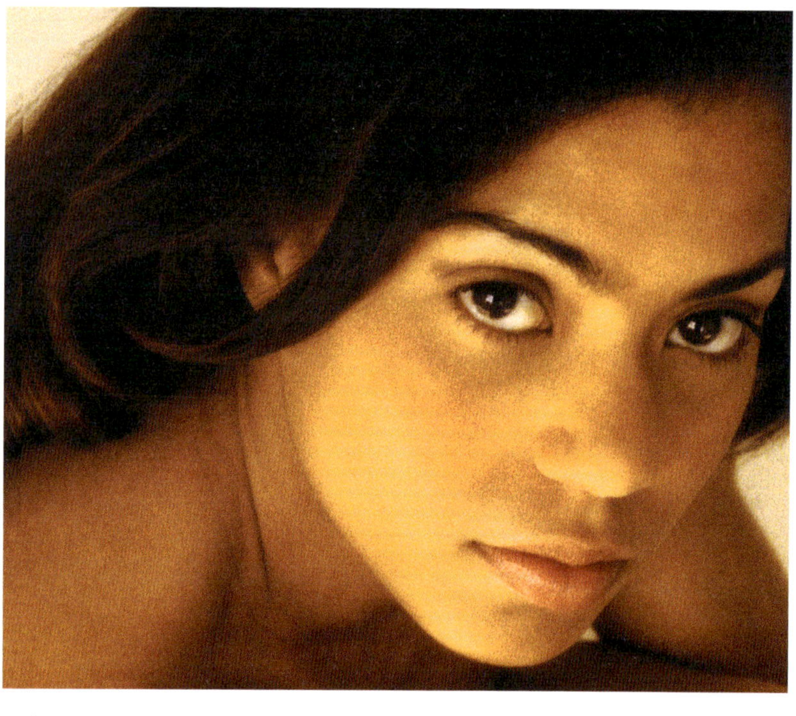

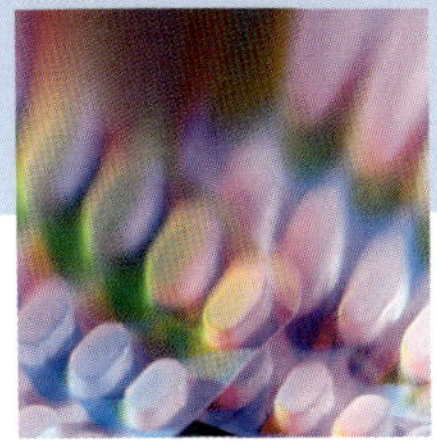

dings begrenzt und die heute vielfach praktizierte Ernährung (zu viel, falsche Fette, zu schnell, zu viele »leere« Kalorien, zu spät) beschert uns eine wahre Säureflut. Auch Stress lässt uns »sauer« werden.

Eine chronische Übersäuerung wird für eine ganze Reihe von Erkrankungen mitverantwortlich gemacht (Tabelle 12). Die Säuren belasten das Bindegewebe, welches die Organe umgibt. Auch Gelenkknorpel, Sehnen, Nervengewebe, Darm- und Magenwände, Haut, Haare und Nägel bestehen zum Teil aus diesem Gewebetyp. Mit den Jahren gleicht das Bindegewebe mehr und mehr einer »Mülldeponie«. Die aus den Säuren gebildeten Stoffwechselprodukte werden dort abgelagert und behindern den Austausch zwischen Bindegewebe und dem Blut. Dadurch können die Organfunktionen beeinträchtigt werden.

Die chronische Übersäuerung begünstigt Krankheiten

Zu den Organen, welche unter den säurebedingten Stoffwechselprodukten am meisten leiden, zählen die Leber, die Bauchspeicheldrüse, die Gallenblase und die Speicheldrüsen. Die dort ansässigen Enzyme »streiken« bei Übersäuerung und versagen ihren Dienst. Die Haut kann bei einer Übersäuerung mit Ausschlägen und Ekzemen, mit einem

Tabelle 12: Anzeichen und Folgen einer chronischen Übersäuerung (Beispiele)

- *Allergien*
- *Depressive Verstimmungen*
- *Gicht*
- *Gelenkbeschwerden*
- *Hautprobleme (z. B. Neurodermitis, Cellulite)*
- *Infektanfälligkeit*
- *Lebererkrankungen*
- *Magenschleimhautentzündung*
- *Migräne*
- *Müdigkeit*
- *Osteoporose*
- *Schlafstörungen*
- *Sodbrennen*
- *Spannungskopfschmerz*
- *Verstopfung*

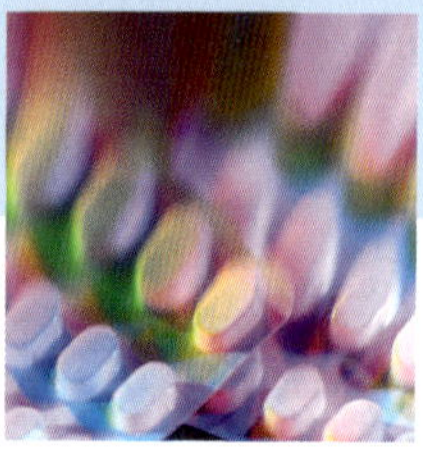

Verlust an Elastizität und mit der gefürchteten Cellulite reagieren. Auch die Gelenke verübeln dem Körper die Säureflut – Entzündungen und Schmerzen können sich verschlimmern. Und schließlich können sich auch depressive Verstimmungen, Schlafstörungen, Müdigkeit und Migräne einstellen. Auch die körpereigene Abwehr kann schlapp machen.

Basenreiche Lebensmittel neutralisieren Säure

Gegensteuern kann man mit den so genannten »Basen bildenden« Lebensmitteln (Tabelle 13), welche die im Körper gebildeten Säuren neutralisieren bzw. kompensieren. Wir sollten etwa 4-mal so viel von diesen Basenbildnern aufnehmen als von den »Säurelockern« (s. S. 97). Genau das Gegenteil ist der Fall: Unsere Kost enthält häufig 4-mal mehr Säure bildende als Basen bildende Bestandteile.

Mit den richtigen Lebensmitteln gegen die Säure

Ist das Säure-Basen-Gleichgewicht erst einmal gekippt, ist es meist schwierig, mit Ernährungsumstellung alleine »die Kurve« zu kriegen. Hier hilft die zusätzliche Anwendung von Basenmischungen, die in Kapsel- oder Pulverform angeboten werden, um den Säuren den Garaus zu machen und das Bindegewebe zu entlasten. Idealerweise sollte eine solche Basenmischung mit natürlichen, harntreibenden Ex-

Tabelle 13: Säure neutralisierende (Basen bildende) Lebensmittel

- ***Blattsalate***
- ***Gemüse***
- ***Kräutertee***
- ***Milch***
- ***Mineralwässer***
- ***Molke***
- ***Sahne***

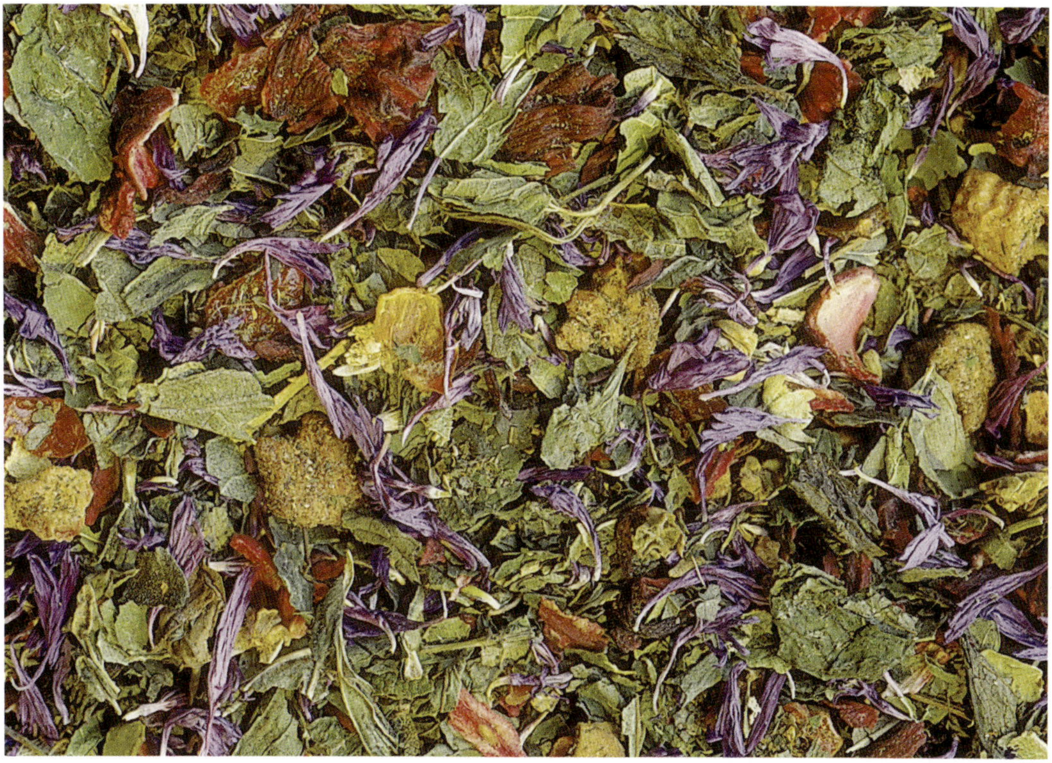

trakten kombiniert angewendet werden. Geeignet ist hier beispielsweise Spargel (z. B. in »Basosyx®« mit Basenmischung kombiniert enthalten, Fa. Syxyl, in der Apotheke erhältlich). Das Spargelpulver fördert auf natürlichem Weg die Entwässerung und erleichtert den Abtransport der sauren Stoffwechselabbauprodukte. Die hier erwähnte spezielle Salzkombination (ohne Natriumsalze) hat in Kombination mit dem Spargelpulver eine effiziente Wirkung. Algen (Spirulina-Algen, ebenfalls in »Basosyx®« enthalten) können die Entgiftung und Entsäuerung zusätzlich unterstützen und stabilisieren. Gleichzeitig liefert die Spirulina-Alge wichtige Spurenelemente, die als wertvolle Hilfsstoffe (Coenzyme) im enzymatisch geprägten Stoffwechsel des Körpers fungieren.

Kräutertee hilft überschüssige Säuren zu neutralisieren.

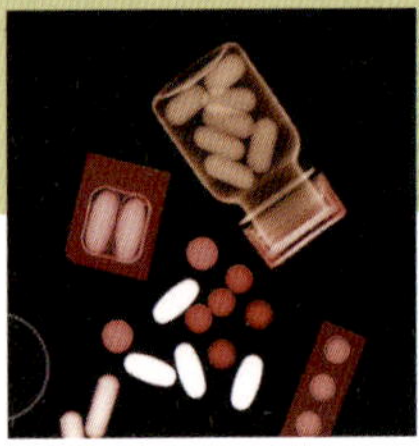

Entzündliches Rheuma – Gelenke unter Dauerfeuer

Rheuma hat viele Gesichter – Schmerzen als gemeinsamer Nenner

Geschwollene Gelenke, die morgens steif sein können, Rückenbeschwerden, Schleimbeutelentzündung, Gicht, Arthrose oder Fibromyalgie – das alles zählt zum Krankheitsbild »Rheuma«. Etwa 400 verschiedene Erscheinungsformen können sich hinter dem Begriff verbergen.

Ganz gleich, wie verschieden sich die Beschwerden auch darstellen mögen – Schmerzen, die zeitweise oder chronisch auftreten können, sind in der Regel immer mit von der Partie. Etwa 15 bis 20 Millionen Deutsche sind von einer rheumatischen Erkrankung betroffen. Am häufigsten kommt die Arthrose vor, die zu den degenerativen Rheumaformen (»Verschleißrheuma«) gerechnet wird (Tabelle 14). Hier werden die Schmerzen und Bewegungseinschränkungen durch den Knorpelverlust des betroffenen Gelenkes (meist Knie oder Hüfte) hervorgerufen.

Jeder zweite 35-Jährige weist bereits Abnutzungserscheinungen an den Gelenken auf

Die »Arthritis« oder besser »chronische Polyarthritis« (= »rheumatoide Arthritis«) kommt durch eine Fehlsteuerung des Immunsystems zustande, die zu einer Entzündung der Gelenkinnenhaut führt. Das Gelenk schwillt an, rötet sich und schmerzt. Gleichzeitig können allgemeine Krankheitssymptome wie Fieber, Müdigkeit, Appetitverlust, Gewichtsverlust und/oder Nachtschweiß auftreten. Die Erkrankung kann verschiedene Organe (z. B. Herz) und schließlich den ganzen Körper miterfassen. Nicht selten mündet die Erkrankung in eine Arbeitsunfähigkeit. Entzündungen sind auch die Ursache für den Rückenschmerz, der sich bei Morbus

Geschwollene, gerötete und entzündete Gelenke

Mehr als die Hälfte der Personen, die an entzündlichem Rheuma leiden, ist 10 Jahre nach der Erstdiagnose arbeitsunfähig.

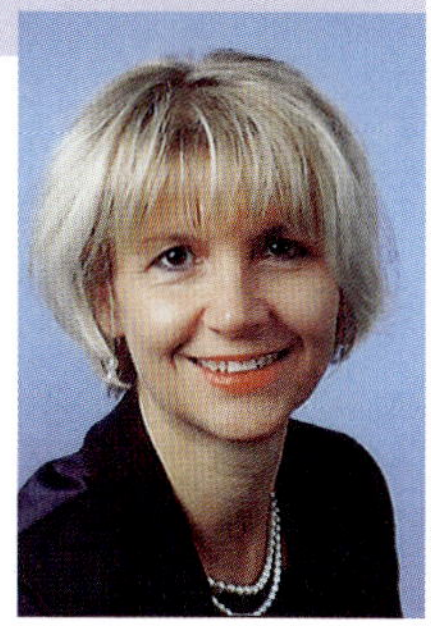

Bechterew einstellt. Bei dieser Rheumaform nimmt die Beweglichkeit der Wirbelsäule ab und es kommt als Folge einer zunehmenden Versteifung zu dem typischen »Buckel«.
Die dritte große Gruppe der rheumatischen Erkrankungen wird als »Weichteilrheuma« bezeichnet. Hier können die Schmerzen in der gesamten Muskulatur, in den Sehnen, Bändern oder den Schleimbeuteln lokalisiert sein. Am weitesten verbreitet ist hier die Fibromyalgie – ein Krankheitsbild, welches nicht nur mit quälenden Schmerzen am ge-

Tabelle 14: Einteilung der verschiedenen rheumatischen Krankheitsbilder und ihre Häufigkeit (Deutschland)

Bezeichnung	Anzahl der Betroffenen
Degenerative Rheumaformen	*etwa 8–12 Millionen Menschen*
• *Arthrose*	
• *»Hexenschuss«*	
Entzündliche Rheumaformen	*etwa 1–3 Millionen Menschen*
• *Chronische Polyarthritis*	
• *Rheumatoide Arthritis*	
• *Morbus Bechterew*	
Weichteilrheumatismus	*etwa 1–3 Millionen Menschen*
• *Fibromyalgie*	
• *Schleimbeutelentzündung*	
• *Sehnenscheidenentzündung*	

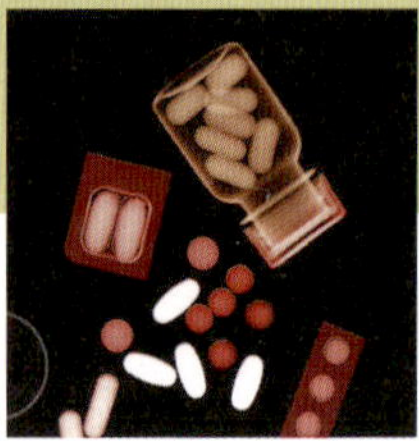

samten Bewegungsapparat einhergeht, sondern u.a. oft auch von Schlafstörungen, Depressionen, Reizdarm, Atembeschwerden und Herz-Kreislauf-Problemen begleitet wird.

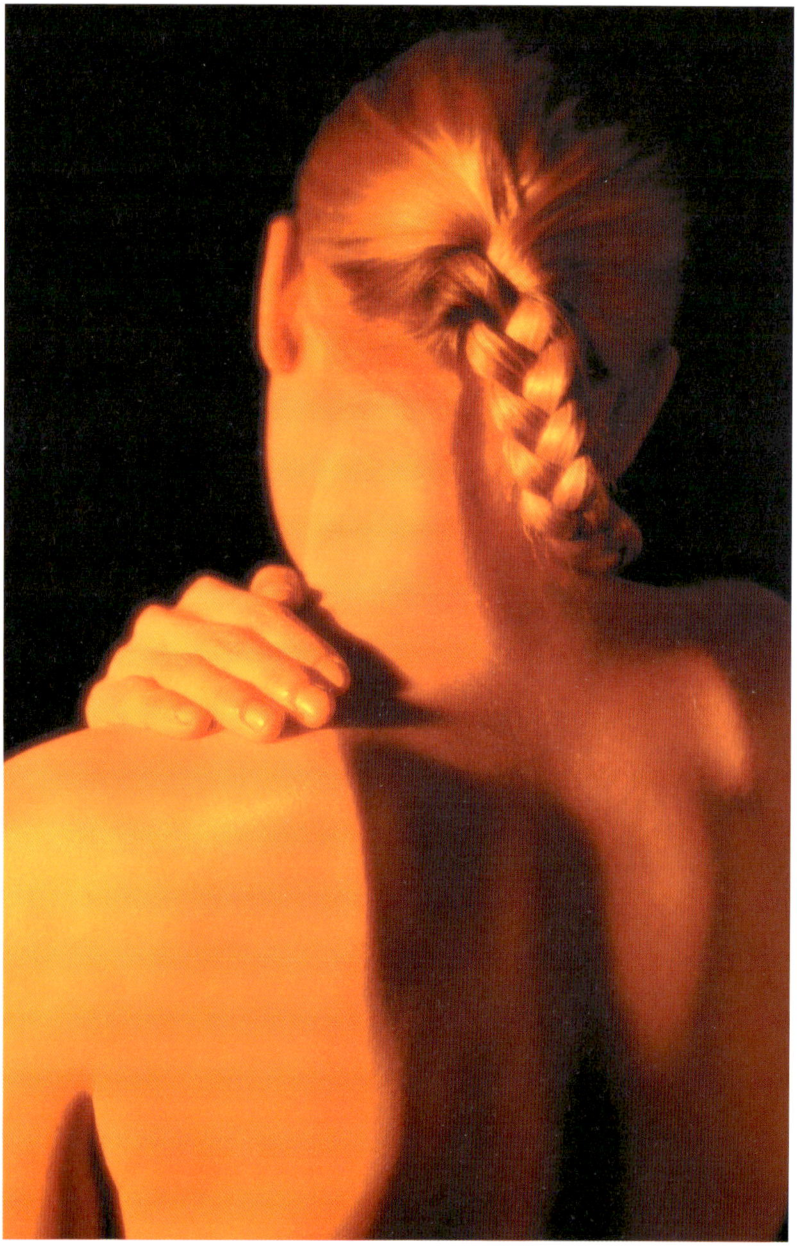

Rückenschmerzen: das Kreuz mit dem Kreuz.

Bewegung und die Vermeidung von Übergewicht sind die besten Maßnahmen, um dem Gelenkverschleiß vorzubeugen.

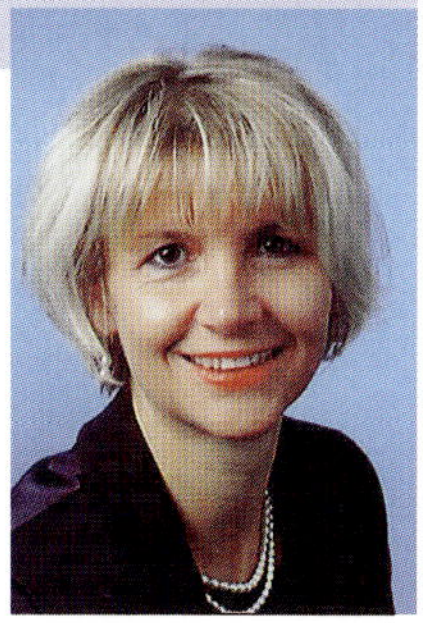

Die Ursachen sind vielfältig

Fangen wir einmal beim Verschleißrheuma an, welches viele Menschen plagt. Bewegungsmangel und Übergewicht sind die Feinde des Gelenkknorpels. Normalerweise versorgen die Blutbahnen die Gewebe im Körper mit frischen Nährstoffen und transportieren Abfallstoffe weg. Da der Knorpel nicht an das Blutsystem angeschlossen ist, muss dieser Austausch auf anderem Weg erfolgen. Wird das Gelenk bewegt, so wird frische, mit Nährsubstanzen angereicherte Gelenkflüssigkeit in den Gelenkspalt hineingepresst und die abgelagerten Stoffwechselprodukte herausgepresst. »Couchpotatoes« haben keine Chance auf einen Austausch der Gelenkflüssigkeit. Doch Vorsicht: Auch eine dauerhafte Überbeanspruchung ist für die Gelenke problematisch. Wer übermäßig viele Pfunde mit sich herumschleppt, belastet ebenfalls seine Gelenke in verstärktem Maß.

X- oder O-Beine führen zu einer einseitigen Abnutzung des Gelenkknorpels und begünstigen den Verschleiß. Unfälle und Verletzungen des Gelenkes können ebenfalls in eine Arthrose münden, vor allem, wenn nicht auf eine ausreichende Heilungsdauer geachtet wurde. Ebenso kann die Gicht zum Gelenkverschleiß beitragen. Bei dieser Stoffwechselerkrankung kommt es zur vermehrten Bildung von Harnsäure im Blut. Die spitzen Harnsäurekristalle, die sich nun bilden können, reizen und schädigen den Gelenkknorpel. Alkohol und Gicht fördernde Lebensmittel (z. B. Fleisch, Wurst, In-

Die rheumatoide Arthritis kommt bei Frauen 3-mal so häufig vor wie bei Männern

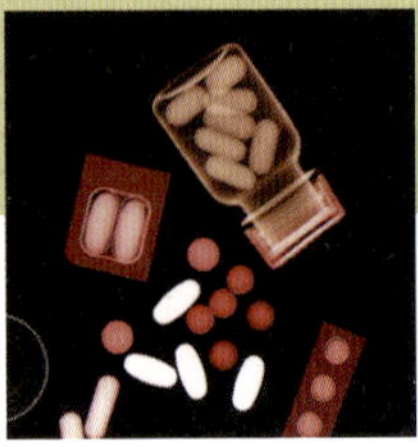

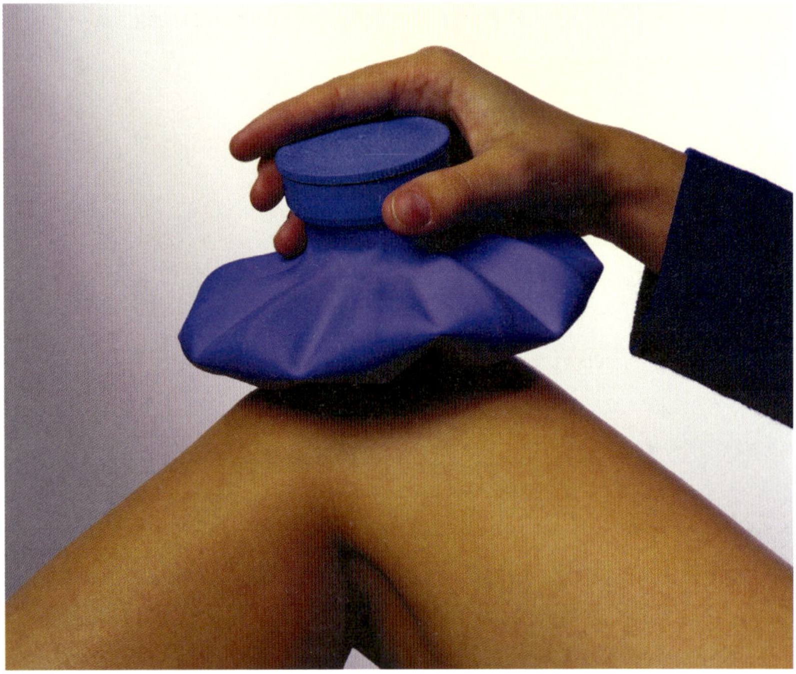

nereien, Ölsardinen) können die gefürchteten Gichtanfälle hervorrufen. In meinem Buch »Arthrose, schmerzfrei durch Biostoffe« (Herbig Verlag) finden Sie eine ausführliche Beschreibung zu vorbeugenden Maßnahmen und den therapeutischen Möglichkeiten bei Gelenkverschleiß.

Fibromyalgie trifft häufig »Powerfrauen«

Für die Entstehung entzündlicher Rheumaformen kommt eine erbliche Veranlagung infrage. Aber auch Zecken, die mit Bakterien (Borrelien) infiziert sein können, treiben die körpereigene Abwehr an und setzen die gelenkzerstörerische Entzündung in Gang. Stress, psychische Belastungen und eine Störung des Nervenstoffwechsels werden als Ursache für die Fibromyalgie diskutiert, die Frauen etwa 7-mal häufiger ereilt als Männer. Und schließlich kann, wie wir bereits gehört haben (s. S. 102), auch eine chronische Übersäuerung Gelenkbeschwerden begünstigen oder verschlimmern.

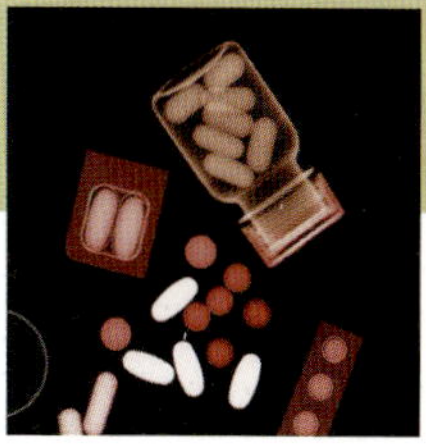

Teufelskreis Gelenkentzündung – wenn das Immunsystem auf dem Holzweg ist

Entzündliches Rheuma wird, wie bereits erwähnt, durch eine Fehlleitung des körpereigenen Abwehrsystems hervorgerufen. Aus bisher noch unbekannten Ursachen wird die Körperpolizei alarmiert und die Abwehrzellen wandern in das Gelenk ein und versammeln sich, um gegen einen Feind vorzugehen, den es gar nicht gibt (»Autoimmunerkrankung«). So greifen die Immunzellen fälschlicherweise körpereigenes Gewebe – in diesem Fall Knorpel und Knochen

Wenn das Immunsystem nicht mehr zur Ruhe kommt

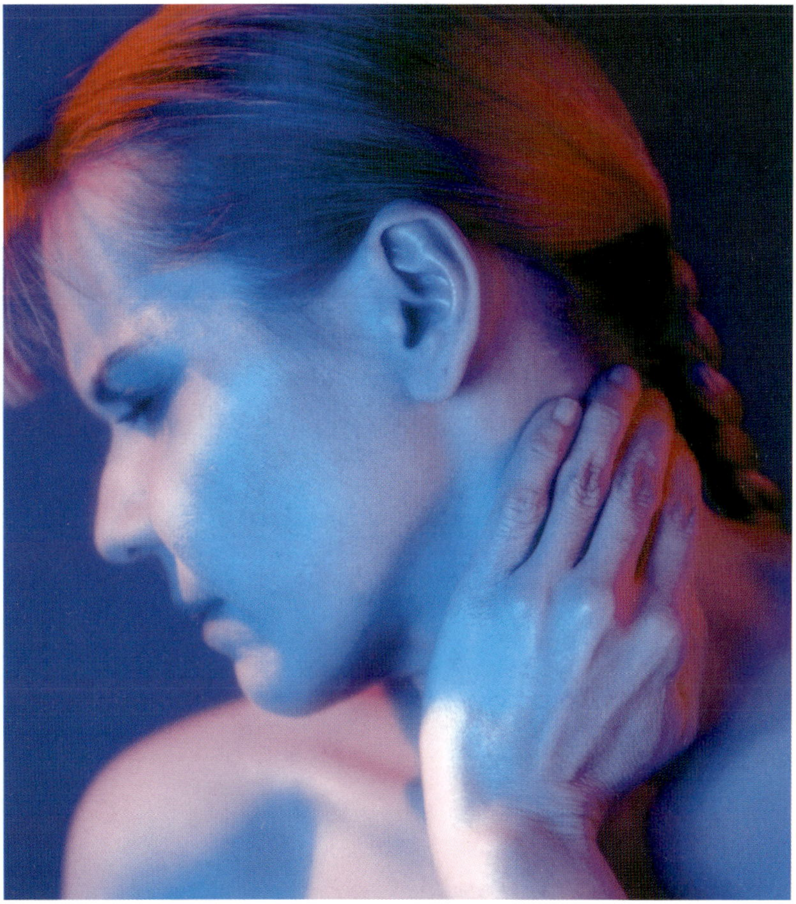

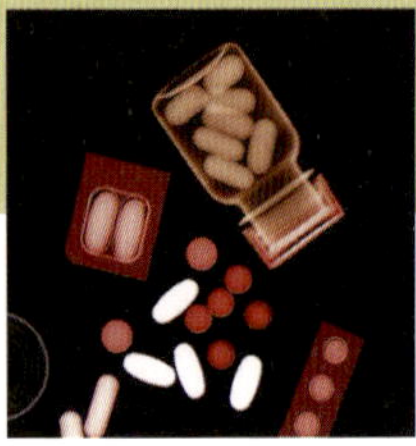

– an und entfachen an der Gelenkinnenhaut den Entzündungsbrand.

Dabei werden von den gefräßigen Abwehrzellen, die wir auch schon von den Gefäßentzündungen (s. S. 25) her kennen, brandfördernde Lockstoffe abgegeben, die zur Versammlung von immer mehr Immunzellen führen. Auch diese produzieren Entzündungsstoffe und rufen, zur Unterstützung in dieser vermeintlichen Abwehrschlacht, nach ihren Artgenossen. Ein Teufelskreis wird in Gang gesetzt, der die Körperpolizisten nicht mehr zur Ruhe kommen lässt – die Entzündung unterhält sich selbst und wird chronisch.

Entzündungen an den Gelenken können sich auch an anderen Organen breitmachen

Die Gelenkinnenhaut reagiert mit aggressivem Wachstum, wuchert in den Gelenkspalt hinein und überzieht schließlich wie eine Decke das ganze Gelenk. Wie sollte sich dieses dann noch schmerzfrei bewegen können? Gleichzeitig wird aber auch der unter der Knorpelschicht liegende Knochen zerstört, die Gelenke verkrüppeln und können kaum noch bewegt werden. Unbehandelt schreitet der Prozess ständig weiter fort und kann schließlich auch auf andere Organe übergreifen. So kann es beispielsweise auch zu entzündlichen Prozessen am Herzen, in der Lunge, an den Augen oder der Haut kommen. Das Entzündungsfeuer schlägt sich auch in bestimmten Blutwerten (z. B. BSG, CRP) nieder, die im Labor bestimmt werden können (Tabelle 15).

Je schneller die Diagnose erfolgt und je eher mit einer Behandlung der Entzündungen und der damit einhergehenden Schmerzen begonnen wird, desto besser. Denn die Zerstörung des betroffenen Gelenkes ist zu Beginn der Erkrankung am stärksten ausgeprägt.

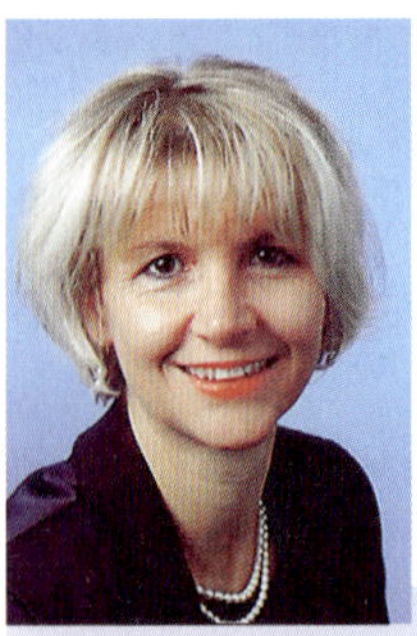

Wenn ein Gelenk länger als 2–3 Tage schmerzt, geschwollen ist oder sich kaum bewegen lässt, sollten Sie zum Arzt gehen.

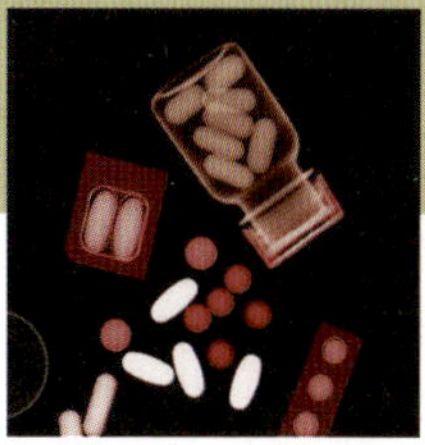

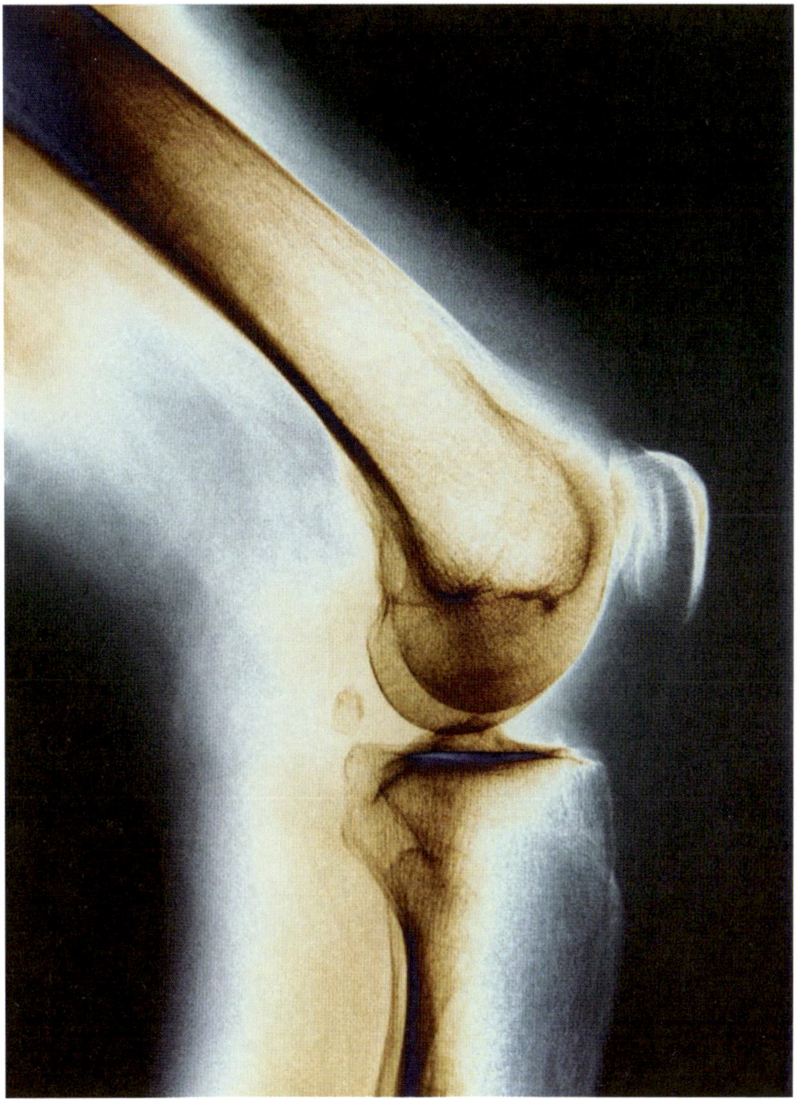

Das Knie ist ein besonders kompliziert gebautes Gelenk und daher auch sehr anfällig.

Erst Rheuma und dann einen Herzinfarkt?

Die in den Gelenken versammelten Fresszellen begrenzen ihr Kampffeld nicht alleine auf diese Region. Die von ihnen in Massen hergestellten entzündungsfördernden Botenstof-

Tabelle 15: Typische Anzeichen für die rheumatoide Arthritis

Frühe Symptome:

- ***Gelenkschmerzen und -steifigkeit am Morgen und nach Ruhepausen***
- ***Gelenkschwellungen***
- ***Allgemeines Krankheitsgefühl (grippeähnlich)***

Späte Symptome:

- ***Veränderungen der Gelenkform***
- ***Abrutschen des Fingers nach außen***
- ***Fingerknöchel treten nach oben***
- ***Rheumaknoten***

Labordiagnostik:

- ***Erhöhte Senkungsgeschwindigkeit der Blutkörperchen (BSG)***
- ***Erhöhte Werte des C-reaktiven Proteins (CRP)***
- ***Blutarmut, erniedrigte Hämoglobinwerte***
- ***Nachweis des »Rheumafaktors« (nur bei ca. 80% der Betroffenen nachweisbar)***

fe werden mit dem Blut im Körper verteilt. Damit besteht grundlegend die Gefahr, dass diese Signale nun auch in den Blutleitungsbahnen »gehört« werden und sich schließlich auch dort Abwehrzellen ansammeln, in der gefäßauskleidenden »Tapete« Unterschlupf suchen und dort ihr Unwesen treiben (s. S. 25).

Entzündungen und freie Radikale schädigen den Gelenkknorpel

Im Zuge der Entzündung entstehen auch vermehrt aggressive freie Radikale (»oxidativer Stress«), die am Gelenk bzw. dem Gelenkknorpel »nagen« und die Brandherde immer wieder aufs Neue anfeuern.

Die Leber wird zur Produktion des Entzündungsmarkers CRP veranlasst (Tabelle 16). Dieses Eiweiß, welches bei Brandherden jeglicher Art sofort vermehrt produziert wird,

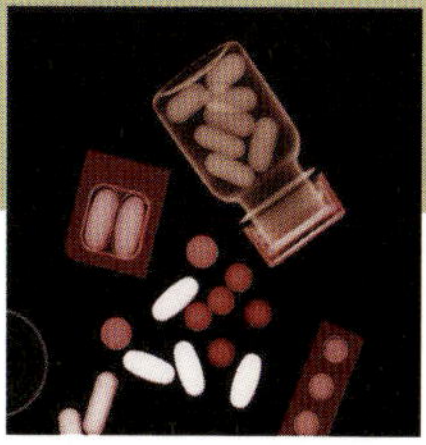

fördert wiederum u. a. die Ausbildung der »Angelhaken« in den Zellen der Gefäßtapete. Damit werden die entzündungsfördernden Abwehrzellen aus dem Blutstrom gefischt und in die Gefäßwand hineingezogen. Die »Tapete« des Blutgefäßes wölbt sich unter dem Gewimmel der dort versammelten Körperpolizisten und bildet die gefährliche, dünnhäutige Plaque.

Gleichzeitig setzen die Abwehrzellen Stoffe (Kollagen abbauende Enzyme) frei, welche die dünne Haut der Plaque schwächen können. Bricht die Plaque auf, dann kann Blut aus dem vorbeifließenden Strom in das Plaqueinnere gelangen. Dort wird daraufhin die Blutgerinnung in Gang gesetzt und der entstehende Pfropf blockiert den Durchfluss. Das nun nicht mehr mit Blut und Sauerstoff versorgte Gewebe stirbt ab und der Herzinfarkt oder Schlaganfall ist da.

Tatsächlich haben Personen mit entzündlichem Rheuma ein erhöhtes Risiko für Herzinfarkt und Schlaganfall – und das, obwohl die typischen gefäßschädigenden Gefahren wie z. B. Bluthochdruck oder Fettstoffwechselstörungen oft fehlen.

Menschen mit rheumatoider Arthritis haben ein 2- bis 5fach erhöhtes Herz-Kreislauf-Risiko

Tabelle 16: Entzündungsbedingte Brandherde – Gemeinsamkeiten zwischen der rheumatoiden Arthritis und der Atherosklerose

	Entzündliches Rheuma	Atherosklerose
Oxidativer Stress	*erhöht*	*erhöht*
Entzündungsmarker CRP	*erhöht*	*erhöht*
Entzündungsfördernde Botenstoffe im Blut	*erhöht*	*erhöht*
Aktivität Kollagen abbauender Enzyme	*erhöht*	*erhöht*

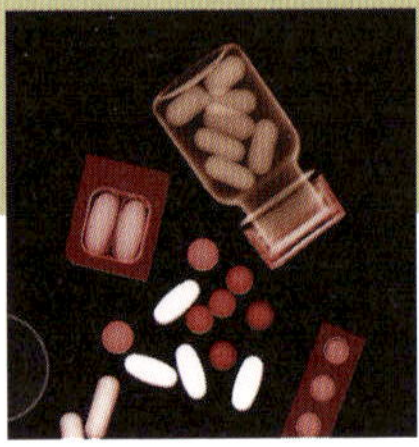

Brandherdbekämpfung – Basistherapeutika bremsen den Verlauf

Die derzeit verfügbaren Medikamente zielen darauf ab, die Gelenkentzündung zu bekämpfen und die zerstörerischen Prozesse aufzuhalten. Wichtig ist der frühzeitige Beginn einer solchen Behandlung, die allerdings mit zum Teil erheblichen Nebenwirkungen belastet sein kann. Viele dieser Arzneimittel zeigen erst nach 2–4 Monaten eine Wirkung.

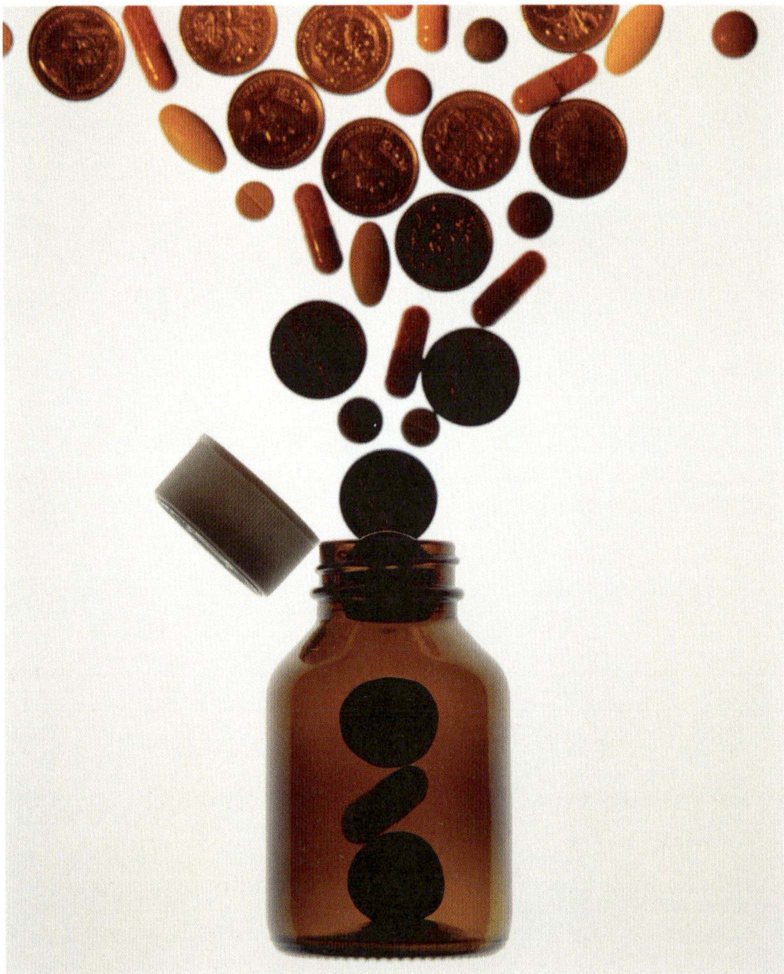

Schmerzmittel, die bei rheumatischen Erkrankungen gern eingesetzt werden, führen die »Hitliste« aller ärztlichen Verordnungen an.

Wichtig ist der möglichst frühzeitige Beginn von wirksamen Gegenmaßnahmen bei Gelenkentzündungen.

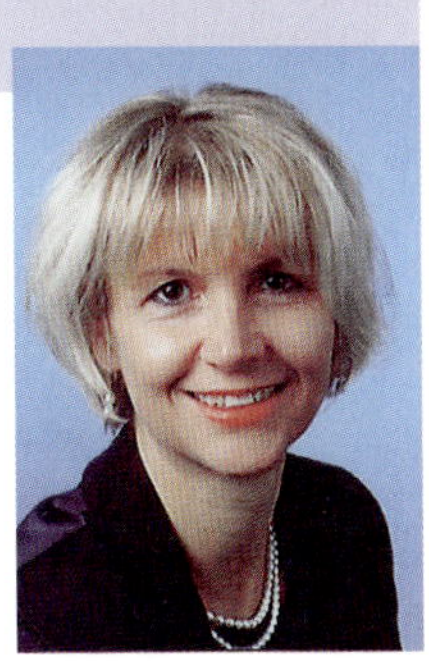

Zu den ältesten Mitteln, die hier zum Einsatz kommen, zählen die Goldsalze. Diese können allerdings zu Blutbildveränderungen führen und belasten die Leber und die Niere. Weitere Mittel aus dieser Gruppe sind z. B. Leflunomid, D-Penicillamin, Sulfasalazin und Methotrexat. Auch hier können Nebenwirkungen auftreten wie beispielsweise Blutbildveränderungen, Anstieg der Leberwerte, Hautreaktionen, Übelkeit, Schwindel, Abgeschlagenheit oder Geschmacksstörungen. Regelmäßige Kontrollen der Blutwerte sind daher bei der Einnahme dieser Medikamente unerlässlich. Da diese Wirkstoffe nicht nur die Entzündung, sondern insgesamt die überschießende Reaktion des Abwehrsystems drosseln, ist es auch möglich, dass sich nun Infekte leichter breit machen können.

Biologika wirken schneller

Diese Gruppe von Arzneimittelwirkstoffen blockiert gezielt die Freisetzung entzündungsfördernder Signalstoffe (z. B. TNF-alpha, bestimmte Interleukine). Dazu wurden diese Substanzen, die von Natur aus Eiweiße darstellen, passend zu diesen körpereigenen Botenstoffen im Labor »designed«, daher der Begriff »Biologika«, was in diesem Fall nichts mit »natürlicher Herkunft« oder etwa »pflanzlich« zu tun hat.

Maßgeschneiderte Eiweiße schalten den Brandzünder TNF-alpha aus

TNF-alpha ist ein »Brandzünder«, der von den Immunzellen des Körpers gebildet wird und normalerweise im Gleichgewicht mit anderen »Nachrichtenüberträgern«

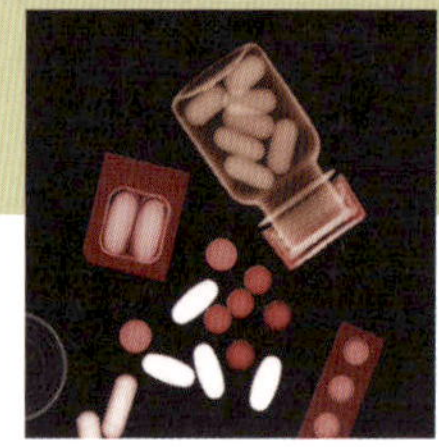

steht. Bei Entzündungen gerät dieses Gleichgewicht aber »aus dem Ruder«. Der Signalstoff wird vermehrt gebildet und treibt damit das Entzündungsgeschehen stark voran. So animiert dieser z. B. die gefräßigen Abwehrzellen zur Herstellung von entzündungsfördernden Substanzen. Auch ist er maßgeblich an der Erhöhung des CRP-Wertes mitbeteiligt. Und schließlich sorgt er auch noch für die vermehrte Bereitstellung von Enzymen, die Kollagen abbauen und damit den Gelenkknorpel weiter schädigen.

Die Bekämpfung der Entzündungen ist wichtig

Arzneimittelwirkstoffe, die den brandfördernden Botenstoff klein halten (z. B. Etanercept, Infliximab), wirken sich daher positiv auf den Entzündungsprozess im Gelenk aus.

Die Behandlung mit diesen neueren Medikamenten ist allerdings noch recht teuer und kommt erst zum Einsatz, wenn die Basistherapeutika versagen. Außerdem ist auch hier eine strenge Überwachung seitens des Arztes notwendig.

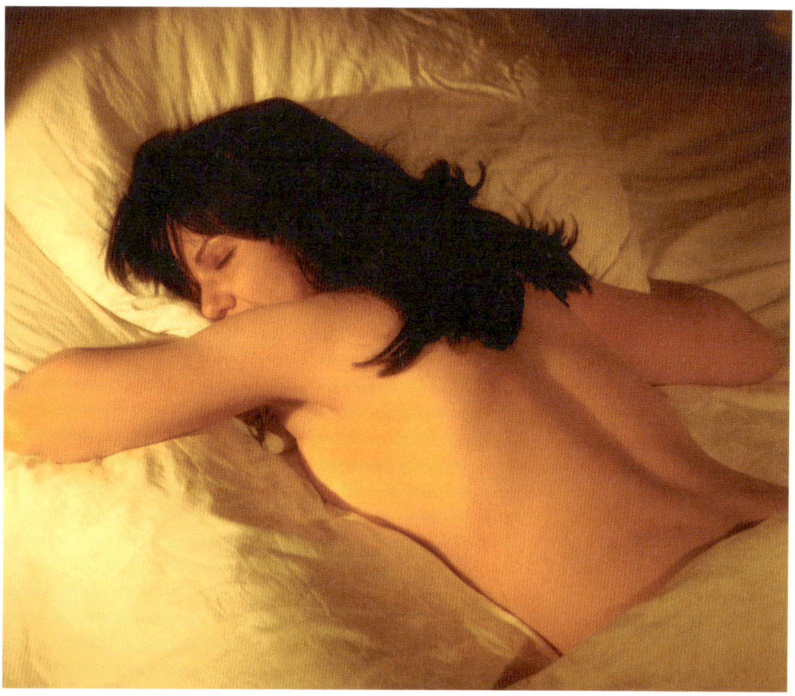

Erholsamer Schlaf – bei vielen Rheumakranken oft nicht möglich.

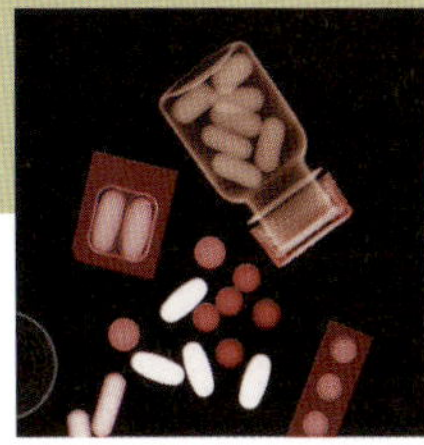

Schmerzmittel als Entzündungskiller

Wieder einmal stoßen wir auf die Schmerzmittel der Gruppe der »nichtsteriodalen Antirheumatika« (= NSAR), die uns ja bereits bei den Herz-Kreislauf-Erkrankungen (s. S. 45) und dem Krebsgeschehen (s. S. 89) begegnet sind – sichere Anzeichen dafür, dass Entzündungsprozesse bei all den genannten Krankheitsbildern wohl eine Rolle spielen. Ansonsten ließen sich die Effekte, die diese Stoffe bei diesen völlig unterschiedlichen Erkrankungen haben, wohl kaum erklären.

Diese Arzneimittelwirkstoffe zielen darauf ab, die Herstellung körpereigener Stoffe, die Schmerzreize verstärken, aber auch Entzündungen anfachen, zu vermindern. Gleichzeitig wirken solche Medikamente fiebersenkend. Vertreter dieser Gruppe sind z. B. die altbekannte Acetylsalicylsäure (Aspirin®), aber auch Diclofenac und Ibuprofen.

Da diese NSAR preiswert sind und relativ schnell wirken (Schmerzverminderung, bessere Gelenkbeweglichkeit), werden sie häufig eingesetzt. Jedoch hat die positive Wirkung ihren Preis. Wir haben bereits von den problematischen Nebeneffekten auf die Magenschleimhaut gehört. Diese wird bei Langzeiteinnahme eines solchen Medikamentes geschädigt. Schlimmstenfalls kann es zu Magengeschwüren, Blutungen und/oder einem Magendurchbruch kommen. Auch Nierenfunktionsstörungen, Hautreaktionen (z. B. Juckreiz, Ausschlag), Kopfschmerzen, Schlaf- und Sehstörungen, Asthmananfälle bei Asthmatikern und Erhöhung des Blutdrucks können auftreten.

Schmerzmittel aus der Gruppe der NSAR wirken zwar entzündungshemmend, können aber viele Nebenwirkungen haben

Vor allem bei älteren Menschen ist Vorsicht geboten: Diclofenac & Co. sollten nur kurzzeitig und niedrig dosiert angewendet werden. Eine bessere Verträglichkeit der NSAR für den Magen kann man durch die gleichzeitige Gabe eines Säureblockers erreichen.

Paradox: Diclofenac und seine Geschwister werden gegen Schmerzen bei Arthrose eingesetzt, obwohl sie den Gelenkknorpel zusätzlich schädigen können.

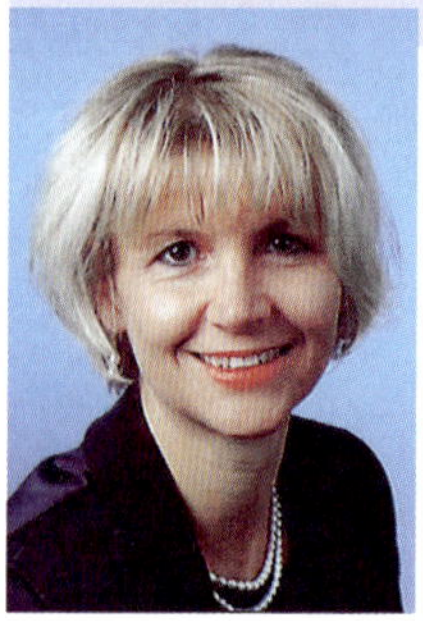

Notfall: Cortison bringt rasche Linderung, aber von einer Langzeitanwendung ist abzuraten

Werden bei älteren Menschen NSAR wie z. B. Diclofenac, Ibuprofen und Cortison kombiniert, steigt das Risiko für Nebenwirkungen

Cortison löscht das Entzündungsfeuer

Zu den weiteren Medikamenten, mit denen man dem Feuer in den Gelenken begegnen kann, zählen die Corticoide, deren bekanntesten Vertreter das Cortison darstellt. Diese Wirkstoffe sind chemisch hergestellte Abkömmlinge des körpereigenen Hormons, welches von der Nebennierenrinde hergestellt wird und wichtige Aufgaben im Körper übernimmt. Unter Stress und im Kampf mit Krankheitserregern sorgt das Hormon dafür, dass genügend Energie zur Verfügung steht, um die drohende Gefahr abzuwehren.

Bezüglich der Entzündungshemmung ist das Cortison allerdings der »Star« unter den verfügbaren Arzneistoffen. Der synthetisch hergestellte Stoff vermindert die Konzentration von entzündungsfördernden Lockrufen an die Immunzellen und senkt damit das Risiko für eine »Vollversammlung« der Fresszellen, die ihrerseits wiederum Entzündungsstoffe produzieren. Außerdem blockiert Cortison Enzyme, mit deren Hilfe Stoffe entstehen, die Schmerzen und weitere Brandherde fördern. Die entzündungshemmende Wirkung des körpereigenen Hormons ist leider nicht so stark ausgeprägt wie die der chemisch hergestellten Schwestersubstanz.

Leider gibt es aber auch bei der *Langzeitanwendung* von Cortison »Nebenkriegsschauplätze«, die z. B. das Immunsystem schwächen können, wodurch die Gefahr für Infekte steigt. Es sind auch Störungen im Zucker- und Knochenstoffwechsel bekannt. Cortison fördert die Osteoporose und den

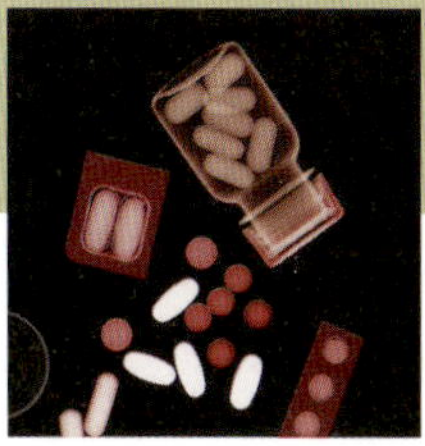

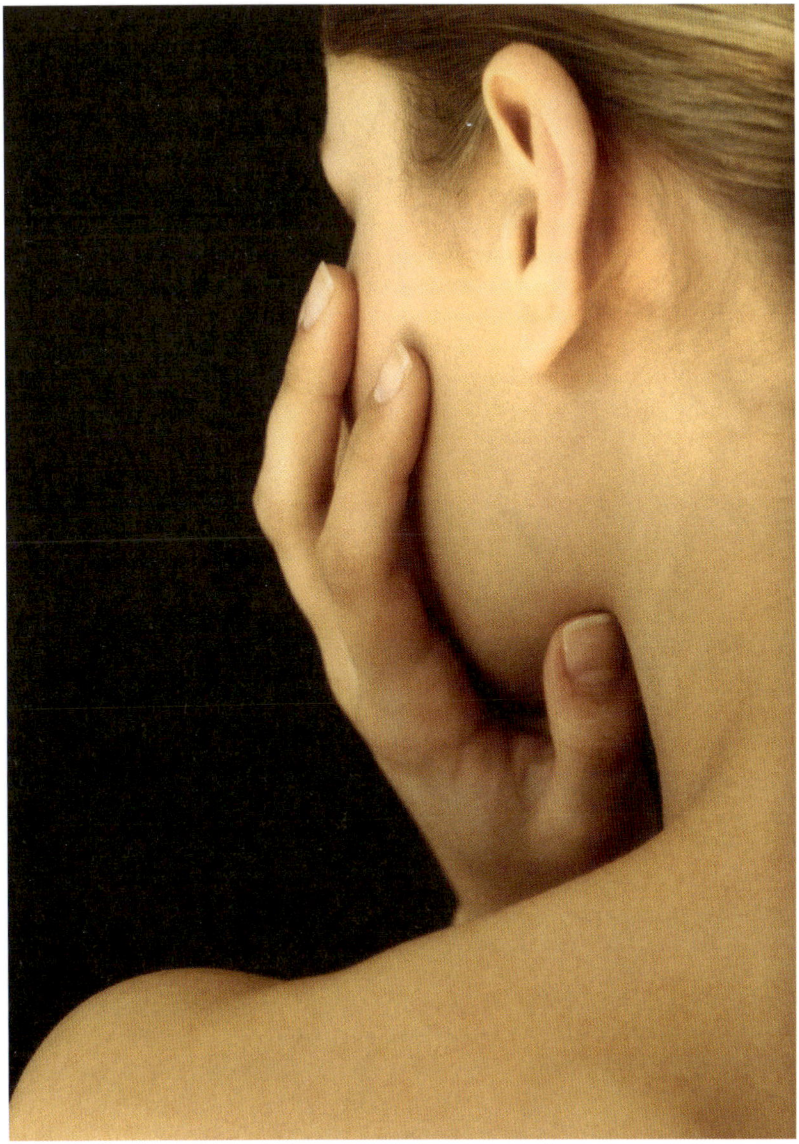

Cortison kann Schlafstörungen und Depressionen auslösen.

Knorpelabbau, kann das Risiko für Diabetes mellitus erhöhen und Schlafstörungen, Depressionen und Wassereinlagerungen mit sich bringen (Tabelle 17).
Cortison bzw. Corticoide sollte(n) möglichst morgens (bzw. bei hohen Dosen zwei Drittel morgens, ein Drittel abends)

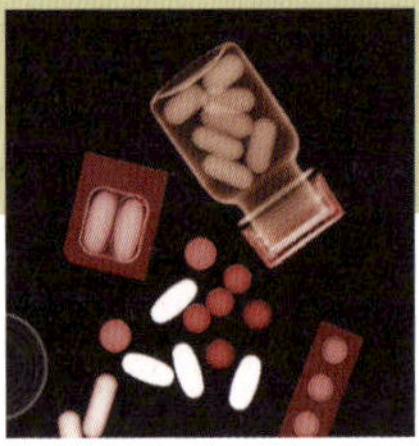

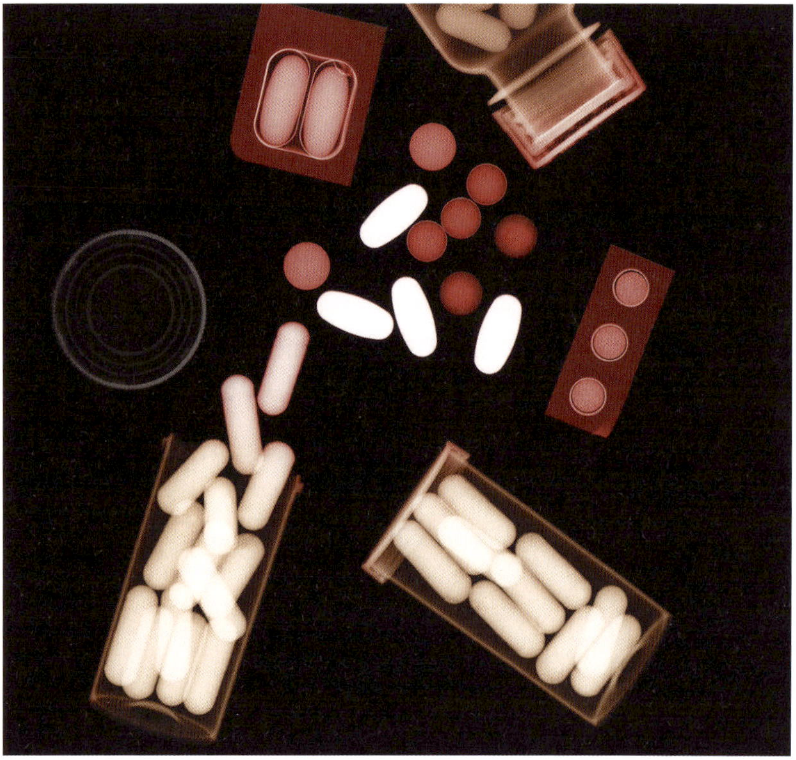

eingenommen werden, da auch der Körper zu diesem Zeitpunkt viel von diesem Hormon produziert und die Zufuhr »von außen« somit im Tagesrhythmus liegt.

Tabelle 17: Mögliche Nebenwirkungen von Cortisonpräparaten (Langzeiteinnahme)

- *Augenerkrankungen (z. B. grauer Star)*
- *Depressionen*
- *Erhöhtes Risiko für Diabetes mellitus*
- *Geschwächte Abwehr*
- *Gewichtszunahme*
- *Hautprobleme (z. B. Ekzeme)*
- *Knorpelabbau*
- *Muskelschwund*
- *Osteoporose*
- *Schlafstörungen*
- *Verschlechterung der Bindegewebselastizität*
- *Wassereinlagerungen*

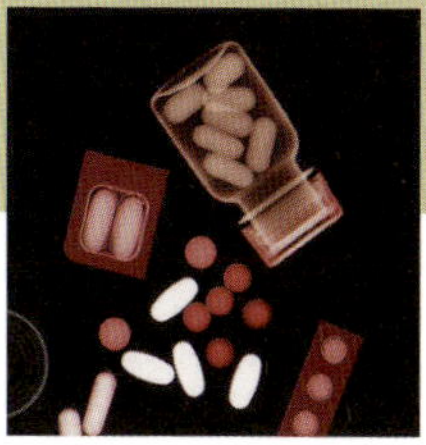

Pflanzenextrakte und Vitamin E – Entzündungshemmung aus der Natur

Inzwischen sind die Wirkungen von Pflanzenauszügen gut erforscht. Bei rheumatischen Erkrankungen kommen z. B. Extrakte der Weidenrinde, Teufelskralle, Brennnessel oder Gemische aus Zitterpappel, Esche und Goldrute zur Anwendung.

Die pflanzlichen Zubereitungen wurden in vielen Studien bei Personen mit rheumatischen Beschwerden oder Rückenschmerzen untersucht und zeigten in vielen Fällen einen deutlichen Rückgang von Gelenkschwellungen, -rötungen und Schmerzen (typische Entzündungszeichen) und eine Verbesserung der Gelenkbeweglichkeit konnte erzielt werden. Häufig gelingt es auch, durch die zusätzliche Anwendung von solchen pflanzlichen Mitteln die chemischen Schmerzmittel in ihrer Dosis zu reduzieren, was ja, im Hinblick auf die vielfältige Nebenwirkungsproblematik, auch einen guten Effekt darstellt.

Pflanzenextrakte sind gut verträglich und nebenwirkungsarm – allerdings sind sie nicht für den Akutfall geeignet.

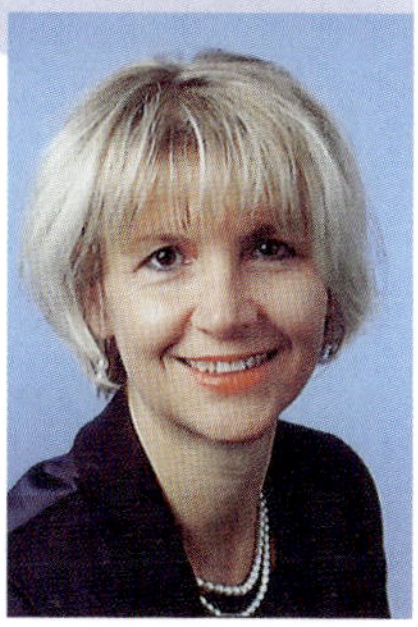

Die Pflanzenextrakte zeigen eine deutlich bessere Verträglichkeit als die chemischen Mittel, wirken aber meistens nicht so schnell wie die bereits aufgeführten Schmerz- und Entzündungshemmer. Für den Akutfall sind die pflanzlichen Zubereitungen nicht geeignet, da es in der Regel etwa 2–3 Wochen dauert, bis die Wirkung einsetzt. Damit Sie die bestmögliche Effizienz erzielen können, sollten Sie auf eine regelmäßige Einnahme achten.

Vitamin E kann Gelenkentzündungen ebenfalls gut be-

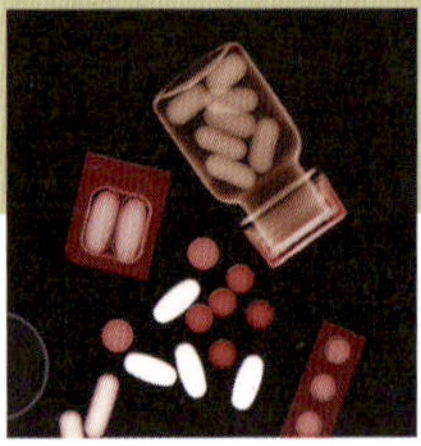

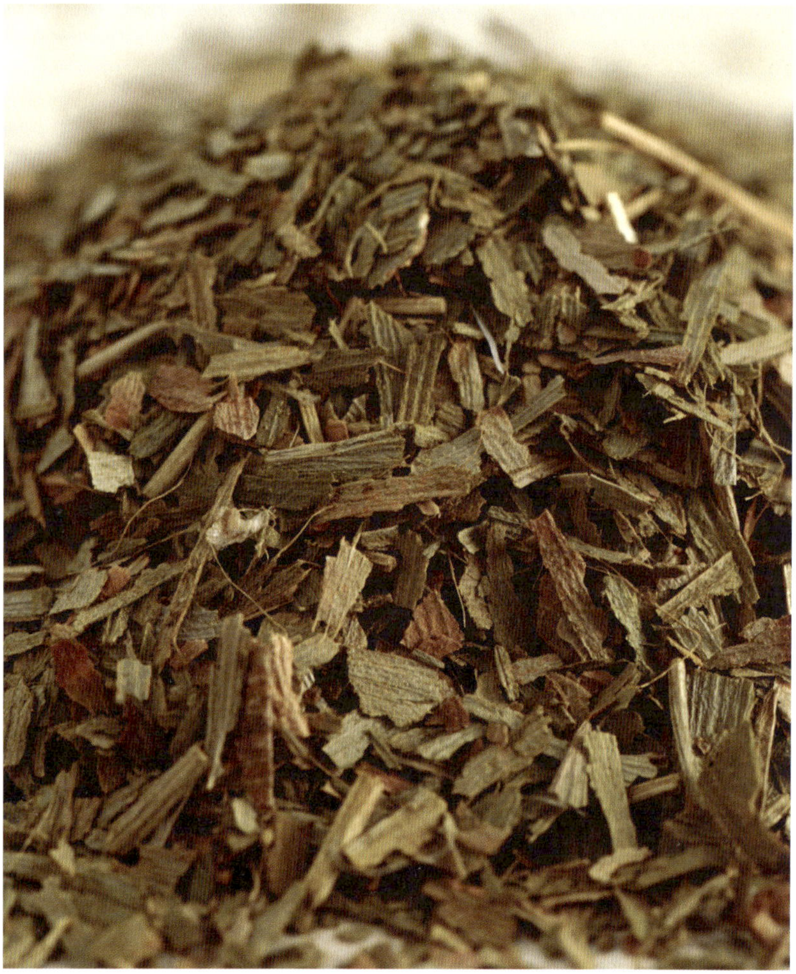

Pflanzenextrakte können Entzündungen wirkungsvoll bekämpfen.

kämpfen. Vergleichende Untersuchungen haben gezeigt, dass das Vitamin Schwellungen und Steifheit der Gelenke so gut reduzieren kann wie die üblichen Antirheumatika (z. B. Diclofenac). Auch bei der Schmerzreduktion kann dieser Vitalstoff gut mithalten. Er ist von der Wirkung her mit Schmerzmitteln, wie Diclofenac durchaus vergleichbar.

Außerdem wirkt Vitamin E den durch die Schmerzmittel (NSAR, z. B. Acetylsalicylsäure, Dicolfenac) verursachten Magenschleimhautentzündungen entgegen.

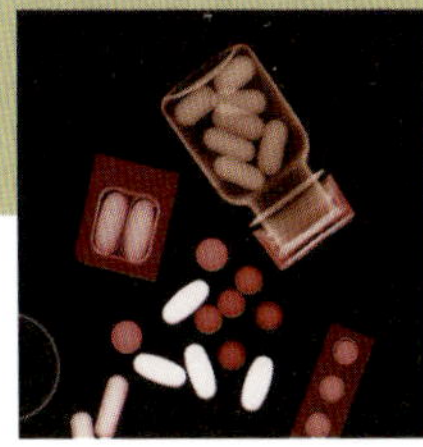

Weihrauch – altes und dennoch modernes Naturheilmittel

Entzündungen und rheumatische Erkrankungen wurden bereits vor über 2000 Jahren in Asien und im Mittelmeerraum mit Weihrauch behandelt. Auf ägyptischen Hieroglyphentafeln und Papyrusrollen, die zum Teil sogar auf 4000 vor Christus datiert werden, ist der Weihrauch als Naturstoff bei Krankheiten erwähnt und in der heutigen Zeit durch aktuelle Forschungsergebnisse zu neuen Ehren gekommen.

Aus den wild wachsenden Bäumen, die in Indien, Ostafrika und Arabien auf kargen Böden wachsen, wird aus dem Stamm ein Harz gewonnen, welches reich an entzündungshemmenden Stoffen ist. Es sind vor allem die so genannten Boswelliasäuren, die das Feuer in den Gelenken erkalten lassen. Die mehrwöchige Anwendung von Weihrauchextrakt hat in verschiedenen Untersuchungen eine Schmerzlinderung, eine Abnahme der Gelenkschwellung und eine Verbesserung der morgendlichen Steifheit der Gelenke ergeben – und das bei guter Verträglichkeit dieses entzündungshemmenden Naturstoffs. Sogar bei Personen mit chronisch-entzündlichen Darmerkrankungen und bei Asthma, welches auch von Entzündungsreaktionen mitgeprägt ist, wurden durch die Anwendung von Weihrauch deutliche Verbesserungen erzielt.

Der Extrakt des indischen Weihrauchs »Boswellia serrata« wirkt entzündungshemmend

Wichtig ist, dass Sie hier nicht irgendeinen Weihrauchextrakt verwenden, sondern den indischen Weihrauch mit der botanischen Bezeichnung »Boswellia serrata« wählen, denn diese Art ist am besten untersucht und in den Studien am häufigsten verwendet worden. An dieser Stelle empfehle ich Ihnen für weitere Informationen mein Buch »Arthrose – schmerzfrei durch Biostoffe«, welches ebenfalls im Herbig Verlag erschienen ist.

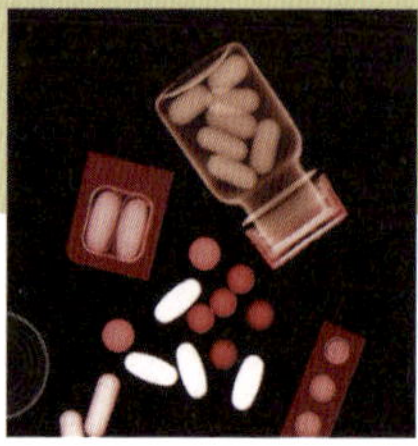

MSM – bioaktiver Schwefel bekämpft Entzündungen und Schmerzen

Ein schwefelhaltiger Stoff wirkt schmerzlindernd

Die wohltuende Wirkung schwefelhaltiger Bäder bei Gelenkbeschwerden haben bereits Mozart, Beethoven und Napoleon genossen. Schwefel ist für den Knorpelaufbau wichtig. In den USA hat man bei schmerzhaften Gelenkerkrankungen und anderen Schmerzzuständen einen »Abkömmling« des Schwefels in der Anwendung. Dieser Stoff, der unter dem Namen »Methylsulfonylmethan« (= MSM) bekannt ist, kommt natürlicherweise in verschiedenen Nahrungsmitteln bzw. Getränken, z. B. in Milch, Tomatenmark, Kaffee, Tee und Bier, vor. Leider sind die dort enthaltenen Konzentrationen aber für einen therapeutischen Effekt nicht ausreichend.

Knorpelstoffe, indischer Weihrauch und MSM – eine sinnvolle und hilfreiche Kombination bei Arthrose.

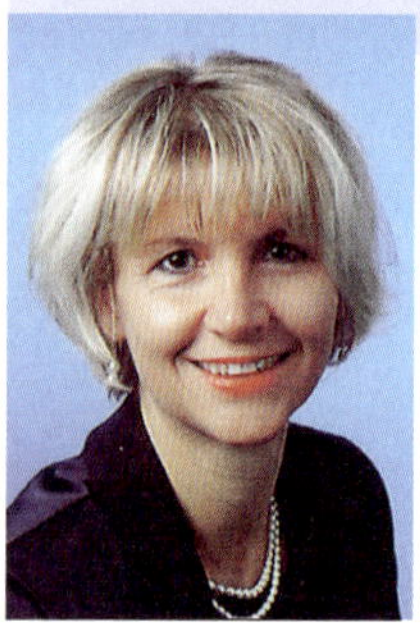

MSM wird daher in Kapselform angeboten und u. a. Patienten mit Arthrose, rheumatoider Arthritis, Rückenschmerzen, Sehnenscheidenentzündungen oder Muskelschmerzen gegeben. Die Erfahrungsberichte der Ärzte sind durchaus positiv: Bei Einnahme von MSM hat man ein Nachlassen der Schmerzen und eine bessere Beweglichkeit der Gelenke beobachten können. Damit steigt auch insgesamt die Bereitschaft der Gelenkkranken zu mehr Bewegung – und diese ist ja für den Nährstoffaustausch im Gelenk sehr wichtig.

Der schwefelhaltige Stoff MSM verbessert zudem die Durchblutung, wodurch wundheilungsfördernde körpereigene Stoffe schneller an den Ort der Verletzung oder Entzündung gelangen können. Das kann auch von Einfluss

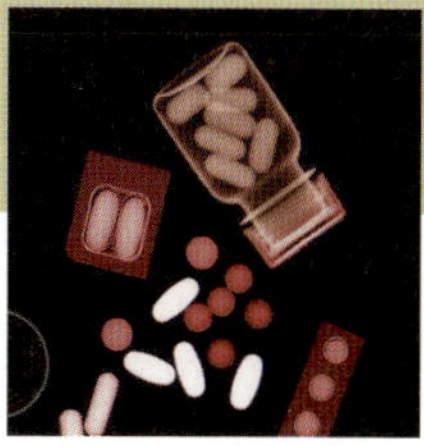

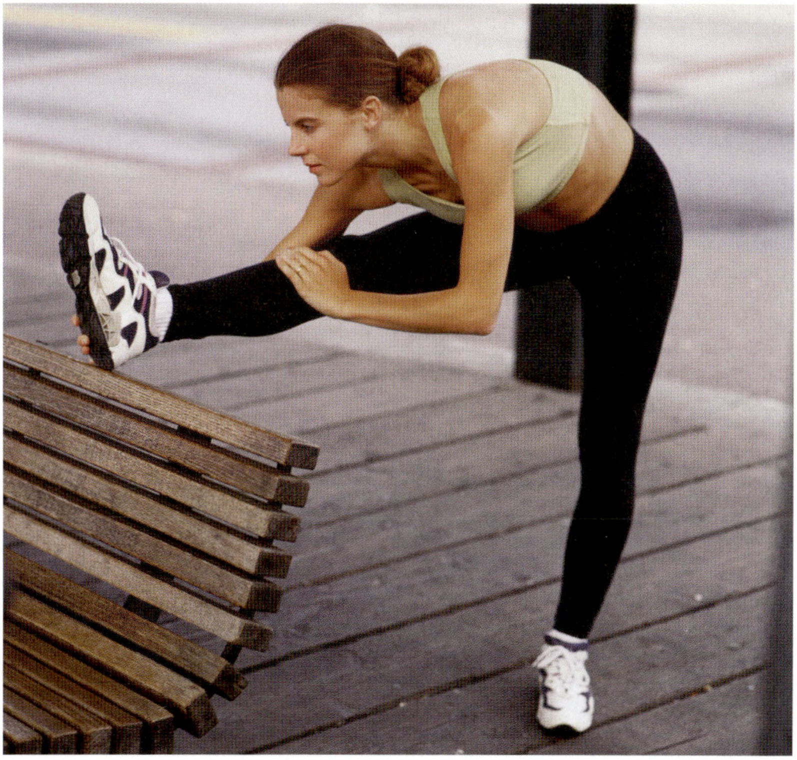

Die Bereitschaft zur Bewegung ist für Gelenkkranke besonders wichtig.

sein, wenn Sie bereits blutverdünnende Mittel (z. B. bei bestehenden Herz-Kreislauf-Erkrankungen) einnehmen: Die Wirkung dieser Arzneimittel kann durch MSM verstärkt werden. Sprechen Sie mit Ihrem Therapeuten darüber und setzen Sie niemals eigenmächtig die Ihnen verordneten Medikamente ab.

Bei Arthrose ist die »Viererkombination« sinnvoll

Übrigens: Bei Arthrose empfiehlt sich eine Kombination aus den Knorpelstoffen Glucosamin und Chondroitinsulfat, dem indischen Weihrauch und dem natürlichen Schmerzkiller MSM. Eine solche »Viererkombination« schützt den Knorpel, hemmt den weiteren Knorpelabrieb und wirkt schmerzstillend und entzündungshemmend. Informationen zur Bezugsmöglichkeit eines solchen Präparates finden Sie auf S. 221.

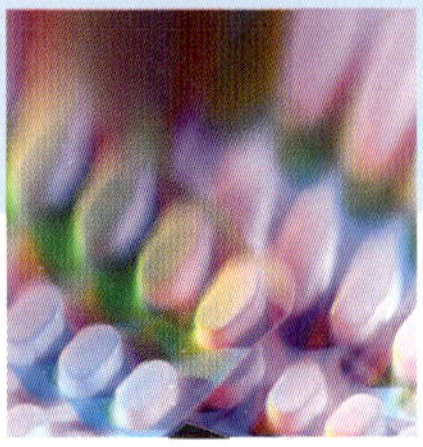

Geben Sie den Brandherden keine Chance

Risiko und Schutzmöglichkeiten

»Chronic inflammation breaks down your body and makes you older«, schreibt Jack Challem in seinem im Jahre 2003 erschienenen Bestseller »The Inflammation Syndrome«. *Früher alt und krank durch chronische Entzündungen* – so das Fazit des Autors, der zu den führenden Medizinjournalisten in den USA zählt und eine Vielzahl anerkannter Artikel mit diesem Themenschwerpunkt in medizinischen Fachzeitschriften veröffentlicht hat.

Nur wer seine Feinde gut kennt, kann eine Schlacht erfolgreich schlagen

Jetzt kennen wir sie also – die »Brandzünder«, die unseren Gefäßen zusetzen, unseren Kohlenhydrat- und Fettstoffwechsel stören und für eine Reihe chronischer Erkrankungen, die uns häufiger sogar das Leben kosten, (mit)verantwortlich gemacht werden. Diese Kenntnisse bieten nun aber auch gleichzeitig die Möglichkeit, sich gegen diese negativen Einflüsse zu schützen. Wir haben es in der Hand – das Risiko und/oder die Schutzmöglichkeiten.

Am besten ist immer noch die »Prophylaxe«, die Vorbeugung vor Erkrankungen. Sind Krankheiten erst einmal da, dann müssen in der Regel »schärfere Geschütze« aufgefahren werden und dem Körper wird insgesamt viel mehr abverlangt als in Zeiten, wo er sich »nur« der Vermeidung von krank machenden Prozessen widmen muss. Nutzen Sie diese Chance und bemühen Sie sich um eine gesunde Lebensweise – es lohnt sich!

In diesem Kapitel erfahren Sie, wie Sie sich durch eine »entzündungshemmende« Ernährung und einen »brandlöschenden« Lebensstil Entzündungen vom Leib halten können.

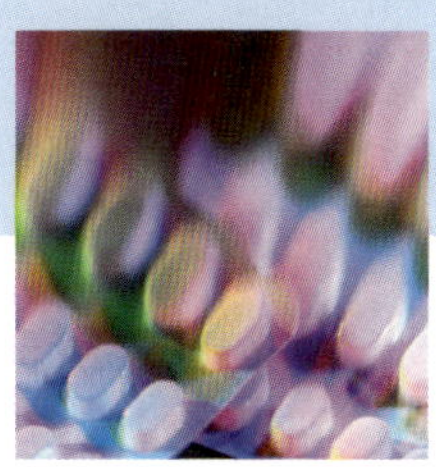

Entzündungshemmende Kost – was unsere Vorfahren uns voraus hatten

Intensive Bewegung und eine naturbelassene Kost

Unsere Abspaltung vom Zweig der Menschenaffen liegt etwa 7 Millionen Jahre zurück. Der »Steinzeitmensch« lebte vor etwa 4 Millionen Jahren (Altsteinzeit). Das Leben unserer Urahnen war geprägt von der Jagd nach wilden Tieren und dem Sammeln von wilden Früchten, Gemüsen und Kräutern. Die täglich zugeführten Kalorien (im Durchschnitt etwa 2200 kcal/Tag), die hauptsächlich für die intensive Bewegung gebraucht wurden, waren zu etwa 70% tierischer Herkunft, die restlichen 30% stammten von Wildpflanzen. Über 120 000 Generationen lang lebte und ernährte sich die Menschheit auf diese Art und Weise, die sich offensichtlich bewährte: Bluthochdruck, Fettstoffwechselstörungen, Diabetes mellitus und chronische Entzündungen kamen damals nicht vor. Auch das Ausmaß an dicken, übergewichtigen Menschen war damals undenkbar.

Viel Bewegung und eine naturbelassene Kost – das prägte das Leben unserer Vorfahren zu prähistorischen Zeiten.

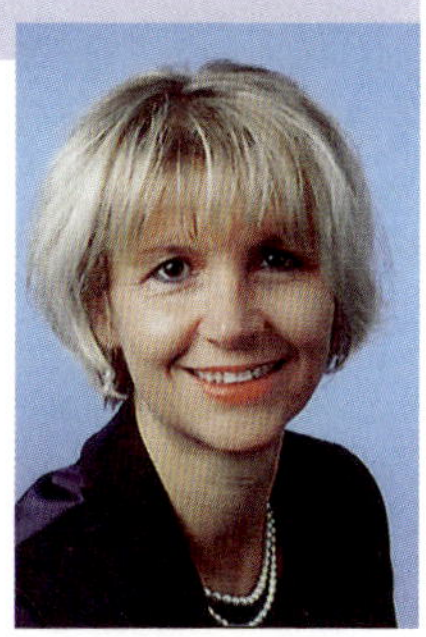

Natürlich hatten unsere Urahnen eine deutlich geringere Lebenserwartung als wir heute. Sie starben früher – was zum Teil der äußerst gefährlichen Nahrungsbeschaffung (Tierkämpfe!) zuzuschreiben war. Man kann aber nicht grundsätzlich damit argumentieren, dass die Steinzeitmenschen infolge ihrer relativ geringen Lebensspanne »keine Zeit« hatten, degenerative Krankheiten (z. B. Atherosklerose) zu entwickeln. Etwa ein Zehntel der Urbevölkerung wurde zwischen 60 und 76 Jahre alt – und das bei guter Gesundheit!

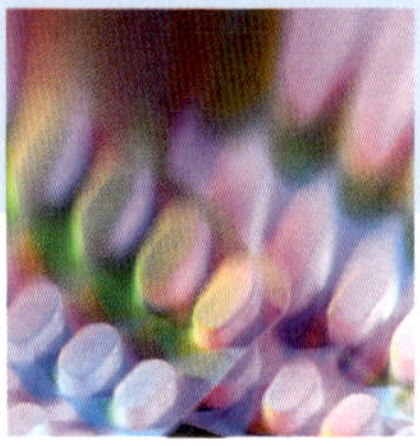

Ein grundlegender Vergleich der heutigen und damaligen Ernährungsform zeigt, dass wir uns heute zu etwa zwei Dritteln von Lebensmitteln ernähren, die es in früherer Zeit gar nicht gab, und dass der Anteil an entzündungsfördernden Inhaltsstoffen in unserer Kost etwa 30-mal höher liegt als jener der Jäger und Sammler.

Steinzeitkost: Früchte, Gemüse, Kräuter – und FLEISCH!

Den aufrecht gehenden Menschen (Australopithecus = Vormensch) gibt es seit insgesamt etwa 4 bis 5 Millionen Jahren. Er lebte in Afrika und ernährte sich, da er noch nicht mit einer besonders guten Jagdfähigkeit ausgestattet war, überwiegend von Früchten, Blättern, Samen und Insekten. Kleine gefangene Tiere kamen seltener auf den Tisch.

»Artgerechte« Kost: die »richtigen« Fette und hochwertiges Eiweiß, wenig Kohlenhydrate

Das änderte sich mit der zunehmenden Vergrößerung des Gehirns, die es nun möglich machte, Jagdwerkzeuge zu entwickeln und mit List an die Sache heranzugehen. Die Menschen der Gattung »Homo«, die man seit etwa 2,3 Millionen Jahren kennt, wendeten sich nun neben dem »Grünfutter« mehr und mehr dem Fleisch zu, welches viel Energie in Form von »guten« Fetten (s. S. 151) und hochwertigem Protein lieferte (Tabelle 18). Und das war für die anstrengende und kalorienraubende Jagd- und Sammeltätigkeit vonnöten.

Dabei entwickelten unsere Vorfahren einen Sinn für die ernährungsphysiologisch interessanten Teile der erlegten Tiere. Sie bevorzugten das Hirn und das Knochenmark, also besonders fettreiche Organe mit einem sehr günstigen Verhältnis der verschiedenen Fettsäuren untereinander (s. S. 151). Das Muskelfleisch der Wildtiere war eher fettarm, nur

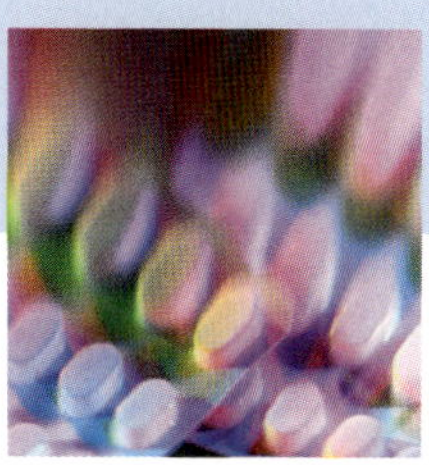

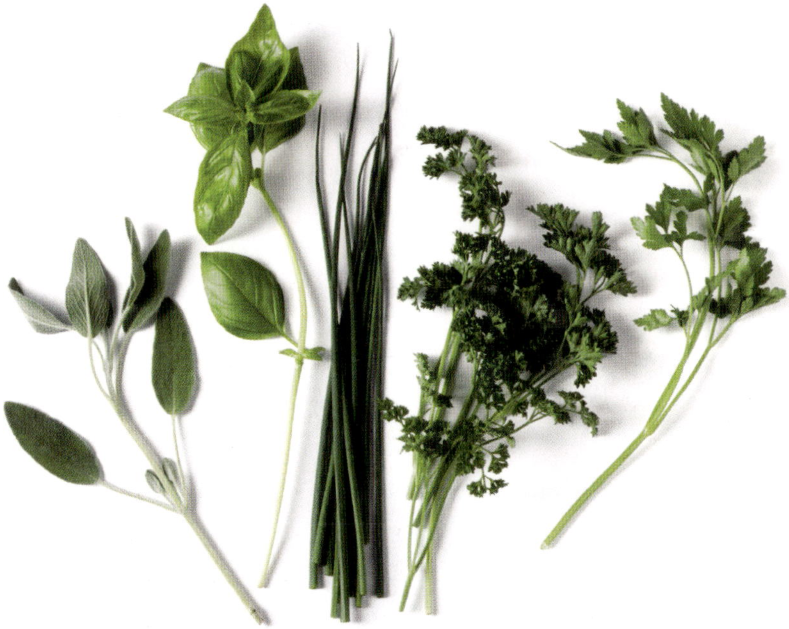

Wildwachsende Kräuter und Gemüse – Entzündungshemmung aus der Natur.

im Herbst legten die Tiere etwas an Fett zu. Im überwiegenden Teil des Jahres gab es eher mageres Fleisch. Kein Wunder also, dass sich unsere Urahnen auf das eher selten verfügbare Fett der genannten Organe stürzten, das noch dazu ein ideales Fettsäuremuster aufwies. Die Gesamtmenge der Fettzufuhr hat sich in der heutigen Zeit im Vergleich zu unseren Vorfahren zwar nicht verändert, wohl aber die Fettqualität. Wir haben die »guten« Fette der Steinzeitmenschen gegen die »schlechten« eingetauscht (s. S. 151).

Reine Kost – weder Salz, noch Zucker, noch Zusatzstoffe

Außerdem bot die Natur unseren Urahnen Fisch und reichlich (wilde) Gemüse, Früchte, Wurzeln und Samen. Eine besondere Delikatesse war der wilde Honig. Das war es dann

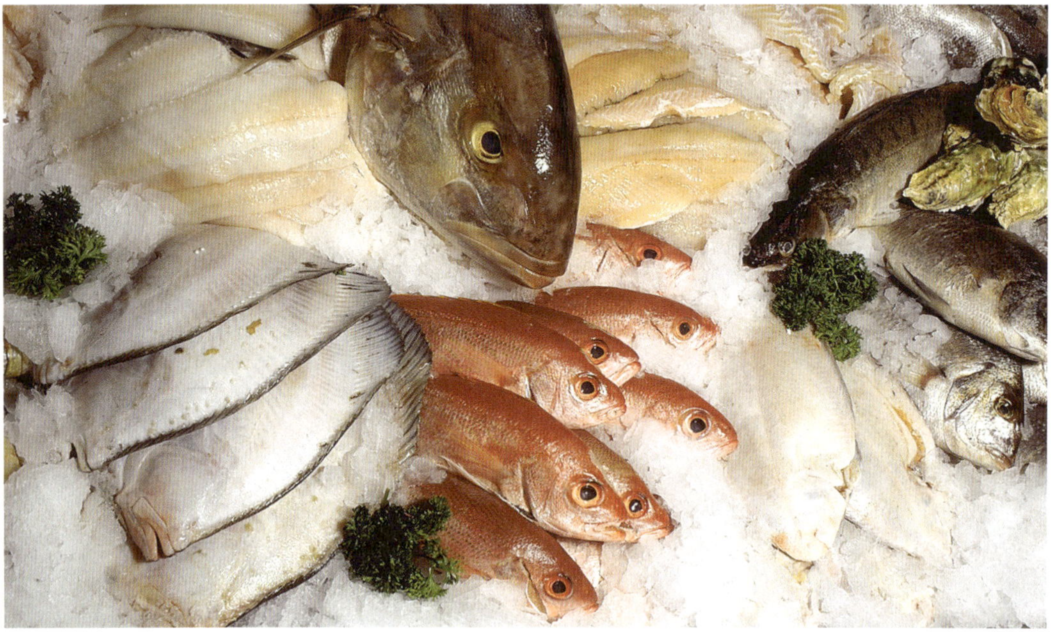

aber auch schon an »Süßigkeiten«. Keine verarbeiteten Kohlenhydrate, die uns als Kuchen und Gebäck feilgeboten werden, keine Nuss-Nougat-Creme, keine Mikrowellen- und Tiefkühlkost und keine Fertigprodukte für die »schnelle Küche«. Aber, man beachte: Auch Milchprodukte, Brot, Nudeln oder andere Getreideprodukte fehlten! Ebenso fehlten Salz und Zucker auf der Liste der Zutaten, stattdessen »würzte« man eben mit Wildkräutern, von denen es reichlich gab.

Tabelle 18: Versorgung mit Eiweiß, Fett und Kohlenhydraten (in % an der Nahrungsenergie) – einst und jetzt

	Eiweiß	Fett	Kohlenhydrate
Steinzeitmensch	*ca. 20–30%*	*ca. 30–50%*	*ca. 20–30%*
Heutige Kost	*ca. 10%*	*ca. 30–40%*	*ca. 50%*

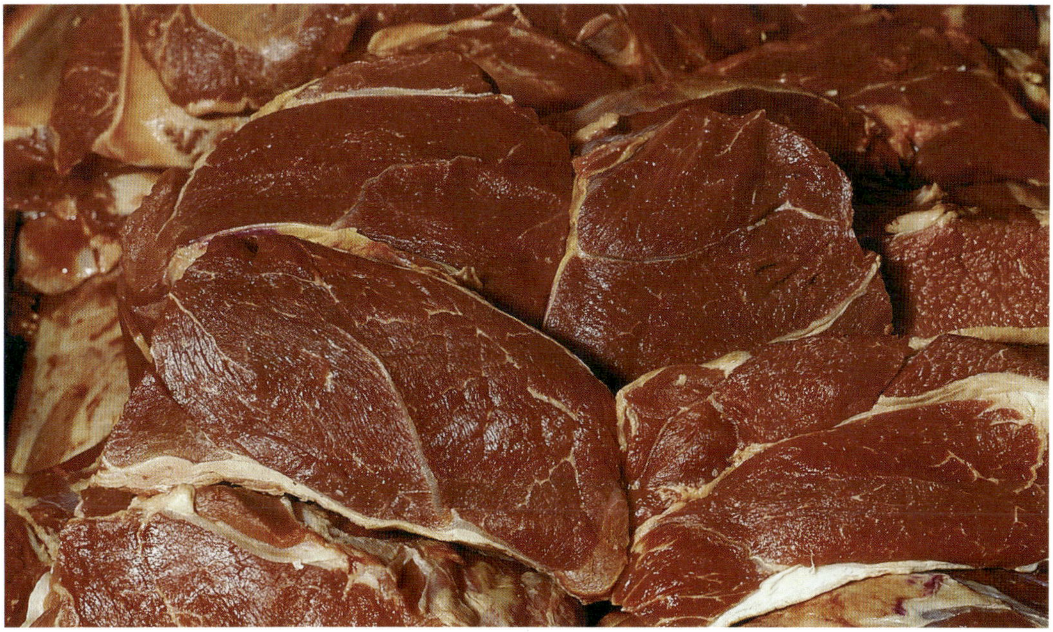

Wir jagen und sammeln heute nur noch im Supermarkt

Die natürliche Kost der Vorfahren war reich an Vitalstoffen. Vitamine, Mineralstoffe, Spurenelemente – das Grünfutter strotzt nur so davon. Auch die vorzugsweise in tierischen Lebensmitteln vorkommenden Mikronährstoffe (z. B. Vitamine, Zink, Selen) kamen nicht zu kurz.

Unsere Nahrung ist häufig denaturiert

Nie mehr war die Versorgung mit diesen lebensnotwendigen kleinen Helfern, ohne die unser Stoffwechsel nicht funktionieren kann, so gut wie damals. Die Menschen nahmen beispielsweise 3- bis 5-mal mehr B-Vitamine und etwa 9-mal so viel Vitamin C wie in der heutigen Zeit auf. Die Zufuhr an Vitamin E war 3-mal so hoch. Magnesium wurde etwa doppelt so viel und Selen fast 3-mal so viel aufgenommen wie von uns »Supermarktkäufern«. Das sind Mengen, die können wir in der heutigen Zeit kaum noch erreichen,

Natürlich war früher nicht alles besser, aber die Versorgung der Menschen mit Vitalstoffen schon, und zwar erheblich.

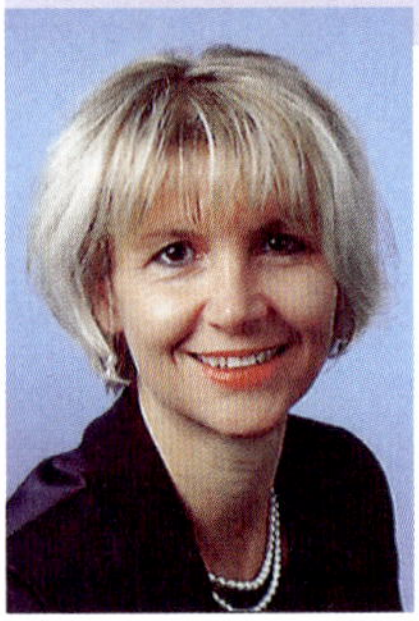

selbst wenn wir uns bemühen und den Obst- und Gemüseverzehr steigern (was man aber, wie weiter unten empfohlen, natürlich unbedingt trotzdem tun sollte).

Die Zufuhr an Kalzium war ausreichend – Osteoporose unbekannt – und das trotz des fehlenden Milchproduktekonsums. Das liegt vermutlich daran, dass die damaligen Zeitgenossen eine ausgeglichene Säure-Basen-Balance hatten und nicht »übersäuert« waren, wie das heutzutage bei uns oft der Fall ist (s. S. 102). Denn ein Überschuss an Säuren kann die Knochen das Kalzium »kosten«.

Die Menge an zugeführten Ballaststoffen (z. B. in Form von Früchten und Gemüsen) war in der damaligen Zeit bis zu 10-mal höher als bei uns modernen Menschen (Tabelle 19). Schließlich ist der Fasergehalt von diesen Lebensmitteln ja auch etwa doppelt so hoch wie in den – bei uns zur Ballaststoffaufnahme – so häufig empfohlenen Vollwertgetreiden.

»Food-design« – noch mehr Fertigprodukte und noch mehr Zusatzstoffe

Die vielen Lebensmittelzusatzstoffe »fehlten« den Steinzeitmenschen – auf diese »mussten« sie verzichten, ebenso auf die Pestizide und Schwermetalle, die in unseren heutigen Nahrungsmitteln häufig enthalten sind. »Fake Food« nennt Loren Cordain solche Produkte in seinem im Jahr 2002 in den USA erschienen Buch »The Paleo Diet«, in Anspielung an die häufig enthaltenen »leeren« Kalorien, die allenfalls durch eine Vielzahl von Geschmacksverstärkern, Bindemitteln und Farbstoffen »aufgepeppt« sind. Nicht selten handelt es sich dabei um raffinierte Lebensmittel, die reich sind an »schlechten« Fetten und den Blutzuckerspiegel in die Höhe treiben – was letztlich in Heißhungerattacken münden

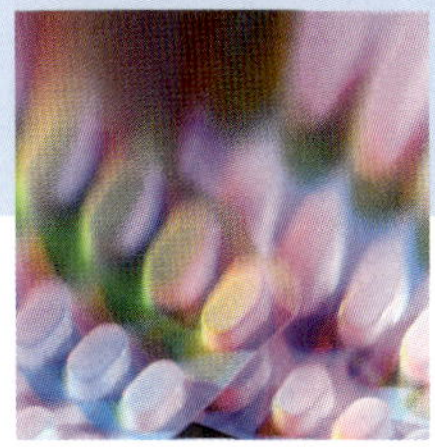

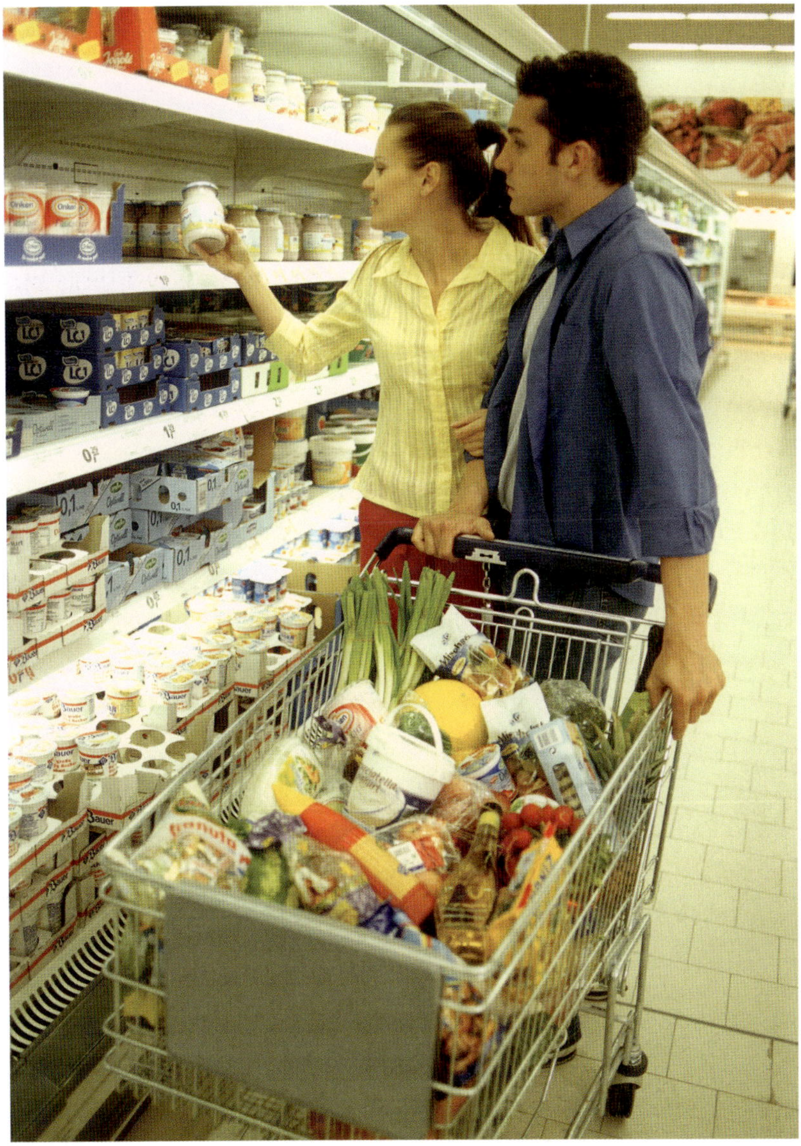

Etwa $^{2}/_{3}$ der heutzutage verfügbaren Lebensmittel gab es bei unseren Vorfahren nicht.

kann. So etwas kannte der Steinzeitmensch gewiss nicht. Gleichzeitig haben wir die Jagdinstrumente gegen den Stift am Schreibtisch eingetauscht und jagen allenfalls noch Terminen hinterher, aber nicht mehr den Tieren, was den Menschen echte körperliche Leistung abverlangte.

Tabelle 19: Die größten Ernährungsfehler der Menschen in der heutigen Zeit, im Vergleich zur Steinzeitkost

Zu viel:	Zu wenig:
• *Fertigprodukte*	• *»Gute« Fette*
• *Kalorien*	• *Ballaststoffe*
• *Kohlenhydrate*	• *Hochwertiges Eiweiß*
• *»Schlechte« Fette*	• *Vitalstoffe*
• *Salz*	

Getreide – ein zweischneidiges Schwert?

Besonders interessant ist die Tatsache, dass bei den Steinzeitmenschen das Getreide (noch) keine Rolle spielte. Das konnte aber auch gar nicht der Fall sein, denn die Möglichkeit, Getreide mithilfe von Mahlsteinen aufzuschließen, war den Jägern und Sammlern noch gänzlich unbekannt. Diese wurden erst vor etwa 10 000 Jahren entwickelt.

Es gibt Forscher, die auch hier einen Grund für die Entstehung von Zivilisationserkrankungen, die unsere heutige Zeit prägen, sehen. Was aber soll an Getreide eigentlich schlecht sein, liefert uns die Vollwertkost doch eine Menge an Ballaststoffen und ist relativ reich an Mikronährstoffen (z. B. B-Vitaminen, Mineralstoffen, Spurenelementen). Ja, das ist die gute Seite am Getreide, wobei man der Vollständigkeit halber hinzufügen muss, dass gerade in Vollwertprodukten Stoffe (Phytate) enthalten sind, welche die Verwertbarkeit der vorhandenen Mikronährstoffe erschweren können.

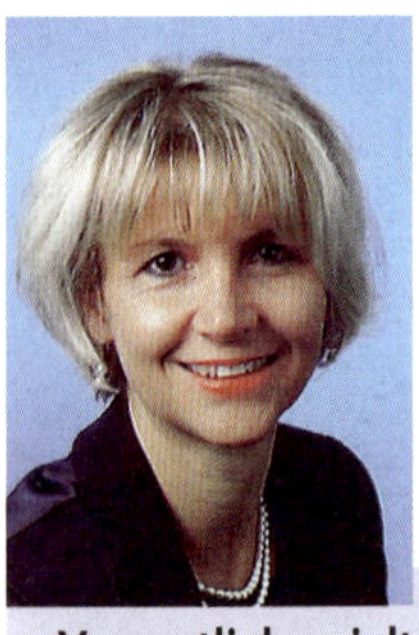

Vermutlich spielt Getreide eine Rolle bei der Insulinmast und all ihren negativen Folgen für die Gesundheit.

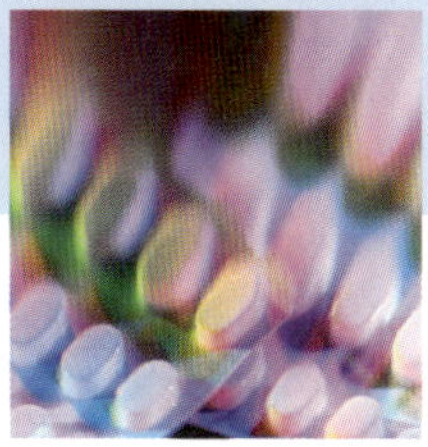

Die schlechte Seite der Zerealien kommt dadurch zum Ausdruck, dass sie uns eine Menge an Kohlenhydraten bescheren, die letztlich wiederum die vermehrte Aktivität unserer Bauchspeicheldrüse notwendig machen. Der aus den Kohlenhydraten produzierte Zucker erfordert eine vermehrte Insulinproduktion, damit dieser Brennstoff in die Muskelzellen geschafft werden kann. Die Insulinproduktion ist bei ausgemahlenen (Weißmehl-)Produkten besonders stark ausgeprägt. Wer gern zu weißen Brötchen und Baguette greift, belastet seine Bauchspeicheldrüse besonders stark. Was aus einem solchen, chronisch bestehenden Zustand werden kann, haben wir ja bereits auf S. 56 gesehen: Die Hyperinsulinämie wird mit Diabetes mellitus, Übergewicht, Herz-Kreislauf-Erkrankungen und sogar mit manchen Krebsarten (z. B. Brust-, Darmkrebs) in Verbindung gebracht. Getreide weist einen durchschnittlichen Kohlenhydrat-(Stärke-)Anteil von etwa 70–80% auf. Im Vergleich dazu beträgt derjenige vieler Obst- und Gemüsesorten nur etwa 10–20%. Das entspricht der Einteilung in »GLYX niedrig« oder »Low Carb«, wie es auf S. 64 schon erläutert wurde.

Achten Sie auf komplexe Kohlenhydrate (Ballaststoffe) in der Kost

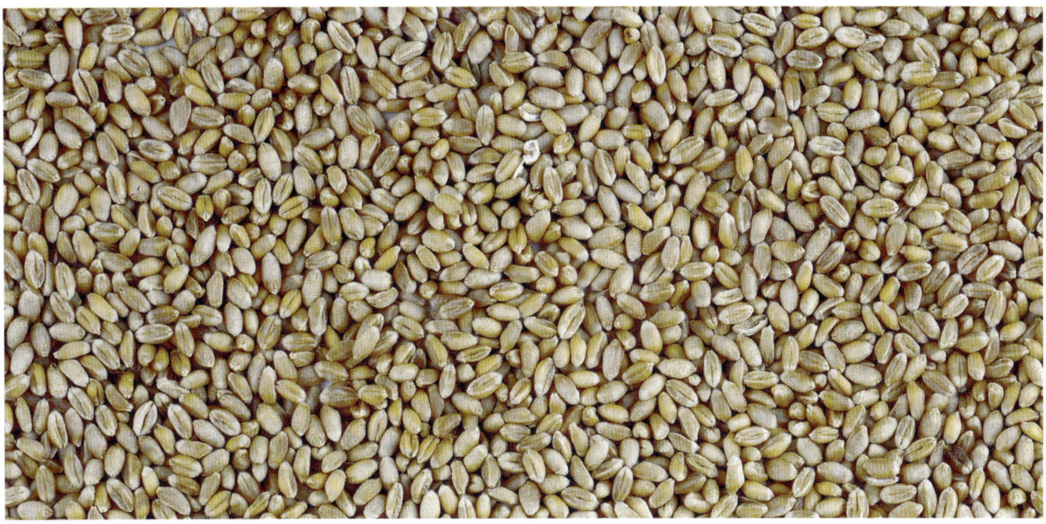

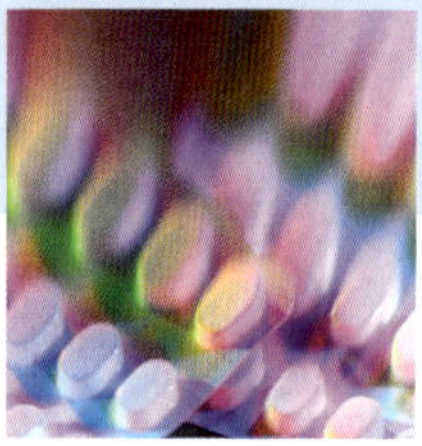

Wider die Natur – wir sind für die heutige Ernährung nicht geschaffen

Unser Erbgut hat sich kaum verändert – der Lebensstil und die Essgewohnheiten dafür um so mehr

Wie bereits erwähnt, verbrachte die Menschheit insgesamt den allergrößten Teil als Jäger und Sammler auf der Erde (Tabelle 20). Das änderte sich erst vor etwa 10 000 Jahren, als die landwirtschaftliche Revolution Einzug hielt. Der Mensch bestellte von nun an nicht nur das Land und baute Früchte und Getreide an, er sann auch über Konservierungsmöglichkeiten für die geerntete Ware nach. Die Anwendung von Salz und Rauch bot die ersten Möglichkeiten zur Haltbarmachung von Lebensmitteln.

Statt von wilden Tieren und Früchten ernährte sich der Mensch nun zunehmend von der Weidewirtschaft, vom Ackerbau – und vom Getreide. Es ist anhand von Skelettfunden nachgewiesen worden, dass es ab diesem Zeitpunkt zu Vitaminmangelerscheinungen, Karies und Knochenschwund kam. Auch die Infektionskrankheiten und die Kindersterblichkeit nahmen zu. Die Übergangszeit vom Jagd- und Sammeltum und dem vermehrten Verzehr von Getreidekörnern war von deutlichen Einbußen in der Lebenserwartung gekennzeichnet. Der Mensch tat sich mit dieser Umstellung offenbar schwer.

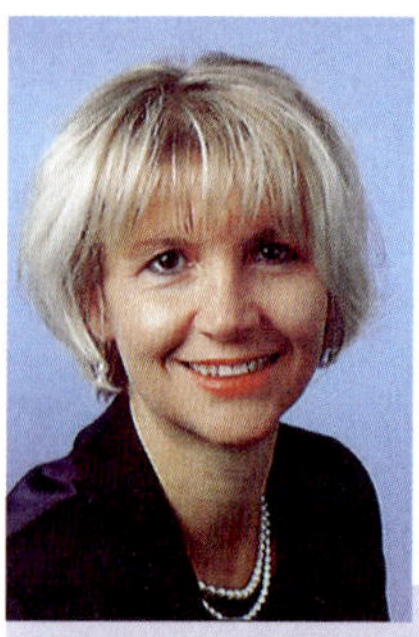

So sehr sich die heutige Lebensweise von jener unserer Urahnen auch unterscheiden mag, unsere erbliche Grundausstattung ist noch immer die gleiche. Sie hat sich in all den Millionen von Jahren um höchstens 0,02% verändert. Das heißt, die Grundausstattung für Organfunktionen, Enzyme, Hormone, Abwehrstoffe und was sonst noch so unseren

Unsere genetische Grundausstattung ist nicht für die Kohlenhydratmast, Fast Food und Mikrowellenkost gedacht.

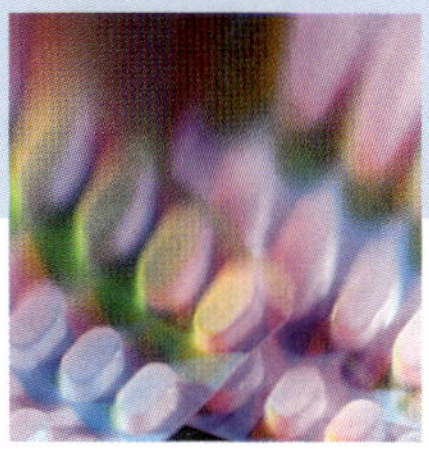

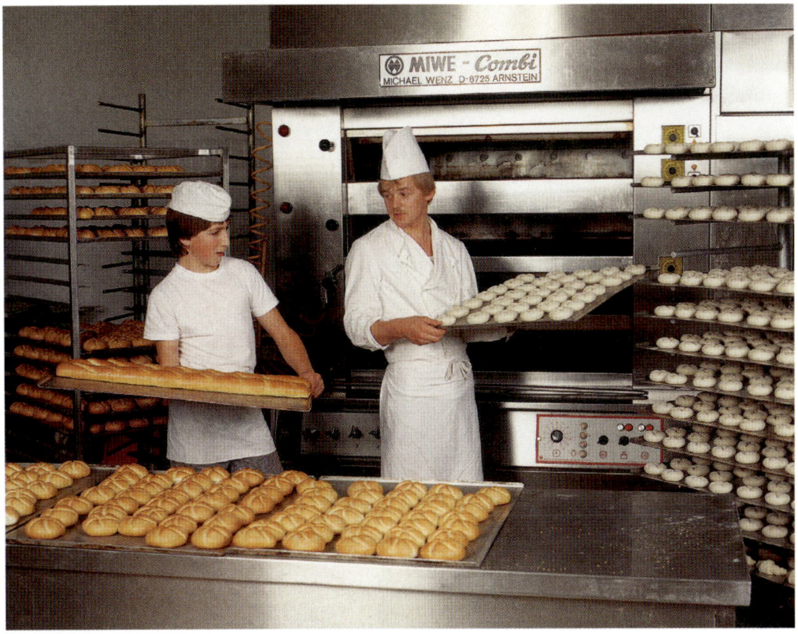

Körper in seinen Funktionen bestimmt, ist noch immer diejenige, die auch für die Männer, die auszogen, um einen Säbelzahntiger oder ein Mammut zu erlegen, charakteristisch war.

Das kann doch nicht gut gehen! Vermutlich kam die Menschheit mit der veränderten Kostform so lange zurecht, wie körperlich hart gearbeitet werden musste und damit mehr von den (falsch zugeführten) Nährstoffen verbrannt – und somit »unschädlich« gemacht – wurden. Aber als dann die Bewegung noch ausblieb, war den entgleisenden Stoffwechselreaktionen Tür und Tor geöffnet.

Wir füllen unseren Körper mit dem falschen »Treibstoff«

Loren Cordain, der Ernährungswissenschaftler an der Universität in Colorado, USA, vergleicht die heutige, von den Steinzeitmenschen stark abweichende Ernährung, die wir unserem Körper zumuten, mit einem »Auto, welches eigentlich zum Fahren Superbenzin benötigt und stattdessen mit Dieseltreibstoff befüllt wird«.

Tabelle 20: Die moderne Computergeneration – ein Staubkorn in der Wüste

Anzahl der Generationen in der gesamten Menschheit	Lebensweise
120 000	*Jäger und Sammler*
500	*Ackerbau und Viehzucht*
10	*Industrielle Revolution mit Ackerbau und Mastwirtschaft*
1	*Leben mit modernen Kommunikationsmöglichkeiten und »Fooddesign«*

Mit Vitalstoffen und Kräutern gegen den Entzündungsstress

Essen Sie mehr Obst und Gemüse und verwenden Sie viele frische Kräuter! Dort stecken viele schützende und krebshemmende Stoffe drin (Tabelle 21). Allen voran Vitamine, Mineralstoffe, Spurenelemente und bioaktive Pflanzenstoffe, die z. B. entzündungs- und infekthemmende Wirkungen haben können.

Kräuter und scharfe Gemüse wirken »brandlöschend«

Zu den interessantesten Vertretern der Gemüsezunft zählen beispielsweise alle Kohlarten, Zwiebeln, Knoblauch und Kresse. Die darin enthaltenen schwefelhaltigen Stoffe scheinen nicht nur Bakterien zu Leibe zu rücken, sondern auch Krebszellen das Leben schwer machen.

Aber auch Früchte wie z. B. Beeren bieten eine Vielfalt an »brandlöschenden« Inhaltsstoffen. So ist beispielsweise bekannt, dass die in Preisel- und Heidelbeeren vorhandenen Substanzen gegen Harnwegsentzündungen gut sind und die auslösenden Keime in ihre Schranken weisen.

Wer öfter bei Früchten und Gemüse zugreift, hat ein niedrigeres Risiko für viele Krebsarten (z. B. Lungen-, Magen-, Darmkrebs). Würde die von der Deutschen Gesellschaft für

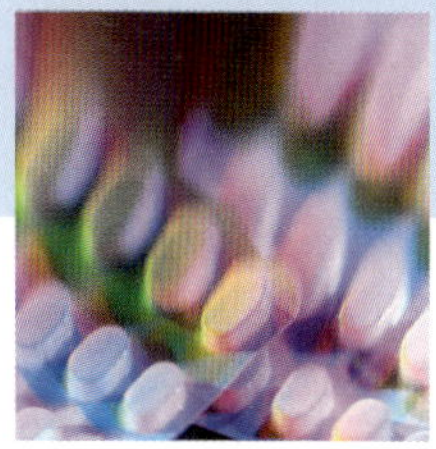

Ernährung gegebene Empfehlung von täglich 650 Gramm Gemüse und Obst eingehalten, dann gäbe es in Deutschland, nach der Meinung von Experten, 20% weniger Krebs bei Frauen und 30% weniger bei Männern. Das wären dann insgesamt etwa 40000 weniger tragische krebsbedingte Frauen- und etwa 60000 weniger tragische krebsbedingte Männerschicksale jährlich!

Von besonderem Interesse sind die entzündungshemmenden Inhaltsstoffe der Ingwergewürze wie z. B. der Gelbwurz (Kurkuma). Deren wichtigster Bestandteil ist der Farbstoff Kurkumin, der auch für die Gelbfärbung des Currypulvers mitverantwortlich ist. In Indien wird Kurkuma in der traditionellen Volksheilkunde seit mehr als 4000 Jahren u. a. bei Verdauungsproblemen, entzündlichen Prozessen jeglicher Art (z. B. auch bei entzündlichen Hauterkrankungen, Entzündungen im Mund- und Rachenraum und Entzündungen im Verdauungstrakt) und zur Stärkung der Abwehrkraft angewendet. Kurkumin hemmt die Freisetzung entzündungsfördernder Botenstoffe und kann helfen, die unangenehmen Begleiterscheinungen von Gelenkentzündungen (z. B. Schwellungen) zu lindern. In jüngster Zeit ist der Inhaltsstoff Kurkuma auch in das Interesse der Krebsforschung geraten, denn es gibt Hinweise aus diversen Laboruntersuchungen, wonach Kurkuma bzw. das daraus zu isolierende Kurkumin möglicherweise einen günstigen Einfluss auf das Absterben von Tumorzellen haben könnte.

Kurkuma und Ingwer – ein entzündungshemmendes Gewürzduo mit vielen weiteren interessanten gesundheitsfördernden Eigenschaften

Erstaunlich ist die Beobachtung, die an der National University in Singapur gemacht wurde: Dort hat man festgestellt, dass Kurkumin der Entwicklung der Amyloid-Plaques, die zur Alzheimerkrankheit führen, entgegenwirkt und somit möglicherweise einen Beitrag zur Erhaltung der geistigen Leistungsfähigkeit im Alter leisten kann.

Auch der Ingwer selbst kann mit einer langen Tradition im

Tabelle 21: Obst, Gemüse und Kräuter mit entzündungshemmender Wirkung

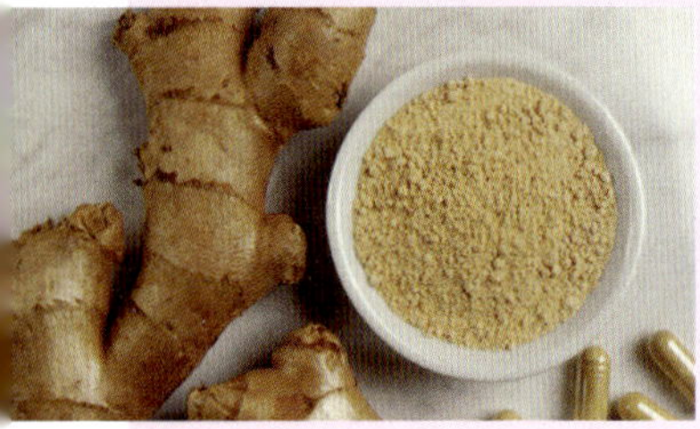

- ***Ananas***
- ***Beerenobst***
- ***Gelbwurz (Kurkumin)***
- ***Grüner Tee***
- ***Kohlarten***
- ***Knoblauch***
- ***Kresse***
- ***Holunder***
- ***Ingwer***
- ***Oregano***
- ***Rosmarin***
- ***Zitrusfrüchte***
- ***Zwiebel***

Heilwesen aufwarten. Bereits 2700 Jahre vor Christus erhob der chinesische Kaiser Shen Nung dieses Gewächs zur wichtigsten Pflanze in der höchsten Kategorie der wertvollsten Heilpflanzen. Auch bei den alten Griechen und Römern fand der Ingwer in der Medizin u. a. bei Magen- und Verdauungsbeschwerden Anwendung. Die Gewürzpflanze enthält Substanzen (vor allem Gingerole), welche die Produktion von Verdauungssäften anregen und hilfreich sind gegen Übelkeit und Erbrechen. In asiatischen Ländern wird die Ingwerwurzel auch heute noch bei Erkältungskrankheiten und Rheuma eingesetzt. Die entzündungshemmende Wirkung des Scharfmachers wurde in Humanstudien u. a. bei Gelenkbeschwerden belegt. Wissenschaftliche Untersuchungen ergaben, dass die Inhaltsstoffe der Ingwerwurzel Einfluss nehmen auf die Entzündungskaskade und der Freisetzung des entzündungsfördernden Proteins NF-kappa B (s. S. 85) entgegenwirken können. Des Weiteren konnte für die Inhaltsstoffe des Ingwers auch eine durchblutungsfördernde Wirkung gezeigt werden. Inzwischen gibt es die genannten exotischen Gewürze auch in Kapselform, was den Vorteil hat, dass man sie leichter zur Verfügung hat (weitere Informationen unter der kostenlosen Telefonnummer 0800 1010 972).

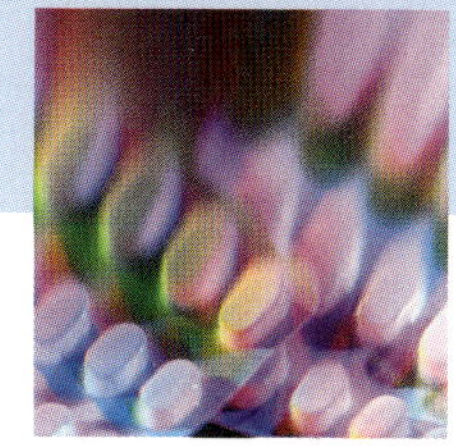

Radikalfänger wirken Entzündungen entgegen

Obst und Gemüse sind auch Lieferanten für »Antioxidantien« (= Radikalfänger), die den schädlichen freien Radikalen, die gerade bei Entzündungen vermehrt gebildet werden, das Handwerk legen und die gefürchteten »Oxidationen« verhindern. So bleiben die Eiweiße (z. B. Enzyme, Hormone, Abwehrstoffe) und Fette funktionsfähig. Das Cholesterin wird vor den gefährlichen Veränderungen durch die Winzlinge geschützt und der entzündungsfördernden »Schaumzellbildung« in den Gefäßen (s. S. 25) entgegengewirkt.

Radikalfänger wie z. B. die Vitamine C und E löschen den Entzündungsbrand

Tabelle 22: Wichtige Antioxidantien und ihr Vorkommen in Lebensmitteln

Antioxidantien (= Radikalfänger)	Vorkommen (Beispiele)
Vitamin C	*Acerola-Kirsche*
	Hagebutten
	Kohl
	Paprika
	Sanddorn
	Zitrusfrüchte
Vitamin E	*Nüsse*
	Pflanzliche Öle
Carotinoide	*Aprikosen*
	Karotten
	Paprika
	Spinat
Coenzym Q10	*Fisch*
	Fleisch
	Pflanzliche Öle
Alpha-Liponsäure	*Fleisch*
	Innereien

Antioxidantien (= Radikalfänger)	Vorkommen (Beispiele)
Bioflavonoide	*Äpfel*
	Beerenobst
	Früchtetee
	Tomaten
	Rotwein
	Zitrusfrüchte
	Zwiebeln
Selen	*Fisch*
	Fleisch
	Innereien
Zink	*Austern*
	Fisch
	Fleisch
	Innereien
	Krabben
	Vollwertgetreide (aber hier Zink schlecht verfügbar!)

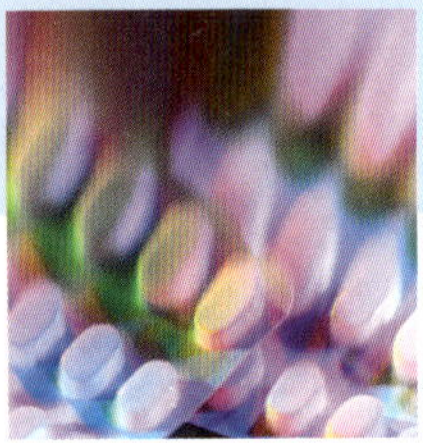

Zu den wichtigsten Antioxidantien zählen die Vitamine C, E, die Carotinoide, das Coenzym Q10, die alpha-Liponsäure und die Bioflavonoide. Auch die Spurenelemente Selen und Zink sind Bestandteile radikalinaktivierender Schutzfaktoren (Tabelle 22).

Bei Stress, unter der Einnahme von Medikamenten oder z. B. bei chronischen Erkrankungen (z. B. Asthma, Diabetes mellitus, Gelenk-, Herz- und Kreislauferkrankungen) werden diese aggressiven Winzlinge, die unsere Zellen schädigen, ebenfalls vermehrt im Körper freigesetzt. Häufig haben Menschen mit diesen Erkrankungen einen Mangel an diesen »Bodyguards« im Blut und sind mehr oder weniger drastisch unterversorgt mit Antioxidantien.

Sollten Sie zu den Sonnenanbetern gehören oder häufiger ins Solarium gehen, so sind Sie auch vermehrt von den freien Radikalen bedroht. Auch die Raucher und Vielflieger gehören zur Risikogruppe für eine Überlastung mit den schädlichen kleinen Teilchen (Tabelle 23).

Wer von diesen Einflüssen betroffen ist, der sollte sich mit einer Extraportion »Radikalfänger« (= Antioxidantien) versorgen und nicht nur auf die Ernährung bauen. In meinem Buch »Antiaging mit Antioxidantien« habe ich ausführlich beschrie-

Tabelle 23: Achtung Risiko – in diesen Fällen sollten Sie besonders auf eine *zusätzliche* Versorgung mit Antioxidantien achten

- *Chronische Erkrankungen*
- *Entzündungen*
- *Erkältungen/grippale Infekte*
- *Medikamenteneinnahme*
- *Rauchen*
- *UV-Exposition*
- *Solariumbesuche*
- *Sport*
- *Stress*
- *Vegetarismus (Zink, Selen!)*
- *Vermehrte Umweltbelastung (z. B. durch Autoabgase)*
- *Vielfliegerei*
- *Vitalstoffarme Kost (wenig Obst und Gemüse)*

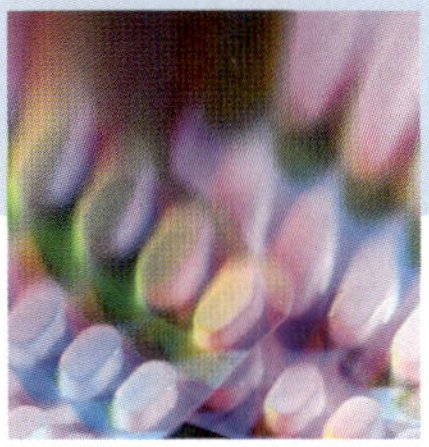

ben, warum wir heutzutage sehr häufig zu wenig von diesen »Bodyguards« zur Verfügung haben. Daher möchte ich mich an dieser Stelle kurz fassen und lediglich darauf verweisen, dass wir in der heutigen Zeit, aufgrund unseres Lebensstils und unserer Umweltbedingungen, vielfach einen erhöhten Bedarf an diesen Schutzstoffen haben, der über die üblichen täglichen Mahlzeiten kaum mehr gedeckt werden kann.

Radikalfänger sind die eigentlichen Stars unter den »Bodygards«, die unsere Zellen schützen und der vorzeitigen Alterung vorbeugen.

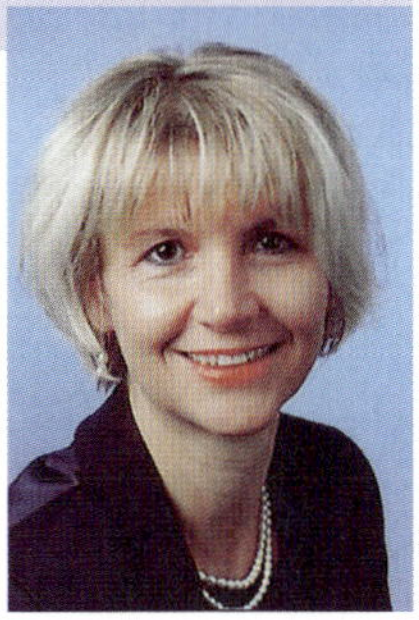

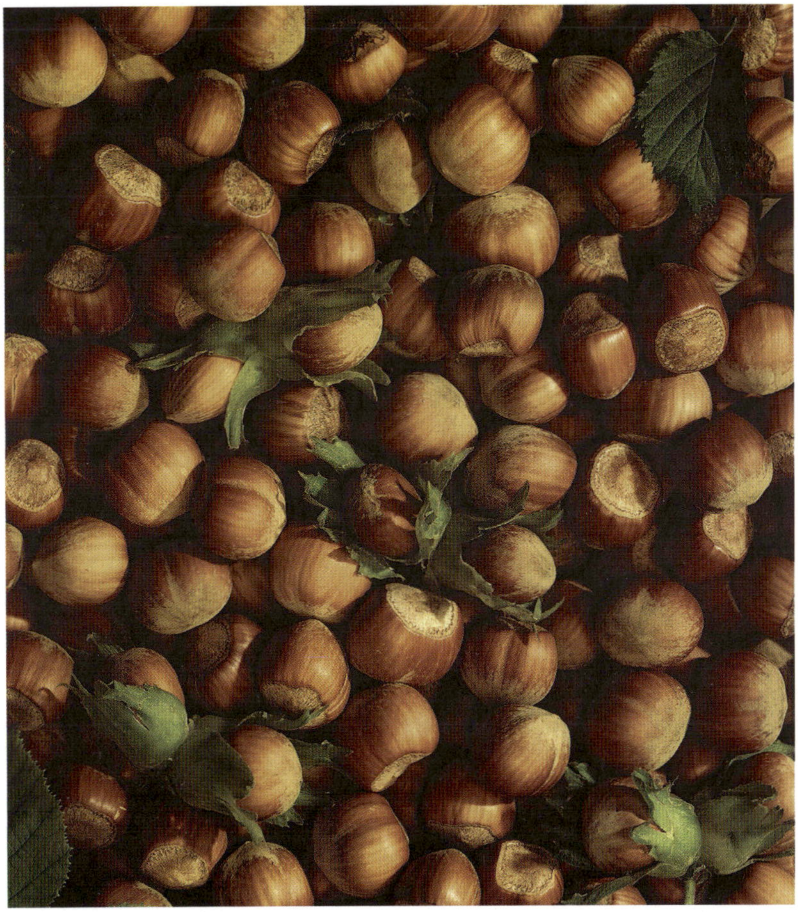

Nüsse sind reich an Vitamin E.

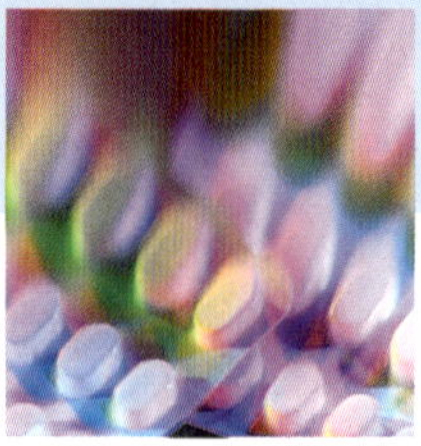

Vitamine und Spurenelemente lassen das Feuer erkalten

Die Antioxidantien Vitamin C, E und Coenzym Q10 senken die entzündungsfördernden Lockstoffe im Blut

Inzwischen liegen aber auch Untersuchungen vor, die darauf hinweisen, dass diese radikalfangenden Vitalstoffe auch tatsächlich Entzündungsmarker wie das beschrie-bene hs-CRP (s. S. 41) im Blut nachweislich senken können und damit vermutlich helfen, den entzündungsbedingten »Flurschaden« in den Gefäßen zu begrenzen. Eine drastische Verminderung dieses Markers konnte z. B. für die Vitamine C und E beobachtet werden. Wird Letzteres noch mit Coenzym Q10 kombiniert, so ist die Verringerung dieser Stoffe im Blut, die eine Entzündung anzeigen, noch deutlicher.

Viele bislang durchgeführte Studien mit Antioxidantien ließen auf einen Gefäßschutz, eine Normalisierung des Blutdrucks und eine Risikosenkung für Herzinfarkt und Schlaganfall schließen – möglicherweise beruhen diese positiven Ergebnisse nicht alleine auf der Bändigung der schädlichen freien Radikale, sondern auch auf der entzündungshemmenden Wirkung dieser Schutztruppen.

B-Vitamine halten den Brandzünder Homocystein klein

Eine ausreichende und vor allem regelmäßige Zufuhr an den genannten B-Vitaminen sorgt dafür, dass der Homocysteinspiegel nicht zu sehr ansteigen kann. Wir nehmen die genannten Vitalstoffe beispielsweise über Fisch, Fleisch, Innereien, Ei, Weizenkeime, Spinat, Salat und Kohl auf. Nur ist die Verwertung aus diesen Lebensmitteln unter bestimmten Bedingungen eingeschränkt und so kann es dazu kommen, dass trotz ausreichendem Angebot zu wenig über den Darm in das Blut gelangt. Wer beispielsweise bestimmte Medikamente einnehmen muss (blutdrucksenkende Arzneimittel, Hormone, Schmerzmittel, wassertreibende Mittel), der hat nur eine beschränkte Verwertungsmöglichkeit für diese Vitalstoffe. Gerade ältere Menschen, aber auch Kaffee- und

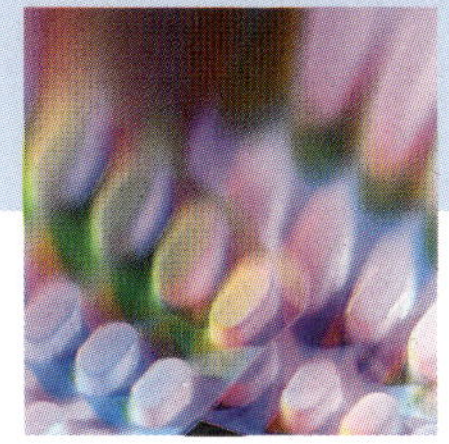

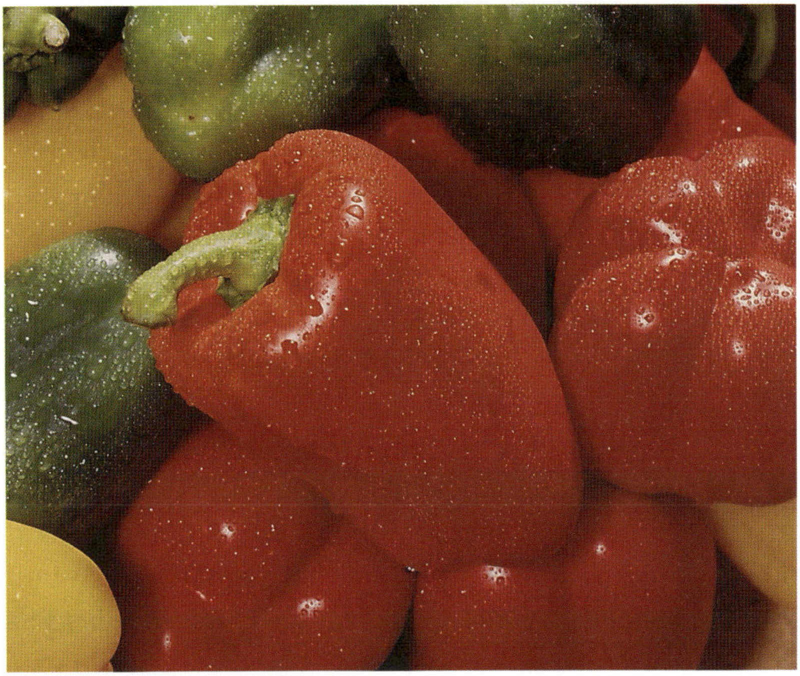

Paprika enthalten unter anderem zellschützende Carotinoide, die das Gemüse bunt färben.

Teetrinker und solche, die regelmäßig Alkohol trinken, sind häufig unterversorgt.

Goji und Acai – »beerenstarke« antioxidantienreiche Früchte

Sie sind klein, rot bzw. tiefblau gefärbt und stecken voller gesundheitsfördernder bioaktiver Pflanzenstoffe mit einem erstaunlich hohen antioxidativen Potenzial: Goji- und Acaibeeren (Infos und Bezug unter der kostenlosen Telefonnummer 0800 1010 972). Für den bekannten amerikanischen Ernährungsexperten Professor Dr. Dr. Earl Mindell enthält die Gojibeere »das mit Abstand größte Potenzial an gesundheitsfördernden Vitalstoffen«, das ihm in seiner jahrzehntelangen Forschung begegnete. »Ihre positive Wirkung auf den

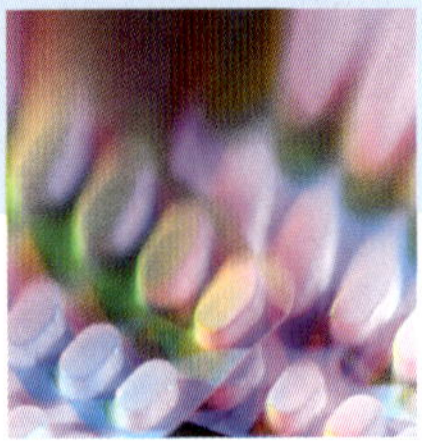

Tradition trifft Moderne: Zur Wirksamkeit der Gojibeere liegen mehr als 2500 wissenschaftliche Studien und Erfahrungsberichte vor

Organismus ist unvergleichlich und wird von keiner bisher bekannten Pflanze erreicht«, so die Aussage des gefragten Vitalstoffforschers. In Asien werden die Beerenfrüchte traditionell u. a. zur Gesunderhaltung der Blutgefäße, zur besseren Verstoffwechslung der Glucose und zur Stärkung der körpereigenen Abwehr angewandt. Tatsächlich stecken die kleinen roten Früchtchen, die in den USA in Hollywood von zahlreichen prominenten Zeitgenossen (wie z. B. Madonna) konsumiert werden, voller interessanter Vitalstoffe, wie z. B. Phytosterolen oder Anthocyanen. Die antioxidative Wirksamkeit der »Wolfsbeere«, wie die Gojifrüchte auch genannt werden, ist um ein Vielfaches höher als beispielsweise jene der Zitrusfrüchte. Auch die in Goji enthaltenen Polysaccaride sind interessant, denn diese verbessern, tierexperimentellen Daten zufolge, die körpereigene Abwehr und sind wohl auch für die gefäßschützende Wirkung mitverantwortlich.

Acai: tiefblaue Regenwald-früchtchen, deren Polyphenole antioxidativ und antientzündlich wirken

Auch die Acaibeere, die im Regenwald im Amazonas beheimatet ist, hat ein hohes antioxidativ wirksames Potenzial. Die dunkelblauen bis schwarzen Früchte weisen einen hohen Wert an wertvollen gefäßschützenden Fettsäuren, Vitaminen und antioxidativ wirksamen Polyphenolen auf. Die ORAC-Werte dieser Palmenfrüchte (s. S. 150) sind deutlich höher als jene anderer Obst- oder Gemüsesorten. In einer Untersuchung an der Universität in Texas wurde gezeigt, dass die Antioxidantien der Acaibeere im menschlichen Organismus gut aufgenommen werden und die körpereigene antioxidative Abwehr durch das »Superfood« deutlich verbessert werden kann. Ebenso wurde in einer weiteren Studie im Labor eines Forschungsinstitutes in Washington, USA, nachgewiesen, dass Acaibeeren die Entzündungskaskade hemmen und somit auch bei entzündlichen Prozessen hilfreich sein können. Sicherlich werden wir künftig zu die-

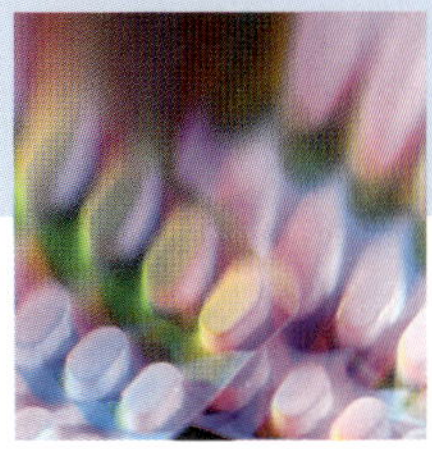

sen »Powerfrüchtchen« noch eine Reihe interessanter Meldungen aus der Forschung erwarten können.

Den täglichen Bedarf an Vitalstoffen mit »Pillen« sichern?

Die Ernährungsempfehlung »Five a day«, die uns zum Verzehr von mindestens 5 Portionen Obst und Gemüse bewegen sollte, wird nur von einem Bruchteil der Bevölkerung realisiert. Bis die eingekaufte Ware (Gemüse) tatsächlich auf dem Teller landet, wird sie in der Regel erst einmal »zwischen«gelagert, gewässert und bei der Zubereitung erhitzt – Todesstöße für die empfindlichen Vitamine.

Ernährungsfehler, Zeitnot und ein erhöhter Bedarf (z.B. durch Sport, Stress, Krankheit, Medikamente) führen nicht

Five a day – mindestens 5 Portionen Obst und Gemüse täglich

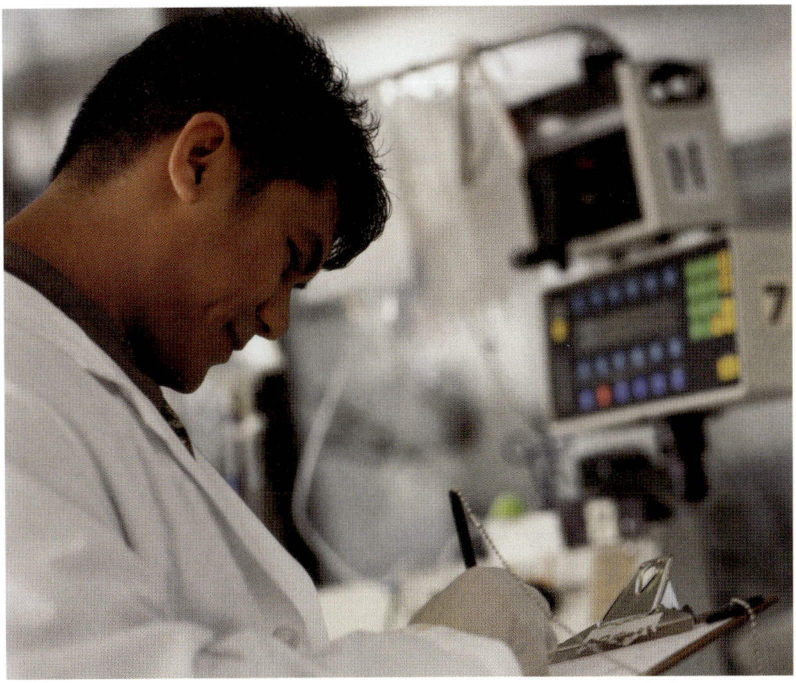

Spreu vom Weizen trennen: Es gibt höher dosierte Produkte von exzellenter Qualität

Achtung: Viele Nahrungsergänzungsmittel sind nicht gut kombiniert und enthalten Mineralstoffe, die vom Darm nicht aufgenommen werden.

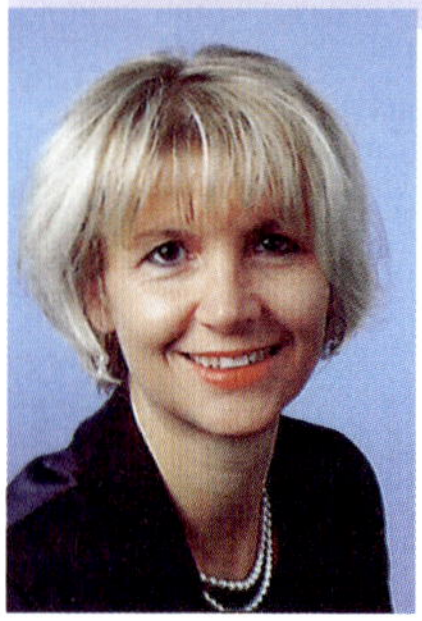

selten dazu, dass zu wenig von diesen lebensnotwendigen Stoffwechselhelfern aufgenommen werden. Wer seinen täglichen Bedarf an B-Vitaminen und all den anderen genannten Mikronährstoffen sichern möchte, der wird daher in vielen Fällen gut beraten sein, auf ein »Nahrungsergänzungsmittel« zurückzugreifen, wobei die Pillen natürlich eine ausgewogene und abwechslungsreiche Kost nicht ganz ersetzen können. Leider gibt es eine Fülle von Produkten, die in den Regalen von Apotheken, Drogerien und Supermärkten zu finden sind, und der Laie (manchmal auch der Therapeut) ist überfordert mit der richtigen Auswahl von qualitativ hochwertigen und vor allem vom Körper gut verwertbaren Kombinationspräparaten.

Achten Sie auf den ORAC-Wert

In Bezug auf die antioxidative Wirksamkeit ist Obst nicht gleich Obst und Gemüse nicht gleich Gemüse. Das wissen wir spätestens seit es die Möglichkeit gibt, die radikalfangende Wirkung von Früchten nachzuweisen. Wenn Sie nun wissen möchten, wie effizient bestimmte Obst- oder Gemüsesorten im Kampf gegen freie Radikale sind, dann sollten Sie auf den ORAC-Wert (Oxygen Radical Absorbance Capacity) achten. Dieser Wert ist eine wichtige »Kenngröße« für die antioxidative Wirksamkeit von Lebensmitteln, aber auch von Nahrungsergänzungsmitteln, der in spezialisierten Laboren untersucht und bestimmt werden kann. Als Früchte

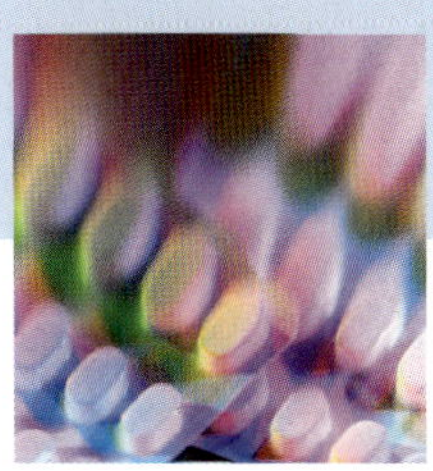

mit hohem ORAC-Wert gelten vor allem Beerenfrüchte (z. B. Goji-, Acai- und Aroniabeeren), ebenso der Granatapfel, Pflaumen und Rosinen sowie diverse Kreuzblütler (z. B. Brokkoli). Aber auch Gewürzpflanzen wie z. B. Ingwer oder Gelbwurz können mit nennenswerten ORAC-Einheiten aufwarten.
Verschiedene Forschungsgruppen, die sich mit dem oxidativen Stress und den damit verbundenen Erkrankungen (auch den Entzündungen) seit Jahrzehnten befassen, empfehlen die tägliche Zufuhr von 3000 bis 5000 ORAC-Einheiten in Form von Obst und Gemüse, um ausreichend mit den schützenden Radikalfängern versorgt zu sein. Das ist durch die heutigen Ernährungsformen nicht immer gegeben, denn die ORAC-Werte von Fast Food, Wurst, Schokoriegel und Limonaden sind eher vernachlässigbar gering.
Übrigens, obgleich gesetzlich nicht vorgeschrieben, ist die Angabe von ORAC-Einheiten natürlich auch bei Nahrungsergänzungsmitteln wünschenswert, denn man möchte ja schließlich wissen, was man da schluckt (Info unter der kostenlosen Telefonnummer 0800 1010 972).

Der ORAC-Wert gibt Auskunft über die antioxidative Wirksamkeit von Früchten, Gewürzen und Nahrungsergänzungsmitteln

Fette – die Fettsäuren machen das Fett

Schweinshaxen, fette Saucen, Wurst und Mayonnaise – das sind doch Lebensmittel, die kein Mensch je unter der Bezeichnung »gesund« empfehlen würde, oder? Aber warum? Gut, es handelt sich um echte »Fettmonster«, aber ist es nicht so, dass das Fett gerade in jüngster Zeit eine Art »Freispruch« erhalten hat (s. S. 22)?
Das müssen wir uns genauer anschauen, um hier mitreden zu können. Fette bestehen aus Fettsäuren und diese wiederum aus Ketten mit Kohlenstoffatomen, die ringsherum von

Fettwechsel – reduzieren SIe gesättigte Fette zu Gunsten der ungesättigten Vertreter und verzichten Sie auf fettige Fertigprodukte.

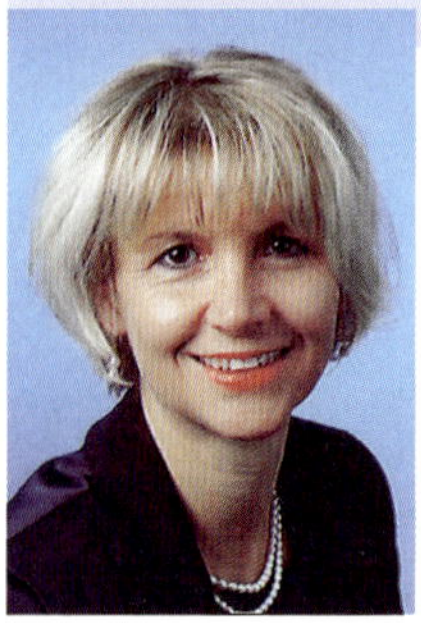

Wasserstoffatomen besetzt sind. Stellen Sie sich einfach einen Tausendfüßler vor. Sein Körper stellt – in diesem Bild – das Kohlenstoffgerüst dar und seine Beine, die direkt am Leib sitzen, die Wasserstoffatome. Man spricht bei den so gestalteten Fetten von »gesättigten« Fettsäuren bzw. Fetten. Diese Vertreter tragen (im Übermaß verzehrt) zum Übergewicht bei, begünstigen Fettstoffwechselstörungen, schaden unseren Blutgefäßen und fördern die Insulinresistenz (s. S. 55). Kein Wunder also, dass man solche Kandidaten als »schlechte« Fette einstuft.

»Fettmonster« sitzen in Fertigprodukten und Fettgebackenem

Werden Fette verarbeitet (z. B. bei der Herstellung von Margarine, Fertigsoßen, Fertiggerichten, Nuss-Nougat-Cremes, Gebäck), dann können sich noch ganz andere Verwandte der »Fettmonster« auftun: die so genannten Transfettsäuren. Diese haben im Körper – im Gegensatz zu den gesättigten Fetten, die in Maßen benötigt werden – überhaupt keine Funktion. Im Gegenteil: sie heizen den Entzündungsstress im Körper, besonders in den Gefäßen, so richtig an, erhöhen das Risiko für Diabetes mellitus, verschlechtern die Immunfunktionen und schaden dem Gehirn. Werden sie z. B. von schwangeren Frauen vermehrt konsumiert, so kann sich das nachteilig auf die geistige Leistungsfähigkeit des heranwachsenden Kindes auswirken.

Kehren wir zurück zum Bild mit dem Tausendfüßler. Wenn er ein paar seiner Beine verloren hat, dann ist der Leib (das Kohlenstoffgerüst) nur noch unvollständig besetzt – ungesättigt. Je nach dem, ob nun 1, 2 oder mehrere Beinpaare (Paare an Wasserstoffatomen) fehlen, spricht man von ein-

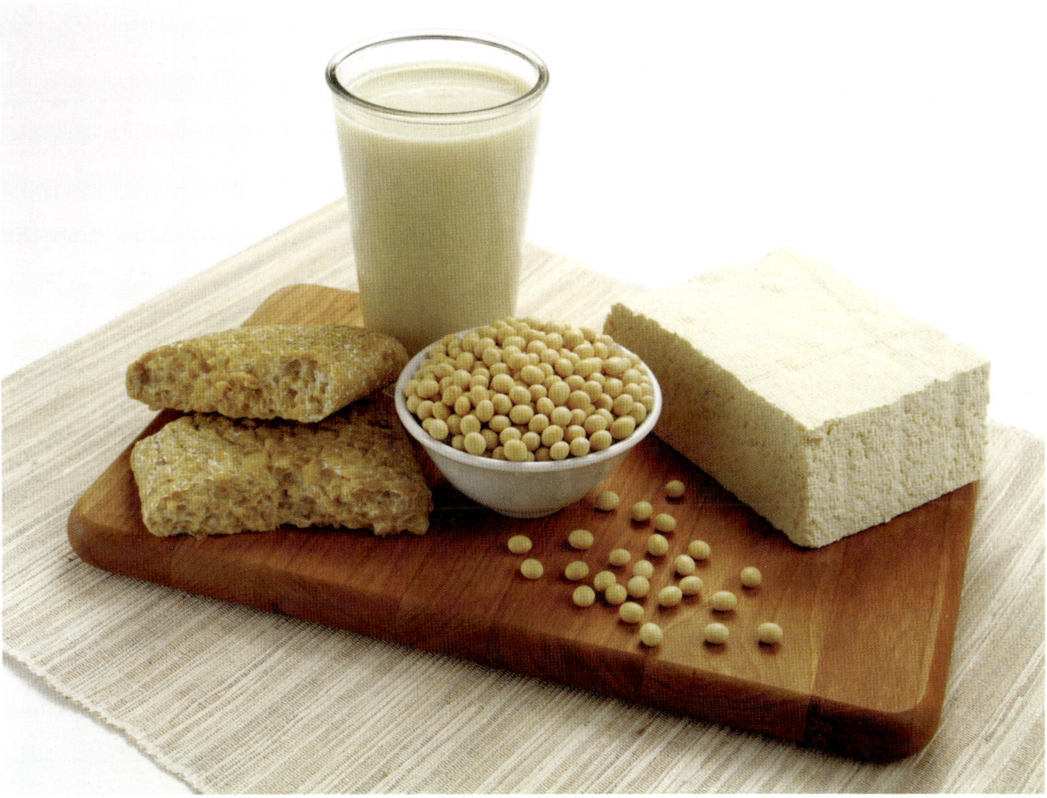

fach, zweifach oder mehrfach ungesättigten Fettsäuren bzw. Fetten.

Für den Tausendfüßler mag es schlecht sein, auf einen Teil seiner Beine verzichten zu müssen, für uns ist die Zufuhr dieser ungesättigten Fettsäuren allerdings lebensnotwendig. Denn diese stellen u. a. einen wichtigen Bestandteil unserer Zellhüllen dar und sind für Wachstumsvorgänge, die Entwicklung des Gehirns und des Nervensystems und für das Abwehrsystem von erheblicher Bedeutung. Ebenso spielen diese »guten« Fette eine Rolle bei der Blutgerinnung und sind von Einfluss auf das Entzündungsgeschehen. Und diese Fette finden wir nicht unter den dick machenden »Fettmonstern«, sondern z. B. in Fisch und pflanzlichen Ölen.

Ungesättigte Fettsäuren sind lebensnotwendig und haben positive Wirkungen

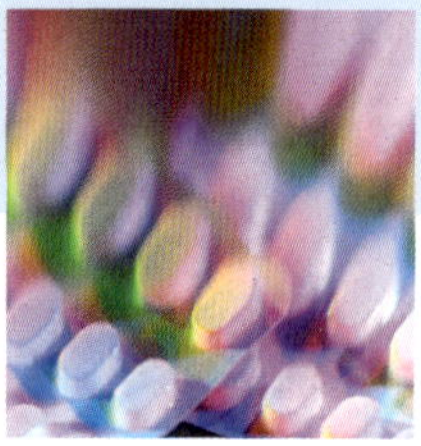

Mehr pflanzliche Fette – gut gemeinter Ratschlag mit Nebenwirkung

Da die gesättigten Fette nun in Verruf geraten waren, haben Wissenschaftler und diverse Gremien, die für Ernährungsempfehlungen zuständig sind, für den vermehrten Konsum von pflanzlichen Ölen und Fetten plädiert. An sich kein schlechter Ratschlag, denn statt der »schlechten« Fette werden durch Olivenöl und Co. mehr von den »guten« Fettsäuren bzw. Fetten aufgenommen.

Nun muss man aber bei den ungesättigten, den »guten« Fettsäuren nochmals weiter unterscheiden: Es gibt die so ge-

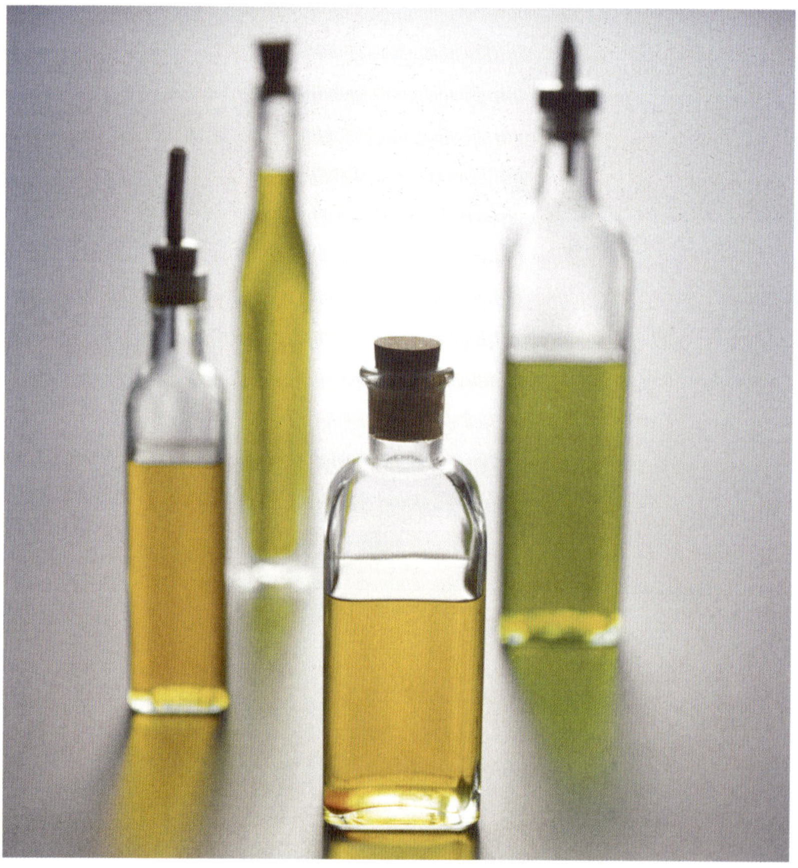

Pflanzliche Öle versorgen uns vorwiegend mit Omega-6-Fettsäuren.

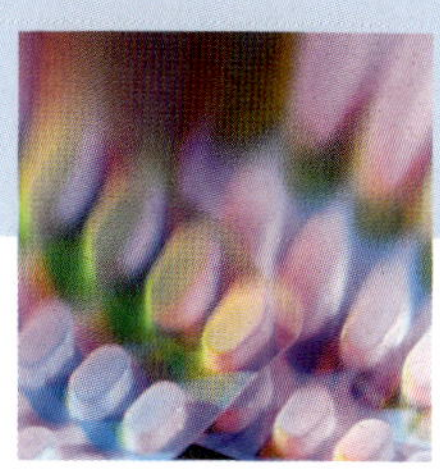

nannten Omega-3-Fettsäuren, die vorzugsweise in Fisch vorkommen, und die Omega-6-Fettsäuren, die in vielen pflanzlichen Ölen anzutreffen sind.

Beide Fettsäuretypen erfüllen im Körper eine Reihe wichtiger, aber unterschiedlicher Funktionen und müssen »von außen« zugeführt werden, da wir nicht in der Lage sind, diese Fettsäuren selbst herzustellen. Ebenso wenig scheinen die verschiedenen »Omegas« ineinander überführbar zu sein. Für einen gut funktionierenden Stoffwechsel ist es nun aber wichtig, diese »guten« Fettsäuretypen in einem ausbalancierten Verhältnis aufzunehmen. Dieser Omega-6-zu-Omega-3-Quotient sollte idealerweise bei 2:1 (maximal 5:1) liegen, d.h. wir sollten höchstens 5-mal (besser höchstens 2-mal) so viel Omega-6- wie Omega-3-Fettsäuren aufnehmen.

Fettsäuren im Ungleichgewicht – pflanzliche Öle versorgen uns zu einseitig

Schieflage – entzündungshemmende Omega-3-Fettsäuren fehlen

Da aber nun die hauptsächlich verwendeten pflanzlichen Öle wie z. B. Sonnenblumen-, Distel- und Maiskeimöl und die daraus hergestellten Margarinesorten vor Omega-6-Fettsäuren nur so triefen, ist aus der Empfehlung eine Schieflage entstanden, die uns zwar insgesamt weniger »schlechte« Fette beschert hat, aber leider bei den »guten«, mehrfach ungesättigten Vertretern ein problematisches Ungleichgewicht zur Folge hatte. Statt dem empfohlenen 2:1-Verhältnis liegen wir in unserer »Western Diet« bei einem Omega-6-zu-Omega-3-Quotienten von bis zu 20:1. Das bedeutet, wir nehmen viel zu viele Omega-6- und, in Relation dazu, deutlich zu wenig Omega-3-Fettsäuren auf.

Omega-6-Fettsäuren heizen Entzündungen an

Dieses Missverhältnis ist von Nachteil für unsere Blutgefä-

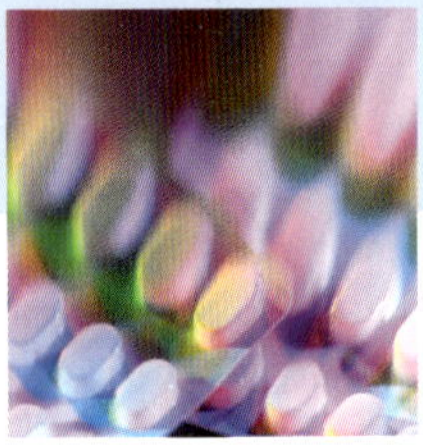

ße: Die Gefahr für eine Verengung der Gefäße und eine vermehrte Verklumpung des Blutes steigt und das Risiko für Herzrhythmusstörungen nimmt zu. Leider begünstigt dieses Ungleichgewicht, wie weiter unten ausgeführt, auch den Entzündungsstress in unserem Körper und wir wären daher, auch unter dem Aspekt der »Brandherde«, gut beraten, die Versorgung mit den Omega-3-Fettsäuren aufzustocken.

Wir nehmen zu viel Omega-6- und zu wenig Omega-3-Fettsäuren auf

Nach Meinung vieler »Fettforscher« ist die heutzutage vorherrschende übermäßige Zufuhr an Omega-6-Fettsäuren und die unzureichende Zufuhr an den Omega-3-Vetretern an der Entstehung vieler uns plagender Zivilisationserkrankungen (z. B. Herzinfarkt, Schlaganfall, Entzündungen, Autoimmunerkrankungen, Allergien) maßgeblich mitbeteiligt. Die Steinzeitmenschen hatten dieses Problem übrigens nicht: Bei ihm stimmte der gewünschte Omega-6/Omega-3-Fettsäurequotient von 2:1.

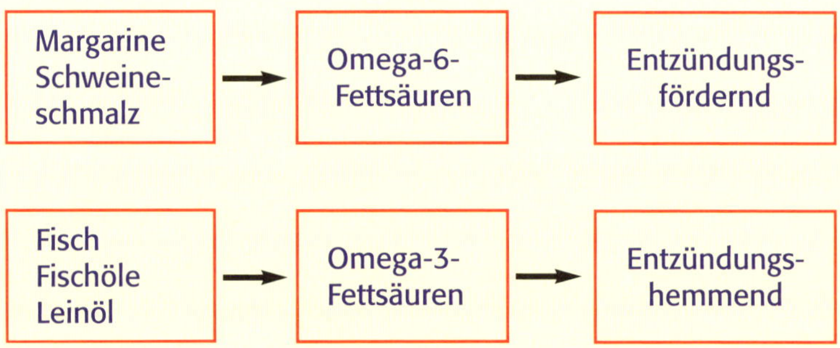

Wer keinen Fisch mag, ist schlecht dran

Wir könnten die Situation ändern – wenn wir mehr Fisch essen würden. Diese enthalten Omega-3-Fettsäuren, die zwar halsbrecherische Namen haben – EPA (= Eicosapentaensäure) und DHA (Docosahexaensäure) –, aber ansonsten,

Die Versorgung mit Omega-3-Fettsäuren ist in Deutschland wie in den USA für die allermeisten Personen mit »mangelhaft« zu bewerten.

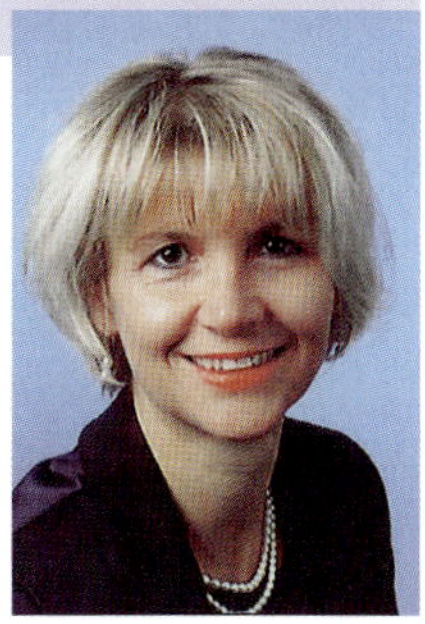

wie wir noch sehen werden, mit einer Reihe gesundheitsfördernder Effekte aufwarten können.

Nicht alle Fische sind reich an dieser Sorte der »Omegas«. Kaltwasserfische wie z. B. Makrele, Lachs, Hering, Thunfisch und Sardinen, die sich von Plankton ernähren, enthalten viel EPA und DHA. Je kälter das Wasser, in dem die Tiere ausharren müssen, umso höher ist auch der Anteil an den Omega-3-Fettsäuren, denn diese halten die Zellhüllen der Fische »flüssig« und sorgen dafür, dass die Fische im eiskalten Wasser (z. B. der Antarktis) beweglich bleiben und überleben können. Ihre Brüder und Schwestern aus den wärmeren Binnengewässern (z. B. Forelle, Karpfen), die noch dazu von Futterzusätzen leben müssen, sind dagegen mit einem wesentlich geringeren Anteil an diesen Omega-3-Fettsäuren ausgestattet.

Idealerweise sollten wir diese Fische wenigstens 2-mal in der Woche auf dem Teller liegen haben, dann würden wir (für den Normalbedarf) genügend von diesen Fetten abbekommen. Das würde dann umgerechnet einer Tagesration von etwa 300–500 mg dieser »Omegas« entsprechen.

Essen Sie mindestens 2-mal pro Woche Kaltwasserfisch wie z. B. Hering, Lachs oder Thunfisch

Leider sieht die Wirklichkeit aber ganz anders aus: 16% der Bevölkerung mag überhaupt keinen Fisch. Wenn man den Fischkonsum auf die verbleibenden Zeitgenossen verteilt, dann landet man bei den Fischessern bei einer halben Portion (!) Fisch pro Woche, statt der empfohlenen 2 Portionen. Und das entspricht dann nur noch einer täglichen Zufuhr von allerhöchstens 100 mg Omega-3-Fettsäuren pro Tag. Damit sind wir mit diesen wahrhaft königlichen Fetten ganz klar unterversorgt.

Die im Fisch bzw. in Fischölkapseln vorhandenen langkettigen Omega-3-Fettsäuren sind viel effizienter als die in *bestimmten* pflanzlichen Ölen enthaltenen kurzkettigen Vertreter.

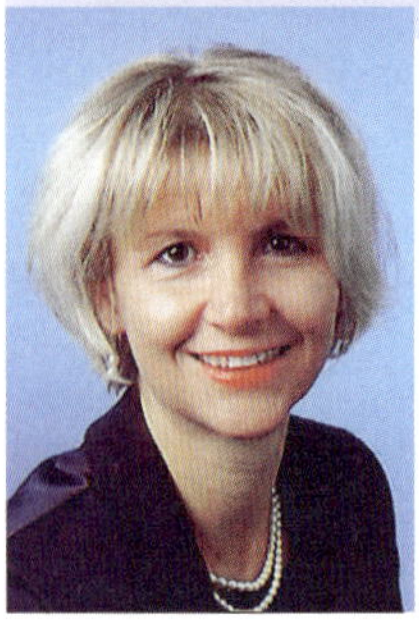

Nun sollte man der Vollständigkeit halber erwähnen, dass auch ein paar pflanzliche Öle wie z. B. Lein-, Raps- oder Walnussöl Omega-3-Fettsäuren enthalten (Tabelle 24). Diese sind aber kurzkettig und müssen, um die unten beschriebenen positiven Wirkungen (z. B. auf die Gefäße) entfalten zu können, erst in die langkettigen Vertreter umgewandelt werden. Der Umwandlungsgrad ist minimal (etwa 5–10% maximal) und wir müssten schon ganz schön viel von diesen Ölen aufnehmen, was die tägliche Kalorienzufuhr (durch diese Öle) erheblich steigern würde. Die Fische machen es uns da einfacher – sie liefern gleich die fertigen, langkettigen Fettsäuren an uns und der Körper muss nicht erst Umbaumaßnahmen betreiben.

Fisch ist eine gute Quelle für die wertvollen Omega-3-Fettsäuren.

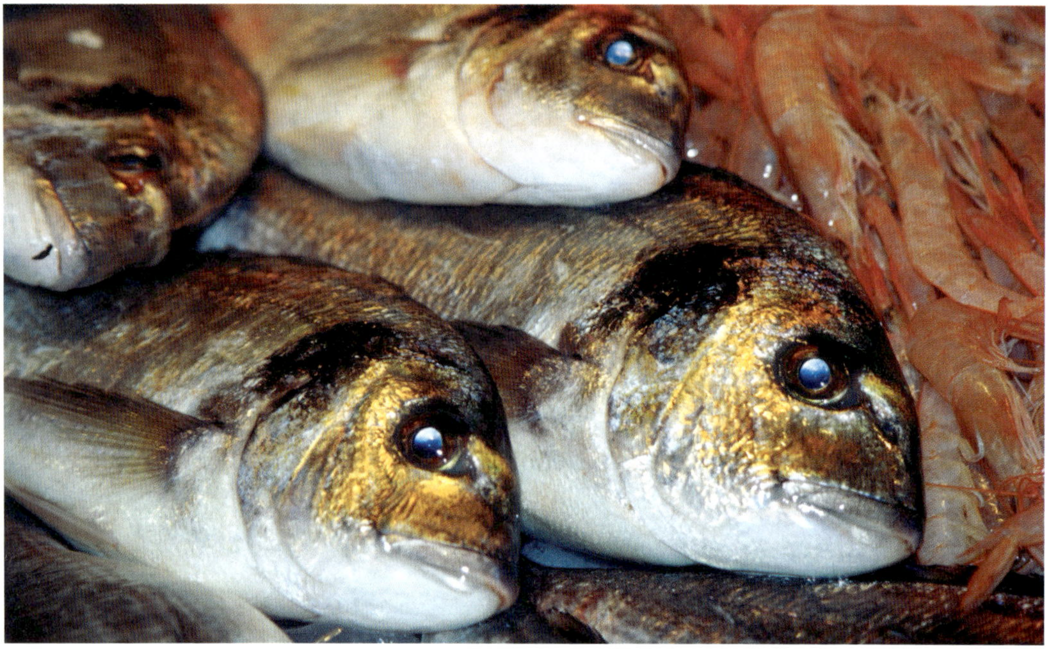

Tabelle 24: Mehrfach ungesättigte Fette, ihre Vertreter und ihr Vorkommen in Lebensmitteln

Bezeichnung	*Vertreter*	*Vorkommen in Lebensmitteln*
Omega-3-Fettsäuren	*Alpha-Linolensäure*	*Lein-, Raps-, Sojaöl*
	EPA	*Hochseefisch*
	DHA	*Hochseefisch*
Omega-6-Fettsäuren	*Linolsäure*	*Sonnenblumen-, Distel-, Maiskeimöl*

Herzensgute Omega-3-Fettsäuren

Nun lüften wir aber endlich das Geheimnis um die überaus guten Wirkungen der Omega-3-Fettsäuren (EPA/DHA). Bereits vor vielen Jahrzehnten hat man sich Gedanken darüber gemacht, warum die Ureinwohner Grönlands, die Inuit (frühere Bezeichnung: Eskimos), so selten unter Bluthochdruck, erhöhten Blutfettwerten, Herzinfarkt, entzündlichen Gelenk- und Hauterkrankungen leiden, und hat diesen Zusammenhang damals schon auf den vermehrten Fischkonsum dieses Volkes zurückgeführt.

In pflanzlichen Ölen kommen keine *langkettigen* Omega-3-Fettsäuren vor

Mit dieser Erklärung lag man richtig, denn die bislang vorliegenden Untersuchungen weisen deutlich darauf hin, dass die »fischigen« Fette – wie wohl keine anderen derzeit bekannten Biostoffe – eine ganze Latte von verschiedenen gefäßschützenden Wirkungen besitzen (Tabelle 25). So haben

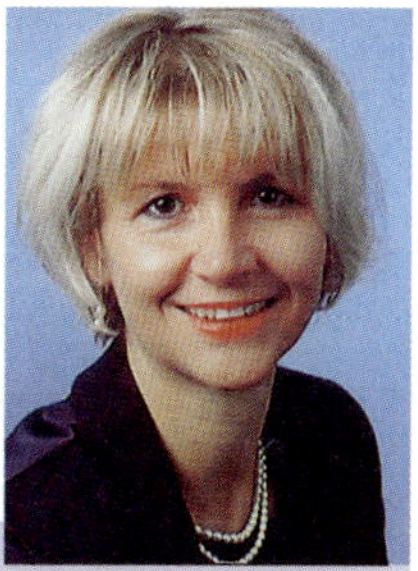

Omega-3-Fettsäuren senken viele Herzinfarktfaktoren *gleichzeitig* – welches Medikament kann da schon mithalten?

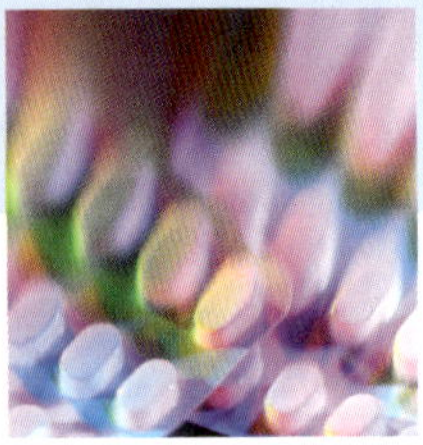

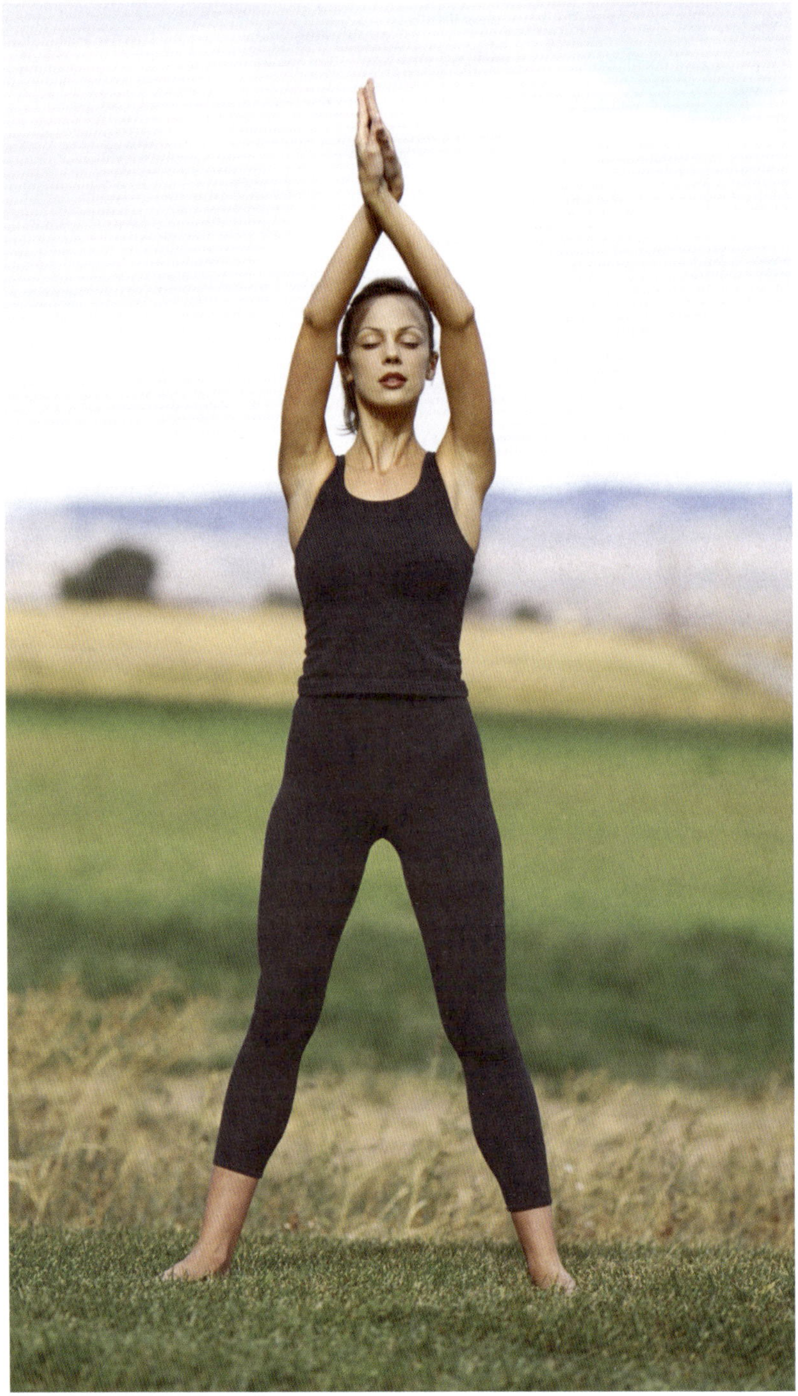

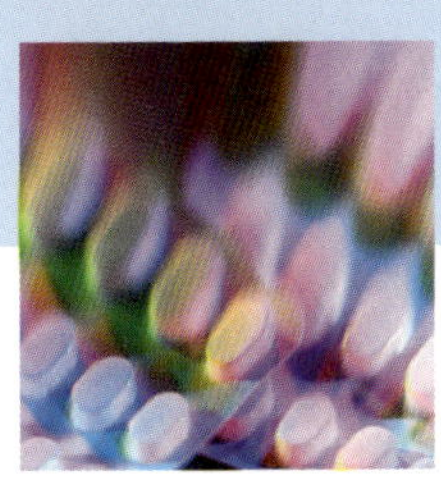

sie beispielsweise einen günstigen Einfluss auf den Fettstoffwechsel und senken die vor allem bei Diabetikern häufig erhöhten Triglyzeridwerte. Aber auch das »böse« Cholesterin wird herabgesetzt, bei gleichzeitiger Anhebung des »guten« Cholesterins. Diese Fettsäuren tragen zur Normalisierung eines erhöhten Blutdrucks bei und fördern die Durchblutung. So machen sie die roten Blutkörperchen elastisch, sodass diese sich verformen und in den engen Gefäßen besser »durchschlupfen« können. Damit bleibt das Blut schön flüssig und der mitgeführte Sauerstoff und die in diesem Lebenssaft enthaltenen Nährstoffe gelangen in die kleinsten Gefäße. Zudem wirken diese Fettsäuren der Verklumpung der Blutplättchen entgegen, was für einen ungehinderten Blutfluss ebenfalls von Bedeutung ist.

Die langkettigen Omega-3-Fettsäuren halten das Blut flüssig und schützen die Gefäße

Die Omega-3-Fettsäuren EPA und DHA normalisieren aber auch einen aus dem Takt geratenen Herzrhythmus und wirken damit dem hierdurch häufig verursachten plötzlichen Herzstillstand entgegen. Und schließlich wirken sie als effiziente »Feuerlöscher« und bringen die Entzündungsspirale in Gefäßen, Gelenken, dem Magen-Darm-Trakt, der Haut oder sonstigen entzündeten Bereichen des Körpers zum Stillstand.

Tabelle 25: Omega-3-Fettsäuren (EPA, DHA aus Fisch/Fischölen) – Biostoffe mit vielfältigen schützenden Effekten

Abnahme/Senkung von:	Verbesserung/Zunahme von:
• *Bluthochdruck*	• *Durchblutung*
• *Entzündungen*	• *Fließeigenschaften des Blutes*
• *Herzrhythmusstörungen*	• *»Gutem« (HDL-)Cholesterin*
• *»Schlechtem« (LDL-)Cholesterin*	
• *Triglyzeriden*	
• *Verklumpung des Blutes*	

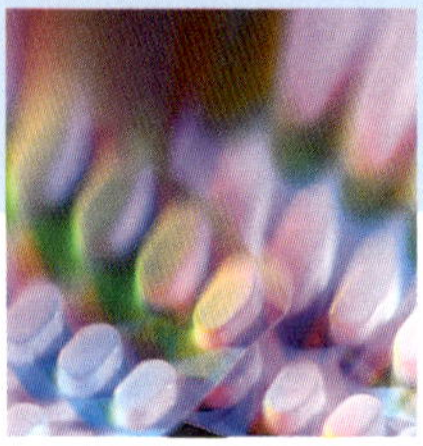

Schutz vor Herzinfarkt und Schlaganfall

Nicht nur die Inuit, auch die Japaner sterben wesentlich seltener an Herzinfarkt wie die Menschen in den westlichen Nationen. Auf der Insel Okinawa, wo der Fischkonsum etwa doppelt so hoch ist wie auf dem japanischen Festland, ist der Herzinfarkt noch seltener und dort leben auch sehr viele extrem alte Menschen (jenseits des 90. Lebensjahres). Was hat nun die moderne Wissenschaft dazu zu sagen?

Weniger Herzinfarkte dank der Omega-3-Fettsäuren

Hier könnte man sich gleich seitenweise über positive Studienergebnisse ergießen, die klar zu der Überzeugung führen, dass Omega-3-Fettsäuren eine Senkung des Risikos für Herzinfarkt und Schlaganfall zur Folge haben.

Am häufigsten bezieht man sich auf die so genannte GISSI-Studie, die den Einsatz von Omega-3-Fettsäuren bei Personen mit einem bereits überlebten Herzinfarkt untersucht hat. Man stellte während des etwa 3½-jährigen Beobachtungszeitraumes fest, dass diejenigen, die zu den üblichen gefäßwirksamen Medikamenten (z. B. Blutdrucksenker, Blutverdünner) zusätzlich die Omega-3-Fettsäuren (EPA/DHA) als Kapseln einnahmen, weniger häufig (um 30% weniger) einen erneuten Herzinfarkt erlitten als diejenigen, die auf die Fischölkapseln verzichten mussten und dafür ein »Scheinpräparat« erhielten. Und dieser Effekt stellte sich bereits nach 4 Monaten ein.

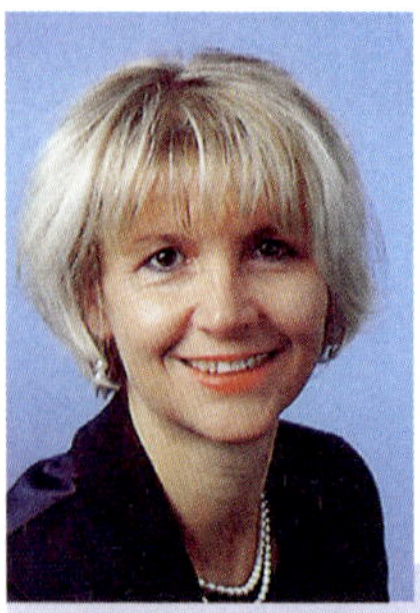

In dieser Untersuchung wurde allerdings eine Dosierung von 1 g Omega-3-Fettsäuren eingesetzt. Diese Zufuhrhöhe würde aber mindestens 4 (bis 6) Portionen Kaltwasserfisch

Setzen Sie niemals eigenmächtig die Ihnen verordneten Medikamente ab. Omega-3-Fettsäuren kann man mit blutdruck- und/oder cholesterinsenkenden Mitteln kombinieren. Besprechen Sie diese Möglichkeit mit Ihrem Arzt.

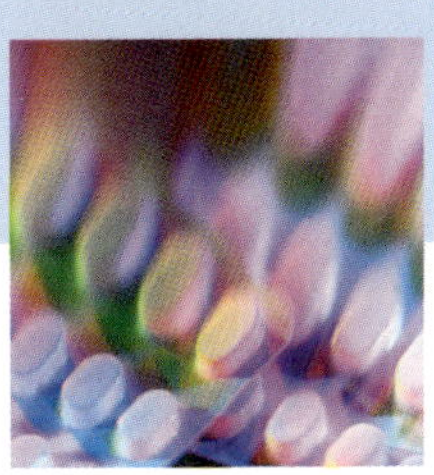

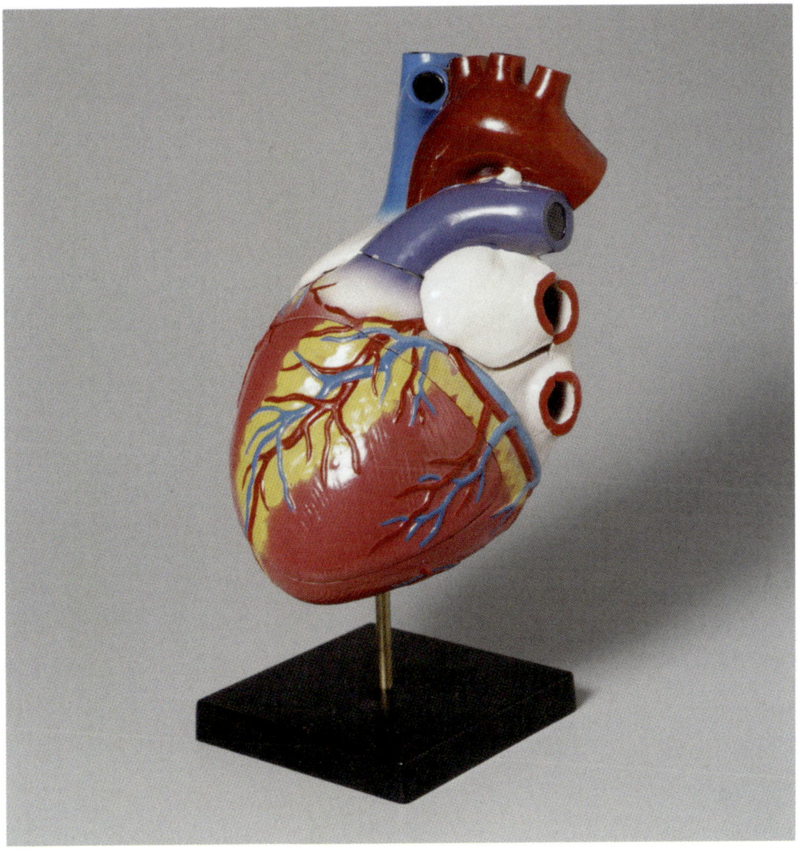

pro Woche erfordern, und das über einen längeren Zeitraum.

Auch in der kürzlich veröffentlichten »Shanghai-Studie«, die mit mehr als 18 000 Männern durchgeführt wurde, ergab sich bei vermehrter Zufuhr an diesen speziellen »Omegas« eine Senkung des tödlichen Herzinfarktes um bis zu 70% (!) gegenüber der Vergleichsgruppe.

Fisch schützt auch vor Schlaganfällen

Wer die »fischigen« Fettsäuren regelmäßig zu sich nimmt, so das Ergebnis einer im Jahr 2004 in der anerkannten amerikanischen Zeitschrift »Stroke« (= Schlaganfall) publizierten Studie, den trifft auch deutlich seltener »der Schlag«. Das Risiko bei einem Fischverzehr von 2- bis 4-mal/Woche

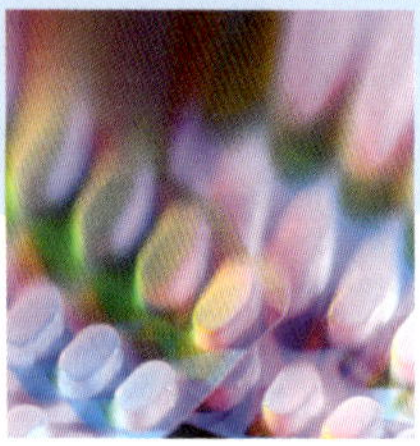

nimmt, im Vergleich zu den »Fischverächtern«, um etwa 20% ab. Steht Kaltwasserfisch mindestens 5-mal in der Woche auf dem Speiseplan, so wird die Gefahr für einen Schlaganfall sogar um etwa 30% verringert. Es ist allerdings sicherlich unrealistisch, von einem so hohen Fischverzehr auszugehen – bei aller Liebe, aber wer will schon über Jahre hinweg fast täglich Fisch essen? Es ist daher sicherlich in vielen Fällen empfehlenswert, auf die Einnahme von EPA und DHA in Kapselform auszuweichen (s. u.)

Wie viele Omega-3-Fettsäuren sind nötig, um »herzgesund« zu bleiben?

Insgesamt zeigen die vorliegenden Untersuchungen, dass die Gefahr für das erste Auftreten eines Herzinfarktes durch die Omega-3-Fettsäuren um 40–50% gemindert werden kann; wenn bereits ein Herzinfarkt aufgetreten ist, dann nimmt das Risiko für einen weiteren Herzinfarkt durch die vermehrte Aufnahme dieser Fettsäuren um etwa 30% ab. Statine (cholesterinsenkende Mittel) schneiden da vergleichsweise schlechter ab – und zwar in beiden genannten Fällen.

Wir müssten viel mehr Omega-3-Fettsäuren aufnehmen

Aber welche Zufuhrmengen sind nötig für diesen Schutz? Eines lässt sich sicher sagen: Die derzeit vorherrschende durchschnittliche Zufuhr von etwa 100 mg Omega-3-Fettsäuren pro Tag entspricht dem Minimalbedarf und ist für die beschriebenen schützenden Effekte auf gar keinen Fall ausreichend.

Es gibt medizinische Fachgesellschaften (z. B. ISSFAL = International Society for the Study of Fatty Acids and Lipids), die für eine tägliche Zufuhr von etwa 650 mg Omega-3-Fettsäuren plädieren. Das würden wir mit einem regelmäßigen

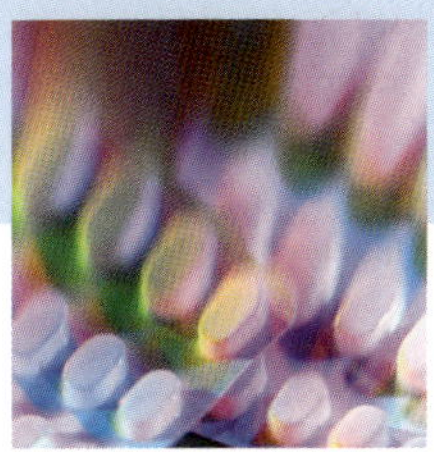

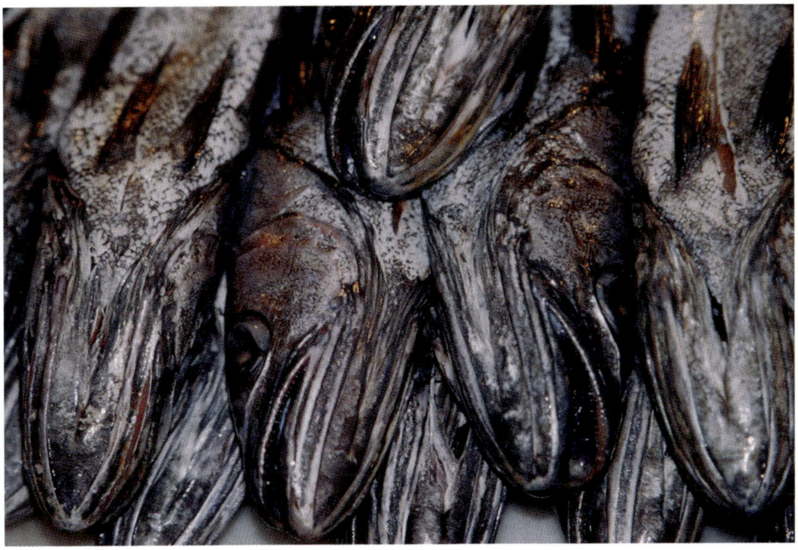

Verzehr von etwa 3 Fischmahlzeiten pro Woche schaffen (s.o.). Die amerikanische Fachgesellschaft für Herz-Kreislauf-Erkrankungen (AHA = American Heart Association) empfiehlt dagegen für den bestmöglichen Schutz die Zufuhr von etwa 1 g pro Tag (Tabelle 26). Das würde bedeuten, dass wir die derzeitige Aufnahme dieser »Omegas« um etwa das Zehnfache (!) steigern müssten. Da wird es mit dem Fischverzehr alleine schon schwieriger.

Die derzeit praktizierte Zufuhr an Omega-3-Fettsäuren ist viel zu gering

Tabelle 26: Wunsch und Wirklichkeit – Kluft zwischen tatsächlicher und empfohlener Zufuhr mit Omega-3-Fettsäuren

	Omega-3-Fettsäuren
Durchschnittliche Aufnahme	*100 mg/Tag*
Minimalbedarf	*100 mg/Tag*
Zufuhrempfehlungen von Fachgremien :	
ISSFAL	*650 mg/Tag*
AHA	*900–1000 mg/Tag*

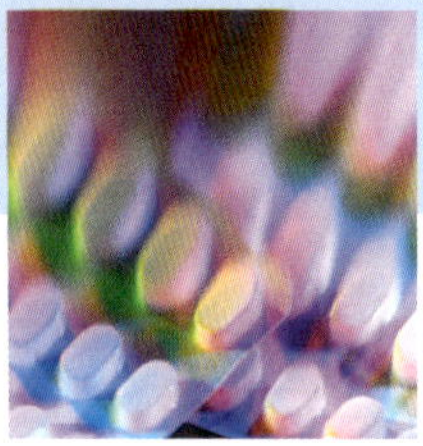

Omega-3-Fettsäuren blasen das Entzündungsfeuer aus

Schluss mit den Schwelbränden im Körper – Omega-3-Fettsäuren blasen sie aus

Omega-3-Fettsäuren (vor allem EPA) können auf vielfache Weise die Entzündungsspirale zum Stillstand bringen. Wir haben ja bereits gehört, dass bei der Entstehung von »Brandherden« (z. B. im Blutgefäß oder Gelenk) die gefräßigen Abwehrzellen auf den Plan gerufen werden, die zerstörtes Gewebe wegschaffen sollen. Sind diese fresslustigen Gesellen erst einmal alarmiert, rufen sie marktschreierisch ihre Artgenossen herbei, um die Arbeit schneller erledigen zu können. Die »fischigen« Omegas hemmen die entzündungsfördernde Aktivität der Fresszellen und lassen deren Lockrufe nach immer noch mehr Körperpolizisten, die zum Ort des Geschehens herbeieilen sollen, ungehört verhallen. Gleichzeitig verdrängen sie Stoffe, aus denen entzündungsfördernde

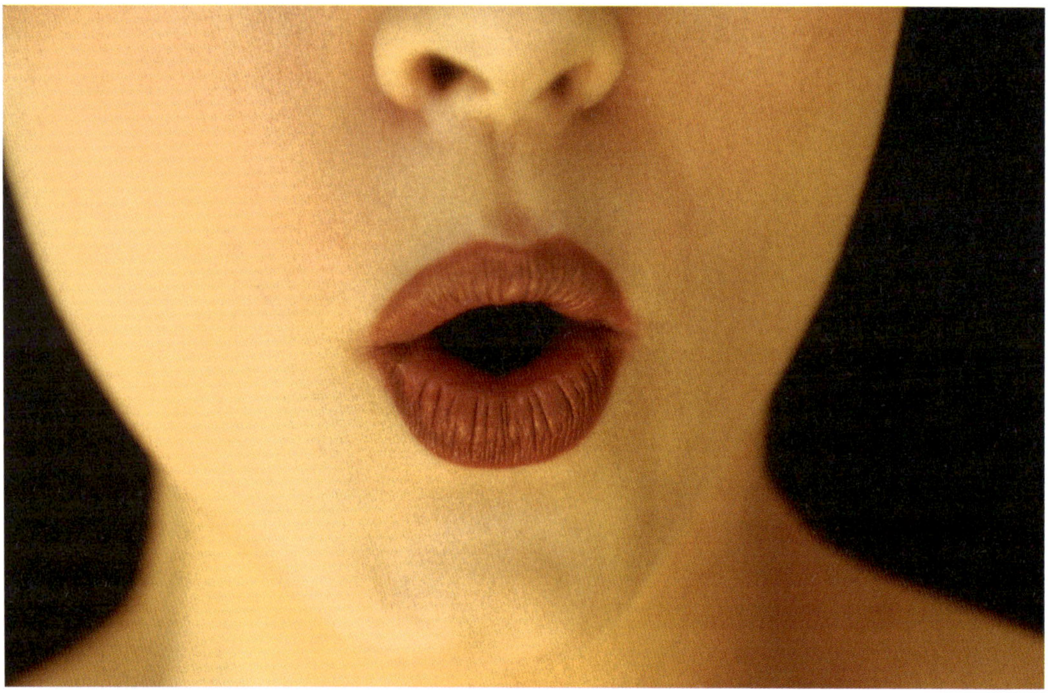

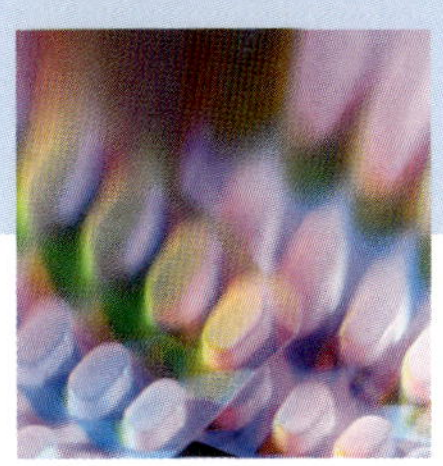

Reaktionsprodukte gebildet werden könnten, von ihren Plätzen an den Enzymen und verhindern dadurch, dass daraus »Brandzünder« entstehen.

Das ist allerdings bei einem Mangel an Omega-3-Fettsäuren und einem gleichzeitigen Überangebot an den bereits erwähnten Omega-6-Fettsäuren (in vielen pflanzlichen Ölen enthalten) kaum noch möglich. Beide Omega-Typen konkurrieren im Stoffwechsel um das gleiche Enzym. Und da die Omega-6-Fettsäuren in der heutigen Zeit allzu oft die Überhand haben, machen sie an diesem Enzym auch den »Deal«. Statt der entzündungshemmenden (und gefäßschützenden) Substanzen werden nun vermehrt entzündungs*fördernde* (und gefäßschädigende) Signalstoffe gebildet, wodurch die Schwelbrände ständig neu entfacht werden.

Fisch und Fischöle wirken als »Feuerlöscher«. Gebräuchliche pflanzliche Öle (z. B. Sonnenblumenöl) heizen dagegen die Entzündungsbrände so richtig an.

Übrigens, Olivenöl, welchem auch einen gefäßschützenden Effekt zugesprochen wird, ist zwar *ein* wesentlicher Bestandteil der »mediterranen« Küche, bereichert aber *zusammen* mit viel Fisch, Obst und Gemüse den täglichen Speiseplan der Bewohner der Mittelmeerländer.

Gute Erfolge bei entzündungsbedingten Beschwerden

Gelenke laufen »wie geschmiert«

Omega-3-Fettsäuren können bei entzündlichen Gelenkerkrankungen sehr hilfreich sein. Gelenkschmerzen nahmen, unter der Einnahme von Fischölkapseln, deutlich ab. Die Beweglichkeit der Gelenke verbesserte sich und Schmerzmittel konnten eingespart werden. Sie können in ihrer Wirksamkeit die gängigen Antirheumatika (z. B. NSAR, Cortison) zwar nicht ersetzen, aber es gelingt häufig bei der gleichzeitigen Einnahme der Kapseln, die Dosis der nebenwirkungslastigen »Schmerzmittelbomben« zu reduzieren.

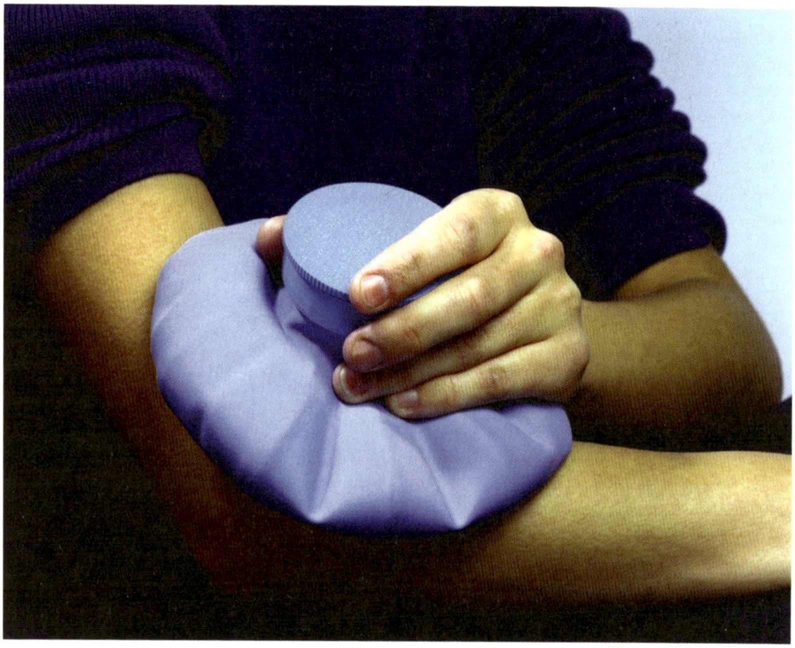

Entzündliche Hautausschläge – Omega-3-Fettsäuren können helfen.

Auch bei entzündlichen Hauterkrankungen wie z. B. Neurodermitis liegen interessante Untersuchungsergebnisse zu den Omega-3-Fettsäuren vor. Man geht davon aus, dass bei diesem Krankheitsbild eine Störung im Fettsäurestoffwechsel vorliegt. Ebenso spielen hierbei das Immunsystem und die Psyche eine Rolle.

Das Krankheitsbild mit den juckenden Hautausschlägen plagt ja überwiegend Kinder, die in der Regel auch von Fischgerichten – außer von panadebeladenen, in Fett gebackenen »GLYX hoch«-Fischstäbchen (und die können Sie vergessen) nicht unbedingt begeistert sind. Daher ist in vielen Fällen sicherlich von einer Unterversorgung mit den entzündungshemmenden »Omegas« bei Kindern auszugehen.

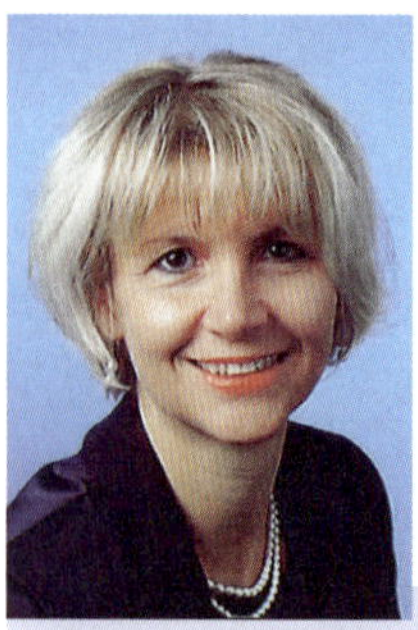

Haben Sie Geduld! Die zugeführten Omega-3-Fettsäuren müssen sich im Körper erst anreichern – die Wirkung zeigt sich manchmal erst nach Monaten.

Werdenden Müttern, die eine entsprechende Veranlagung zu solchen Hautekzemen mitbringen, wird sogar empfohlen, während der Schwangerschaft auf eine ausreichende Zufuhr dieser »fischigen« Omegas zu achten, um das Risiko für das Kind hinsichtlich eines späteren Ausbruchs der Erkrankung zu senken. Aber Vorsicht – gerade während der Schwangerschaft können sich schwermetallbelastete Fischmahlzeiten negativ auf Mutter und Kind auswirken. Da solche »Beigaben« im Fisch aber nicht deklarationspflichtig sind und man es den Tieren auch nicht unbedingt ansieht, ob sie belastet sind oder nicht, ist hier sicher die Einnahme von Fischölkapseln eine gute Alternative und sollte mit dem betreuenden Therapeuten besprochen werden.

Für werdende Mütter besonders wichtig – Omega-3-Fettsäuren für Mutter und Kind

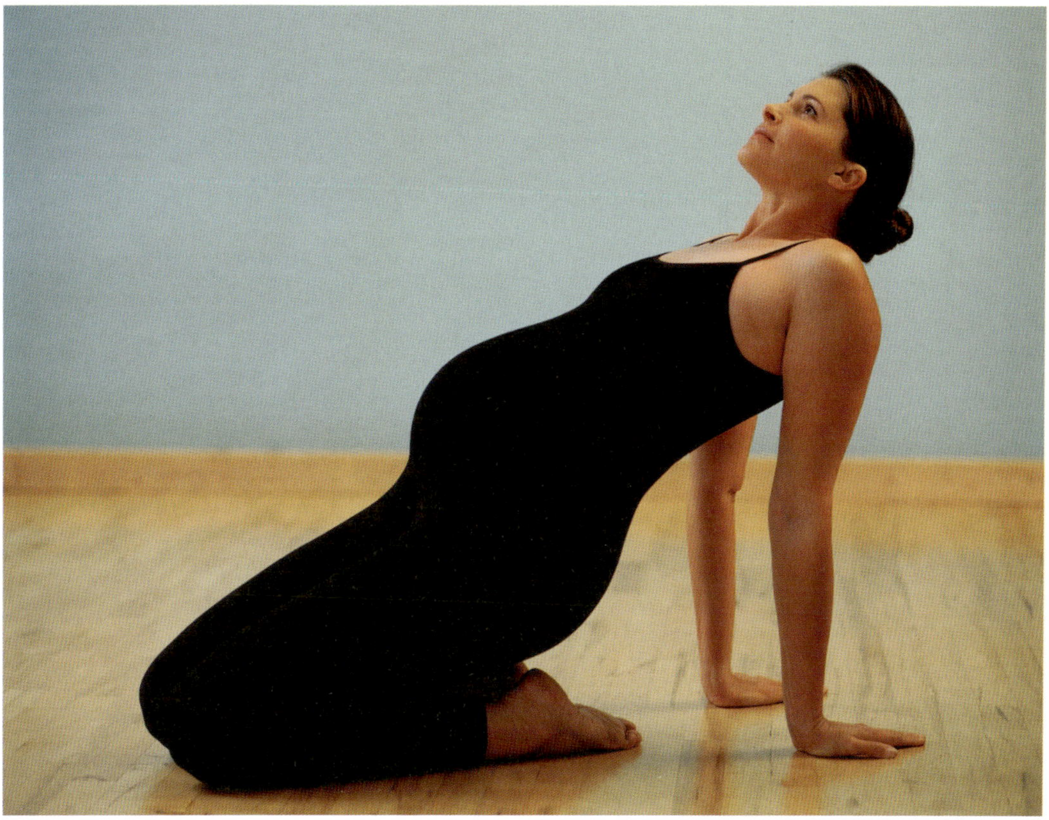

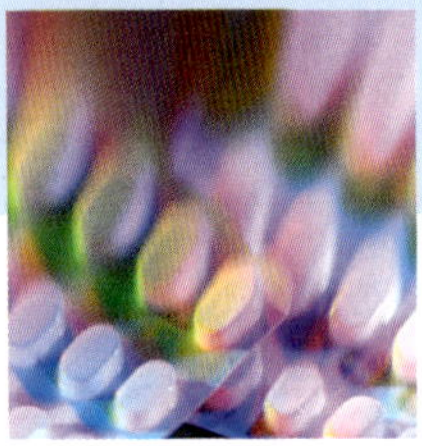

Omega-3-Fettsäuren ölen das Gehirn

Wer geistig fit bleiben möchte, der kann auf die »fischigen« Omegas kaum verzichten. Wir brauchen sie – speziell DHA –, um klar denken zu können. DHA macht bis zu 40% der (mehrfach ungesättigten) Gehirnfette aus. Es hält die Hüllen unserer Nervenzellen geschmeidig, was wohl wiederum für die Informationsübertragung wichtig ist.

Für die Entwicklung der geistigen Leistungsfähigkeit und der Intelligenz ist frühzeitig die gute Versorgung (möglichst schon im Mutterleib) mit dieser Fettsäure notwendig. In den letzten drei Schwangerschaftsmonaten steigt der Gehalt an DHA im kindlichen Gehirn um das 3- bis 5fache an. Nach der Geburt fällt dieser Spiegel wieder ab und nimmt etwa ab dem 3. Säuglingsmonat erneut zu. Die Versorgung kann während dieser Zeit nur über die Mutter erfolgen, die das DHA während der Schwangerschaft bzw. der Stillzeit an das Kind »abliefert«.

Extreme Vegetarierinnen (Veganerinnen) haben häufig Kinder mit Entwicklungsstörungen, da ihre Muttermilch so gut wie kein DHA enthält

Unter einem DHA-Mangel kann es zu Komplikationen bei der Geburt und einem geringen Geburtsgewicht kommen. Das war es für die betroffenen Kinder dann aber noch nicht ganz. DHA-Mangel-Kinder haben häufiger Wachstumsstörungen, Schlafstörungen, Allergien und Lernschwierigkeiten. Auch Verhaltensauffälligkeiten wie z. B. Hyperaktivität oder das Aufmerksamkeitsdefizitsyndrom werden mit einem Defizit an dieser ausschließlich in Fisch vorkommenden Fettsäure in Verbindung gebracht.

Auch im späteren Leben ist die gute Versorgung mit dieser Fettsäure wichtig. Eine Studie mit über 1600 Personen hat gezeigt, dass diejenigen, die viel Fisch aßen oder zusätzlich Omega-3-Fettsäuren in Kapselform aufnahmen, geistig fitter waren als die reinen »Obst- und Gemüseesser« oder diejenigen, die in ihrer Ernährung statt auf den Fisch auf

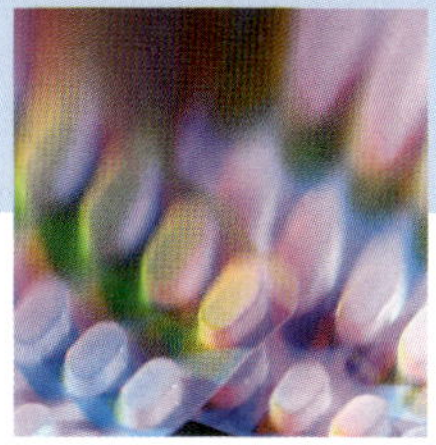

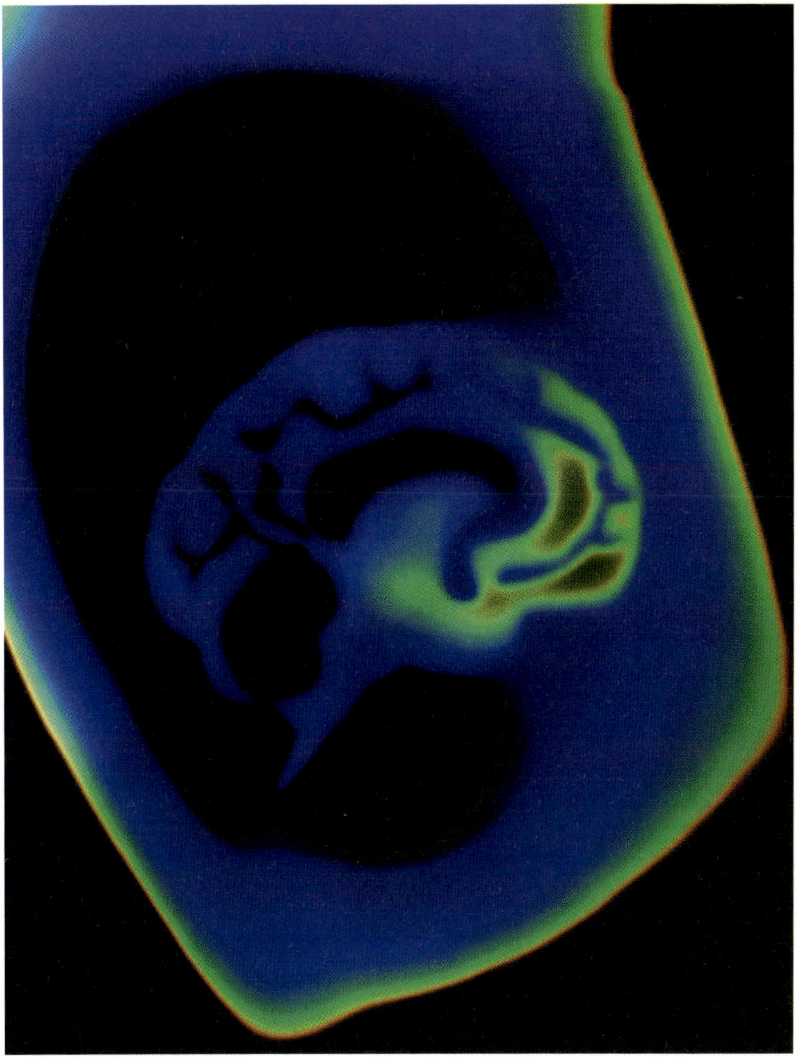

Omega-3-Fettsäuren fördern die Intelligenz und die Gehirnleistung.

»schlechte« Fette setzten. Die Denkleistung der DHA-Konsumenten war besser und das Reaktionsvermögen schneller. Derzeit werden die »fischigen« Omegas im Einsatz gegen Depressionen und der Alzheimererkrankung erprobt.

DHA ist übrigens auch noch ganz wichtig für die Funktion der Augennetzhaut. Wer zu wenig aufnimmt, kann Sehschwäche und Sehstörungen entwickeln.

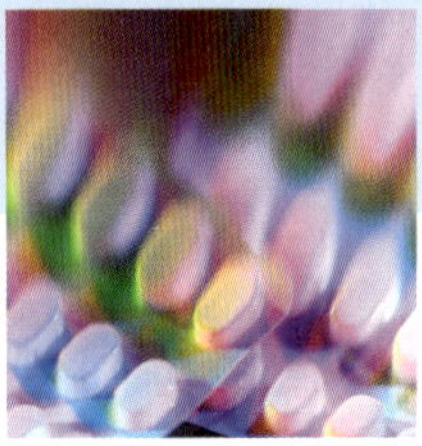

Fisch oder Fischölkapseln?

Dazu muss gesagt werden, dass der überwiegende Teil der vorliegenden 15 000 Veröffentlichungen zu den »fischigen Omegas« mit Fischölkapseln durchgeführt wurde. Wie sonst hätte man auch Aussagen über definierte Zufuhrmengen erhalten sollen? Und woher wüsste man, welche Mengen zu welcher Risikosenkung führen? Die Konzentrationen in Kaltwasserfischen kann stark variieren – u. a. ist sie auch von der Jahreszeit abhängig.

Außerdem hätten wir, wenn nun der überwiegende Teil der Bevölkerung den Empfehlungen für die tägliche Aufnahme von etwa 1 g Omega-3-Fettsäuren folgen würden, in Kürze ein noch größeres Problem mit der Überfischung der Meere, als das jetzt schon der Fall ist.

Die meisten Untersuchungen zur Wirksamkeit der Omega-3-Fettsäuren wurden mit Fischölkapseln durchgeführt

Was also bleibt, ist letztlich die Empfehlung, auf Kapseln auszuweichen, gegen die es auch nichts einzuwenden gibt. Jedoch wird diese Alternative noch viel zu wenig genutzt. Nach Schätzungen werden derzeit etwa 1000-mal weniger Fischölkapseln hergestellt, als es dem Bedarf entspricht.

Aber auch wenn man solche Kapseln kauft, sollte man einiges beachten. So müsste man, um die empfohlenen 1 g aufzunehmen, bei den allermeisten der derzeit in Deutschland verfügbaren Nahrungsergänzungsmittel täglich etwa 10 Fischölkapseln schlucken. Inzwischen ist (auf dem europäischen Markt zugänglich) ein Hochkonzentrat verfügbar, welches die Omega-3-Fettsäuren deutlich höher konzentriert enthält, mit einem Anteil von 500 mg Omega-3-Fettsäuren (300 mg EPA, 200 mg DHA) pro Kapsel. Damit liegt man bereits mit 2 Kapseln täglich bei den empfohlenen 600 mg EPA und 400 mg DHA/Tag, was insgesamt auch der Zufuhrempfehlung der »American Heart Association« von etwa 1 g/Tag entspricht. Informationen zu diesem Präparat,

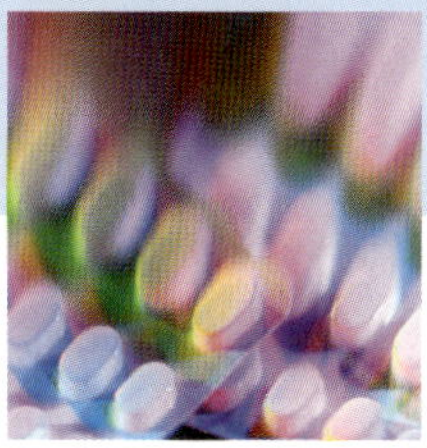

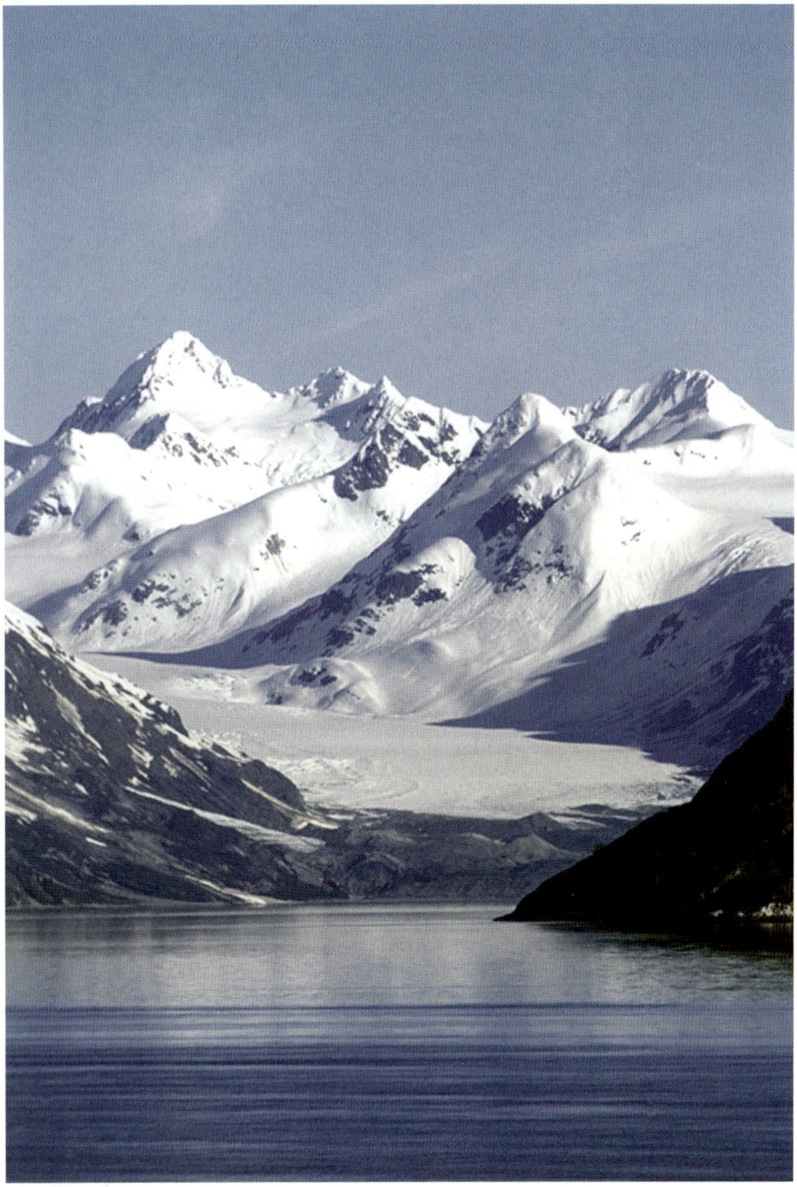

In der Antarktis sind die Fische noch relativ unbelastet.

für dessen Herstellung Fisch aus der weitgehend unbelasteten Antarktis und dem Nordatlantik verwendet wurde, können Sie unter der im Anhang (s. S. 221) angegebenen Adresse anfordern (Telefon, Fax, Internet).

Die Belastung mit Schwermetallen kann nicht nur die Fische, sondern auch die daraus hergestellten Fischölkapseln betreffen – achten Sie auf Qualität.

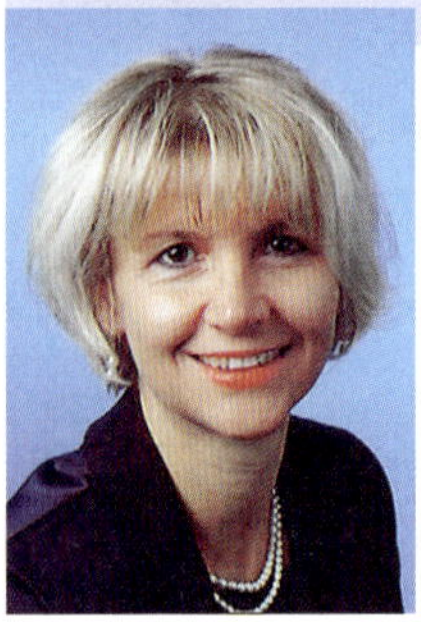

Im Übrigen muss man, wenn man vermehrt Omega-3-Fettsäuren zuführt, auf eine ausreichende Versorgung mit (fettlöslichen) Antioxidantien achten, denn diese mehrfach ungesättigten Fettsäuren oxidieren sehr leicht und benötigen daher für eine optimale Wirkung den besonderen Schutz durch Radikalfänger wie z. B. Vitamin E.

Geheimtipp Preiselbeere – Entzündungshemmung aus der Natur

Preiselbeeren – rote Powerfrüchte, die Entzündungen eindämmen

Sie ist eigentlich schon alt – die Botschaft, dass Preiselbeeren Entzündungen entgegenwirken und den Körper gegen den Angriff von krank machenden Keimen »stählen« können. Bereits Hildegard von Bingen empfahl die Beeren des Heidekrautgewächses bei »schmerzhaft verstopftem Monatsfluss« der Frau. Und schließlich galten die Preiselbeeren auch später in der Volksmedizin als Heilmittel bei rheumatischen Beschwerden und Mundschleimhautentzündungen. Auch die Indianer Nordamerikas schätzten den Saft der Früchte bei Verwundungen und verwendeten diesen zur Ausleitung von Pfeilgiften.
Als dann die Pilgrim Fathers 1620 in Neuengland ankamen, übernahmen sie die wertvollen Kenntnisse der Indianer und feierten ihr erstes Erntedankfest (»Thanksgiving«) nicht nur mit einem Truthahn, sondern u. a. auch mit dem Verzehr von Cranberries, den amerikanischen Preiselbeeren.
Die Säfte der Preiselbeere gelten als entzündungshemmend

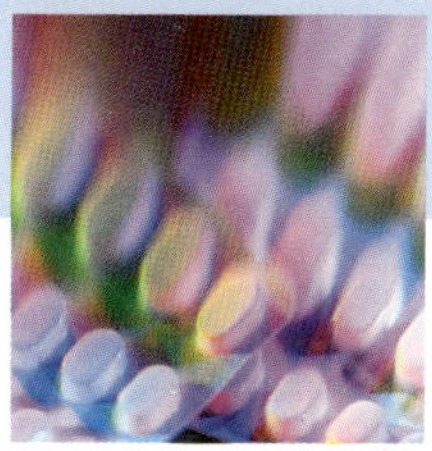

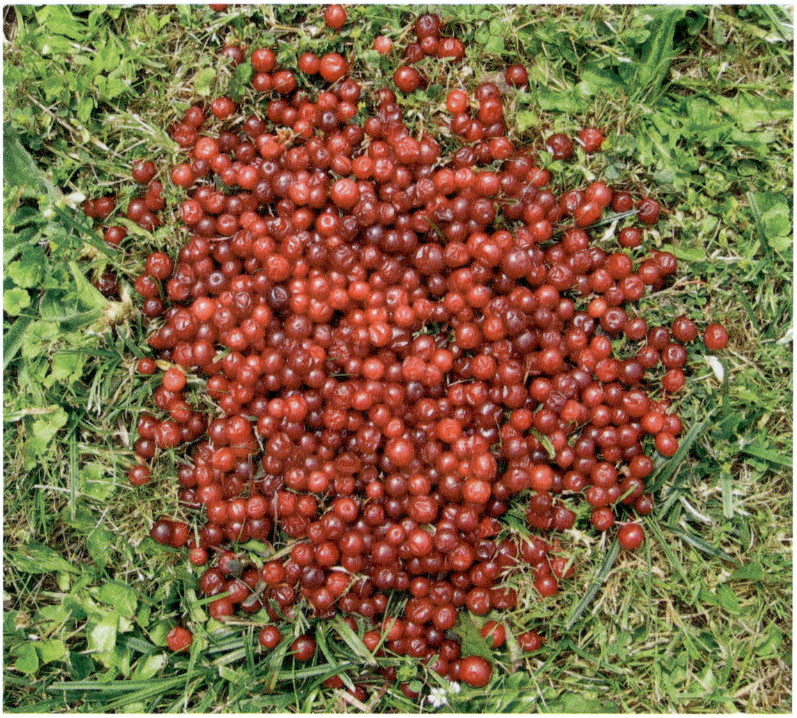

Cranberries

und adstringierend (»zusammenziehend«, bei der Wundheilung wichtig) und haben eine starke antioxidative (radikalfangende) Wirkung. Preiselbeeren sind echte Powerfrüchte, die nicht nur die Schleimhäute, sondern auch den ganzen Körper (z. B. Gefäße, Herz) auf vielfache Weise schützen und stärken.

Die heimische und die amerikanische Preiselbeere (Cranberries) unterscheiden sich in ihren Inhaltsstoffen

Die heimische Preiselbeere und die in Nordamerika und Kanada kultivierten Cranberries gehören zur gleichen Pflanzenfamilie (Heidekrautgewächse). Trotzdem unterscheiden sie sich in ihren Inhaltsstoffen, vor allem in ihrem Gehalt an entzündungshemmenden Powerstoffen und somit auch in ihrer Wirksamkeit.

Für die entzündungshemmende Wirkung werden in erster Linie die besonderen Gerbstoffe (Proanthocyanidine) der Beeren verantwortlich gemacht. Diese sind in den Cranber-

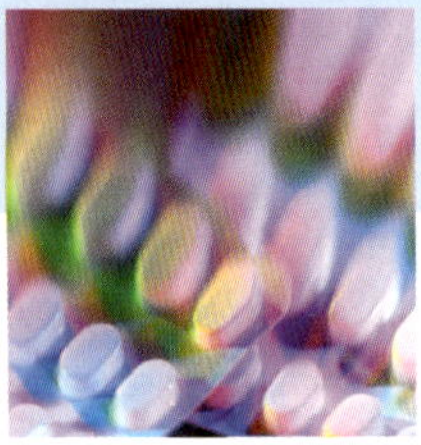

ries in höherer Konzentration anzutreffen als in der europäischen Variante – es ist daher nicht verwunderlich, dass für die vielen wissenschaftlichen Untersuchungen zum Wirksamkeitsnachweis der roten Beeren in den vergangenen Jahrzehnten eben jene amerikanischen Spezies zum Einsatz kamen.

Entzündliche Harnwegsinfekte und Reizblase – dagegen ist ein Kraut gewachsen

So richtig in den Fokus der Medizin ist das Heidekrautgewächs bzw. seine Früchte aber erst in den vergangenen Jahrzehnten gerückt. Finnische und amerikanische Untersuchungen haben sich mit der Wirkung der amerikanischen Preiselbeere (Cranberries) vor allem bei Harnwegsinfekten befasst und erstaunliche Ergebnisse zutage gebracht, die in anerkannten medizinischen Fachblättern veröffentlicht wurden.

Frauen sind wegen ihrer kurzen Harnröhre durch die lästigen Harnwegsinfekte besonders gefährdet

So wurde beispielsweise in einer Studie mit Frauen beobachtet, dass der Konsum eines Cranberry-Fruchtsaftgetränkes über einen Zeitraum von 6 Monaten das Risiko für wiederkehrende Harnwegsinfekte um etwa 50% senkt. Vergleichbare Ergebnisse wurden auch in anderen Untersuchungen – z. B. auch mit Menschen, die einen Blasenkatheter tragen und somit ein erhöhtes Infektionsrisiko für eine Harnwegsinfektion aufweisen – erzielt.
Auch bei Reizblasenbeschwerden, die durch einen häufigen Harndrang charakterisiert sind, oder Harninkontinenz (unfreiwilliger Harnabgang) kann der Beerensaft hilfreich sein.
Blasenentzündungen laufen normalerweise so ab: Keime (z. B. E. coli) machen sich im Harntrakt breit, die über die Harnröhre einwandern und zur Entzündung der Blase (und

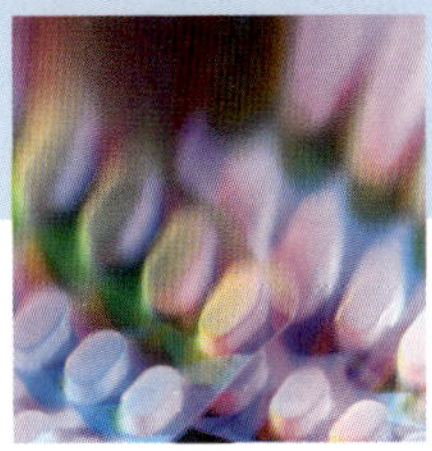

des Nierenbeckens) führen können. Die krank machenden Bakterien »hängen« sich mithilfe von Haken oder Fäden an die Blasenschleimhaut und vermehren sich dort wie in einem Brutkasten. Die körpereigene Abwehr ist überfordert und schafft es trotz der eingeleiteten Entzündungsreaktion nicht mehr, die Eindringlinge loszuwerden. Häufig müssen daher Antibiotika zum Einsatz kommen.

Inzwischen hat man den Wirkmechanismus der Cranberries aufklären können. Die im Saft enthaltenen Anthocyane hindern die Bakterien am »Ausfahren« ihrer Fäden und Haken und lassen durch diesen »Antiklett-Effekt« den krankmachenden Keimen keine Chance für eine Ansiedlung und Vermehrung im Harnwegstrakt. Rechtzeitig angewandt (möglichst vorbeugend) wird dadurch nicht nur die Blasenentzündung, sondern auch die Anwendung von Antibiotika vermieden.

Die Inhaltsstoffe der Cranberries machen es den Bakterien schwer

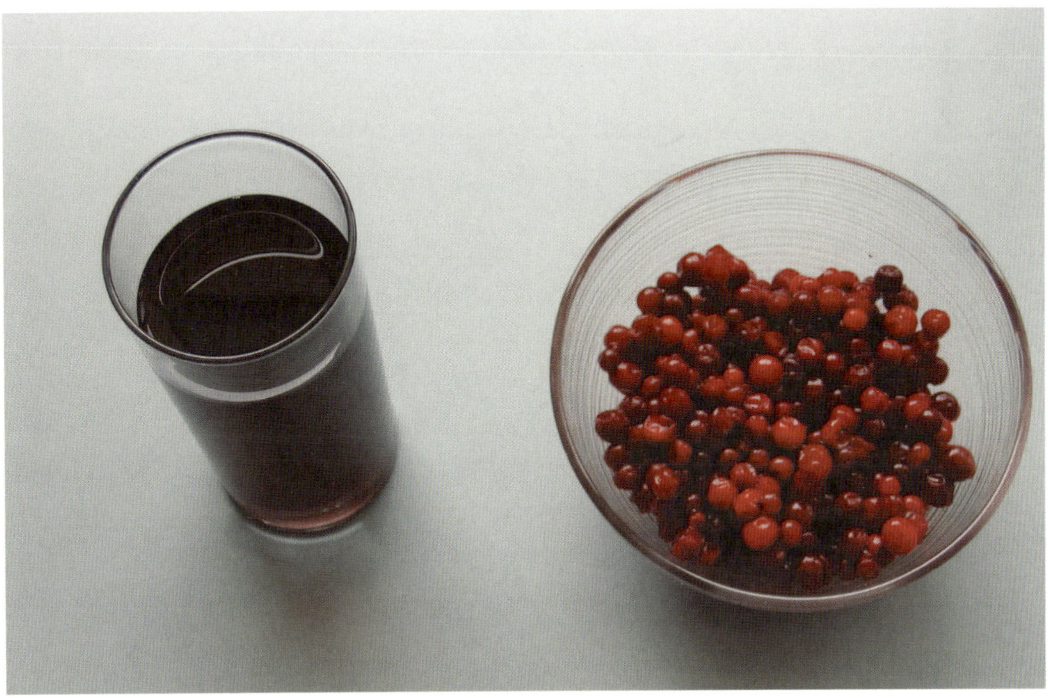

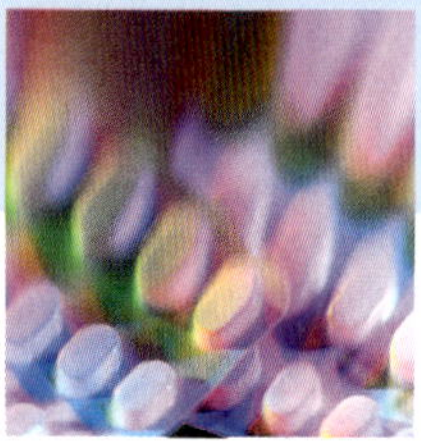

Hochwertiger Cranberry-/Preiselbeerextrakt zum Lutschen

Cranberries bzw. Cranberry-Saft ist in unseren Lebensmittelläden eher selten anzutreffen. Bei Bedarf kann man auf Präparate aus der Apotheke ausweichen, die hochwertige Preiselbeer-/Cranberryextrakte enthalten. Ein sehr empfehlenswertes Produkt ist Preisel-San®+C (sanitas GmbH & Co. KG, Steinheim), welches in der Apotheke oder direkt beim Hersteller (www.sanitas.de) erworben werden kann. Das Nahrungsergänzungsmittel enthält eine Kombination aus Cranberry-/Preiselbeerextrakt und natürlichem Vitamin C aus der Acerola-Kirsche zur Stärkung der körpereigenen Abwehrkräfte. Die Tabletten sind auf die bioaktiven Anthocyane, die das »Andocken« der E. coli-Keime in den Harnwegen verhindern können, standardisiert (10 mg/Tabl.).

Cranberry-Preiselbeerextrakt und Vitamin C – eine gute Kombination

Preisel-San®+C kann gelutscht, zerkaut oder geschluckt werden. Empfohlen wird der Verzehr von 4–6 Tabletten pro Tag zur Vorbeugung bei häufig auftretenden Harnwegsinfekten, bei Blasenreizungen und akuten Blasenentzündungen im Anfangsstadium.

Hagebutten – rote Früchte mit brandlöschender Wirkung

Den Anfang machte vor etwa 20 Jahren ein dänischer Bauer, der nach dem häufigen Verzehr von Hagebuttenmarmelade eine deutliche Linderung seiner Gelenkbeschwerden beobachten konnte. Er pflückte die Früchte des wildwachsenden Rosengewächses, trocknete und pulverisierte sie. Ende der 90er Jahre des vergangenen Jahrhunderts hatte die Familie des Bauern bereits über 5000 Dankesbriefe von betroffenen

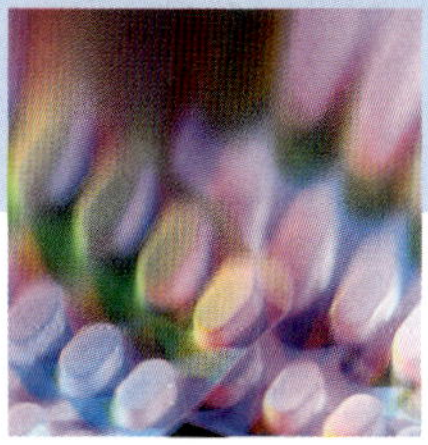

Menschen erhalten, denen das Hagebuttenpulver bei der Bekämpfung ihrer Gelenkprobleme geholfen hatte.

In den vergangenen 10 Jahren ist es nun gelungen, das Pulver der Hagebutten näher zu untersuchen. So hat man inzwischen eine Reihe klinischer Studien zur Wirksamkeit des Hagebuttenpulvers bei Gelenkschmerzen und Beschwerden durchgeführt und kennt auch den für die Wirkung verantwortlichen Inhaltsstoff – eine in Hagebutten natürlich vorkommende Verbindung aus einem Zuckeranteil und bestimmten Fettsäuren, genannt GOPO. Was bewirkt nun dieser Powerstoff im Hagebuttenpulver?

Beobachtungen eines aufmerksamen Bauern: Hagebutten helfen bei Gelenkbeschwerden

Wie man in skandinavischen Untersuchungen festgestellt hat, ist der Hagebuttenextrakt in der Lage die Lockrufe der Abwehrzellen im Entzündungsgebiet zu unterbinden. Somit wandern weniger entzündungsfördernde Körperzellen zu den »Brandherden« im betroffenen Gelenk und ein weiteres »Anfachen« der »Feuerstelle« wird effizient unterbunden. Damit wird einer Chronifizierung der Entzündung entgegengewirkt.

Nachweisbar ist die entzündungsbekämpfende Wirkung des Hagebuttenextraktes durch die Senkung des Alarmproteins »hs-CRP« (S. 39 ff.), welches Entzündungen im Blut anzeigt. Außerdem bremst die Wirksubstanz in den Hagebutten die knorpelabbauenden, gelenkschädigenden freien Radikale und schützt dadurch das Gelenk und seine empfindlichen Bauteile vor deren Zerstörungswut.

Die roten Früchte haben es in sich: Entzündungsbekämpfung und Gelenkschutz

Hagebuttenextrakt – eine pflanzliche Alternative zu Schmerzmitteln

Die vorliegenden Studien, die mit dem standardisierten Hagebuttenextrakt (Litozin®) durchgeführt wurden, geben in

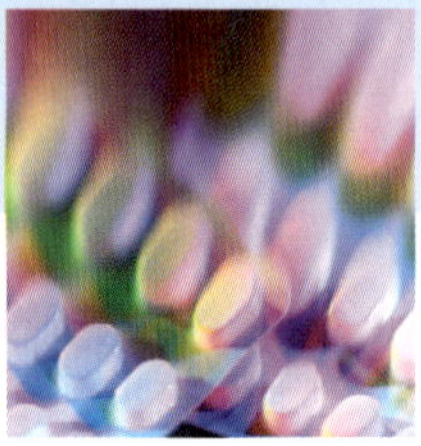

der Tat Anlass zur Hoffnung bei Gelenkbeschwerden, die von Entzündungen, Schmerzen und Bewegungseinschränkungen geprägt sind. In einer Untersuchung mit Patienten mit Hüft- und Kniegelenkarthrose wurde bereits nach drei Wochen bei einem Großteil der Hagebuttenextraktanwender eine deutliche Reduktion der Gelenkschmerzen beobachtet. Dank der roten Früchte konnten die Schmerzmittel im Verlauf einer weiteren mehrmonatigen Anwendungsdauer um etwa die Hälfte gesenkt werden. Auch die Beweglichkeit der betroffenen Gelenke hatte sich verbessert.

Weniger Schmerzen und vermehrte Beweglichkeit sorgen für eine bessere Lebensqualität

In einer weiteren Untersuchung wurde der Hagebuttenextrakt bei Personen mit Arthrose an den Handgelenken getestet. Diese Form von Abnutzungserscheinungen ist besonders unangenehm, da mit Hilfe der Hände ja ein Großteil des Alltags bestritten werden muss. Im Ergebnis berichteten fast 90% der Anwender von einer deutlichen Linderung der Schmerzen und einer besseren Beweglichkeit und Bewältigung der täglich anfallenden Arbeiten.

Wichtig ist hierbei auch die gute Verträglichkeit des Naturproduktes aus der GOPO Hagebutte (Litozin®, in der Apotheke erhältlich), welches auch eine langfristige Anwendung ohne unangenehme Begleiterscheinungen ermöglicht und zudem aus Hagebutten aus pestizid- und düngemittelfreiem Anbau gewonnen wird.

Resveratrol – der Star unter den antientzündlichen Naturstoffen

Spätestens seit dem »French Paradox«, dem Befund, dass Franzosen trotz cholesterinreicher Kost eine um etwa 30% niedrigere Herzinfarktrate aufweisen, ist er in den Fokus der Forschung gerückt: der Rotwein, den Franzosen bekannter-

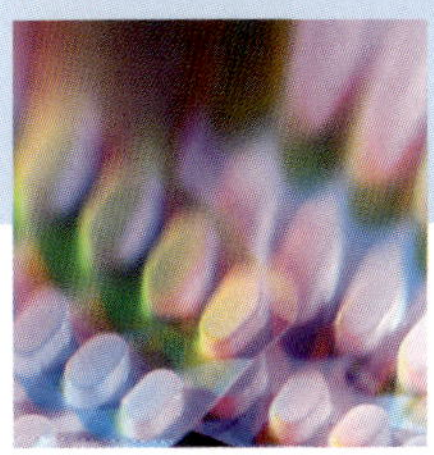

maßen lieben und häufig konsumieren. Der prominenteste Inhaltsstoff des Rotweins ist Resveratrol, eine Substanz, die ansonsten eher selten (z. B. in Erdnüssen) in Pflanzen anzutreffen ist. Sie wird von den Rebstöcken als »Schutzstoff« (= Phytoalexin) vor Vegetationsstress (z. B. Sonneneinstrahlung, Ozon, Schadstoffe, Schädlinge) gebildet, kommt bevorzugt in den Schalen der roten Weintrauben vor und kann im daraus hergestellten Rotwein angereichert sein. Tatsächlich sind in einer Vielzahl von wissenschaftlichen Untersuchungen eine Reihe interessanter gesundheitsfördernder Wirkungen für Resveratrol nachgewiesen worden. So konnte dem Naturstoff eine ausgeprägte antientzündliche Wirkung bescheinigt werden. Resveratrol hemmt die Schlüsselenzyme des entzündungsinduzierenden Prozesses und senkt die Produktion entzündungsfördernder Botenstoffe wie z. B. NF-kappa B. Über diese entzündungshemmende Wirkung lassen sich ein Teil der positiven Wirkungen, die Resveratrol z. B. im Bereich des Gefäßschutzes hat, erklären. Der Schutzstoff wirkt nicht nur als potenter Radikalfänger (Antioxidans) und hemmt die Oxidation des Cholesterins im Blut, sondern wirkt auch der Blutverklumpung entgegen, hält das Blut flüssig und hat insgesamt einen günstigen Einfluss auf den Fettstoffwechsel.

Entzündungsbekämpfung aus der Flasche: Gönnen Sie sich hin und wieder ein gutes Glas Rotwein

Gefäßschutz also aus der Flasche? Das ist nicht ganz einfach, denn der Resveratrolgehalt im Rotwein variiert stark – in Abhängigkeit von Rebsorte, Anbaugebiet und den Vegetationsbedingungen und schließlich ist da ja auch noch der Alkohol im Spiel mit seiner möglichen Unverträglichkeit und Suchtgefahr. Zu den resveratrolreichen Weinsorten gehören z. B. der Cabernet Sauvignon, der Pinot Noir und der Merlot. Die Gehalte im Traubensaft sind grundlegend sehr viel geringer als in den entsprechenden Weinen. Am besten ist die Anwendung von Resveratrol in Kombination mit Gewürzpflanzen wie Ingwer und Gelbwurz (Kurkuma), da sich diese

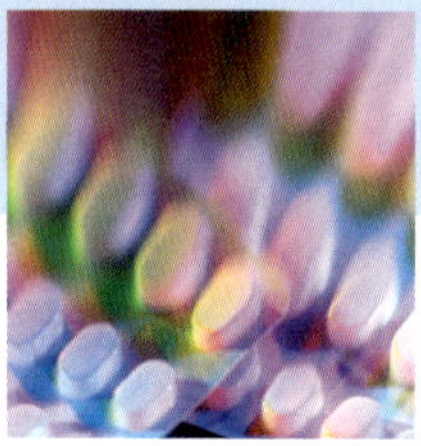

Extrakte im Hinblick auf die Gesunderhaltung der Blutgefäße und auch den Schutz des Gehirns und der Nervenzellen sinnvoll ergänzen. Informationen zu solchen Kombinationspräparaten und zum Bezug erhalten Sie unter der folgenden Telefonnummer: 0800 1010972 (gebührenfrei aus Deutschland).

Resveratrol als Schlüssel für ein langes Leben

Schlemmen ohne Reue? Im Tierversuch weist Resveratrol auf eine günstige Stoffwechselbeeinflussung hin, die einer Gewichtszunahme entgegen zu wirken scheint

Wer möchte nicht gerne gesund bleiben und alt werden? Hier gibt es eine Vielzahl von »Tipps«, die uns im Bereich der Lebensführung und Ernährung mit an die Hand gegeben werden. Nach dem derzeitigen Stand der Forschung besteht die beste Möglichkeit diesem Ziel nahe zu kommen in der Reduktion der täglich zugeführten Kalorien (wobei die ausreichende Zufuhr an Vitalstoffen unbedingt beachtet werden sollte). Weniger ist tatsächlich mehr. Aufsehenerregende Experimente haben gezeigt, dass die Lebensspanne von Mäusen und anderen Tieren durch »Hunger« deutlich (um bis zu 50%) angehoben werden kann. Vermutlich startet in einer solchen Situation ein evolutionär bedingtes »Hilfsprogramm«, welches mit einer lebensverlängernden Wirkung einhergeht. Da aber eine um etwa $^{1}/_{3}$ reduzierte Kalorienreduktion im Allgemeinen auf Dauer schwer durchzuhalten ist, suchten die Forscher nach Substanzen, die einen ähnlichen Effekt aufweisen, und wurden beim Resveratrol fündig. Tatsächlich ist Resveratrol – wie vermutlich kaum eine andere Substanz aus der Natur – in der Lage, bestimmte Eiweiße (sog. Sirtuine) im Körper zu aktivieren, die ihrerseits wiederum die empfindlichen Regionen um unsere Erbsubstanz schützen und deren Reparaturfähigkeit verbessern. In der Folge bleiben nicht nur die Zellen länger jung, sondern werden auch noch in ihrem Stoffwechsel günstig beeinflusst. So wurde im Tierversuch belegt, dass die Glu-

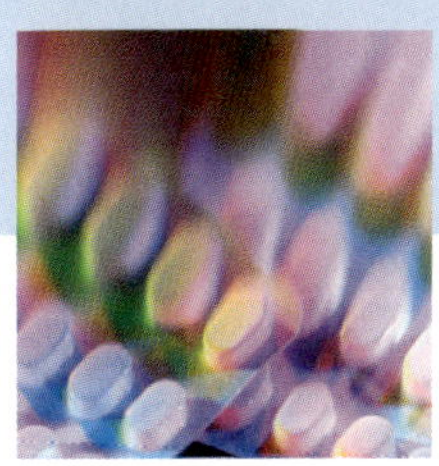

koseverwertung durch Resveratrol verbessert werden kann und das Risiko für Diabetes mellitus dadurch möglicherweise gesenkt wird. Mäuse, die im Vergleich zu ihren Artgenossen mit einer hyperkalorischen Kost gefüttert wurden, entwickelten – trotz des erheblichen Fettkonsums – weder eine Fettleber noch zeigten sie eine Störung der Glukoseverwertung.
Auch im Bereich der Krebserkrankungen macht Resveratrol von sich reden. Der Naturstoff begünstigt das Selbstmordprogramm von entarteten Zellen und macht, jüngsten Beobachtungen zufolge, Krebszellen empfindlicher gegen Zytostatika. Auf weitere Forschungsergebnisse zum Resveratrol darf man gespannt sein.

Die Macht der Enzyme

Es gibt sie massenweise in unserem Körper: jene Biostoffe, die tagtäglich dafür Sorge tragen, dass unser Stoffwechsel reibungslos funktioniert: die Enzyme. Das sind Eiweiße, die z. B. dafür zuständig sind, dass die Nahrung, die wir uns einverleiben, im Magen-Darm-Trakt aufgeschlossen und in Energie umgewandelt werden kann. Ebenso sind Enzyme an Fortpflanzungsvorgängen und am Wachstum beteiligt. Ohne die kleinen Helfer wäre es auch mit unserer Abwehr schlecht bestellt. Kurzum – ohne Enzyme wären wir nicht lebensfähig.

Ohne Enzyme müssten wir verhungern; weder die Verwertung von Nährstoffen noch eine Energiegewinnung wären möglich

Über 3000 Enzyme sind insgesamt bekannt, die in wechselnder Bereitschaft und zum Teil im Team Stoffwechselreaktionen anstoßen und auch wieder beenden. Dabei erfüllt jedes Enzym seine spezielle Aufgabe und funktioniert unter seinen persönlichen optimalen »Arbeitsbedingungen« (z. B. Temperaturoptimum und Säuregrad der Umgebung).
Viele Enzyme funktionieren allerdings nur mit einem »Hilfsmotor« (Coenzym). Häufig handelt es sich dabei um Vitami-

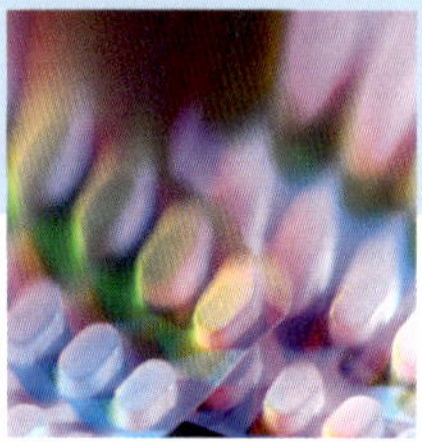

ne oder Mineralstoffe, die dem Stoffwechselbeschleuniger (Biokatalysator) erst die richtige Power verleihen. Daher ist für einen reibungslosen Stoffwechsel auch die ausreichende Zufuhr dieser Vitalstoffe notwendig.

Die Natur hat es so eingerichtet, dass wir selbst diese Biokatalysatoren herstellen können. Leider lässt die Fähigkeit zur körpereigenen Produktion mit dem Alter nach und oft sind die vorhandenen Helfer dann auch müde und weniger aktiv. So wurde beispielsweise von einem Enzym, welches die mit der Nahrung aufgenommene Stärke spaltet (Amylase), bei jungen Menschen eine 30fach höhere Konzentration im Körper festgestellt als bei Personen jenseits des 60. Lebensjahres. Vielfach lassen sich die Verdauungsstörungen älterer Menschen auf einen Mangel an diesen »Stoffwechselkupplern« zurückführen.

Mit dem Alter schwindet auch die Fähigkeit, selbst Enzyme im Körper herstellen zu können

Wir können Enzyme auch mit der Nahrung aufnehmen – sie sind z. B. in Früchten wie Ananas oder Papaya in höherer Konzentration enthalten –, allerdings besteht die Gefahr, dass sie unser Blut nicht »lebend« erreichen. Die Biokatalysatoren, die ihrer Natur nach ja Eiweiße sind, werden vom Eiweiß spaltenden Magenenzym genauso aufgeschlossen wie andere mit der Kost aufgenommene Proteine. Damit wird die Möglichkeit der Versorgung »von außen« leider geschmälert.

Enzyme aktivieren die Selbstheilungskräfte des Körpers

Bereits im Altertum, vor etwa 2000 Jahren, hat man Wunden z. B. mit einem Brei aus Feigen behandelt, nicht wissend, dass das hier enthaltene Enzym »Ficin« für das rasche Abheilen verantwortlich ist. Auch die Inkas machten sich die

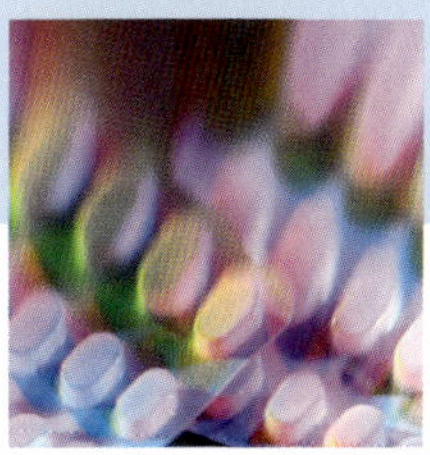

heilsame Wirkung der Enzyme zunutze und verwendeten Ananas und Papaya für die Wundheilung. Im Mittelalter stellte man aus diesen Früchten Extrakte her, mischte sie mit Bauchspeicheldrüsenstücken von Tieren und behandelte mit diesem Enzymgemisch akute und chronische Entzündungen (z. B. Gelenk- oder Venenentzündungen).

Enzyme beschleunigen den natürlichen Entzündungsprozess und entlasten damit das Immunsystem

Auf eine Verletzung oder eine Infektion reagiert der Körper mit einer Entzündung. Diese ist notwendiger Bestandteil des Heilungsprozesses. Es ist allerdings wichtig, dass dieser Vorgang auch wieder regelgerecht beendet wird, ansonsten droht die Gefahr für ein immer wieder erneutes Aufflackern der Feuerstellen. Enzyme greifen regulierend in diesen Prozess ein und beschleunigen den Ablauf der Entzündung. Damit wird einer Chronifizierung des Entzündungsgeschehens vorgebeugt. Die gefräßigen Abwehrzellen, die u. a. zur Aufgabe haben, den entstehenden Zellmüll und das zerstörte Gewebe wegzuräumen, können sich schneller wieder zurückziehen und sich auf andere Aufgaben (z. B. Infektabwehr) besinnen. Damit wird das Immunsystem entlastet und die Selbstheilungskräfte werden aktiviert – und nicht, wie bei so manchen entzündungshemmenden Medikamenten, einfach unterdrückt.

Enzyme – sinnvolle Begleiter für die körpereigene Abwehr

Gleichzeitig normalisieren Enzyme das Immunsystem, stärken also die Körperpolizisten, wenn diese »schwächeln«, und weisen sie in ihre Schranken bei einer überschießenden Reaktion der körpereigenen Abwehr (z. B. bei Allergien, Autoimmunerkrankungen). Damit wird das Immunsystem wieder in seine natürliche Balance gebracht.

Übrigens sind Enzyme auch begleitend in der Krebstherapie im Einsatz, da sie die Wirkung von Chemo- und Strahlentherapie steigern können und zu einer besseren Verträglichkeit dieser belastenden Behandlungsmaßnahmen beitragen. Interessanterweise scheinen sie auch der Bildung von Tochter-

Tabelle 27: Bei diesen entzündungsbedingten Erkrankungen können Enzyme helfen (Beispiele)

- ***Bronchitis***
- ***Entzündungen der inneren Organe***
- ***Harnwegsinfekte***
- ***Kieferhöhlenentzündungen***
- ***Nasennebenhöhlenentzündungen***
- ***Psoriasis (Schuppenflechte)***
- ***Rheumatoide Arthritis***
- ***Venenentzündungen***
- ***Viral bedingte Entzündungen (z. B. bei Gürtelrose)***

geschwülsten (Metastasen) entgegenzuwirken, was insgesamt den Einsatz dieser Biostoffe in der begleitenden Therapie von Krebspatienten durchaus rechtfertigt.

Entzündungen gleich welcher Art mit Enzymen bekämpfen

Sportverletzungen heilen unter dem Einfluss von Enzymen besser ab.

Die Enzymtherapie kann nahezu bei jeder Art von Entzündung von Hilfe sein (Tabelle 27). Bei rheumatischen Erkrankungen wie z. B. der chronischen Polyarthritis, bei Schleimbeutelentzündungen oder dem »Tennisellenbogen« können Enzyme für eine Verbesserung der Beschwerden sorgen. Die Steifheit der Gelenke bessert sich in vielen Fällen und die typischen Entzündungszeichen wie Rötungen, Schwellungen lassen nach. Sogar eine (leichte) schmerzstillende Wirkung wird den Enzymen nachgesagt.

Auch bei Entzündungen der Atemwege sind Enzyme angesagt. Alle Jahre wieder werden viele Menschen von Schnupfen und Husten geplagt. Wenn die Schnupfenviren den Weg

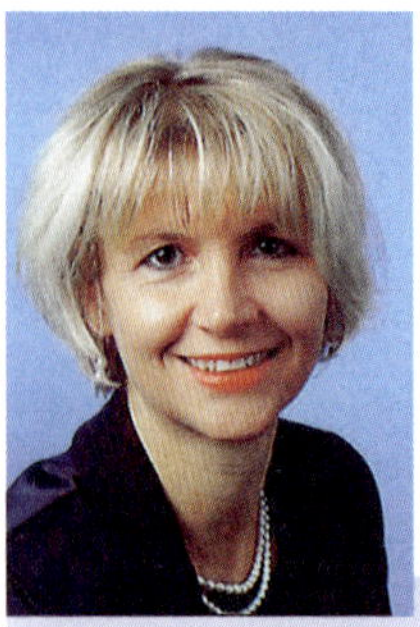

Enzyme sind gut verträglich und haben so gut wie keine Nebenwirkungen – trotzdem sollten Sie die Anwendung mit Ihrem Therapeuten abklären.

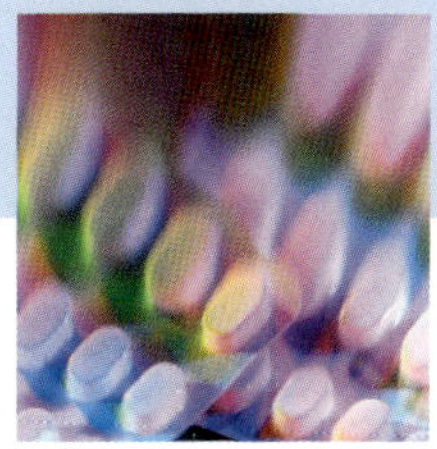

in die Nase gefunden haben, setzen sie sich dort fest und verursachen dort einen »Brandherd«. Die Nasenschleimhaut schwillt an und es wird mehr zähfließendes Sekret produziert. Dadurch geht die Filterwirkung verloren und die lästigen Keime werden nicht mehr in ausreichendem Maße weggeschaft. Enzyme können hier für Abhilfe sorgen. Sie lassen die geplagte Nasenschleimhaut schneller abschwellen und helfen den zähen Schleim zu verflüssigen. Damit ist die Nase wieder schneller frei. In ähnlicher Weise können Enzyme bei Infekten der Bronchien helfen.

Enzyme lassen Viren keine Chance

Interessante Hinweise liegen auch bezüglich der immer wiederkehrenden Lippenbläschen und der Gürtelrose vor. Beide Erkrankungen werden von Viren verursacht, die in unserem Körper schlummern können und unter Stresssituationen des Körpers erneut aktiv werden können. Als modernes und effizientes Mittel wird der Wirkstoff Aciclovir eingesetzt, der aber nicht immer gut verträglich ist. Eine vergleichende Untersuchung zur Wirkung des virushemmenden Medikamentes und zur Enzymtherapie ergab ähnliche Ergebnisse: Die Bläschen heilten in beiden Fällen vergleichbar schnell ab und die Schmerzen gingen auch in beiden Gruppen im gleichen Zeitraum zurück. Enzyme sind allerdings sehr viel besser verträglich als das Virustatikum und haben nahezu keine Nebenwirkungen.

Auch bei ständig wiederkehrenden Harnwegsentzündungen, Venenentzündungen oder Entzündungen an den inneren Organen (z. B. Bauchspeicheldrüsen- oder Eierstockentzündung) sollte man an die Möglichkeiten einer Enzymtherapie denken.

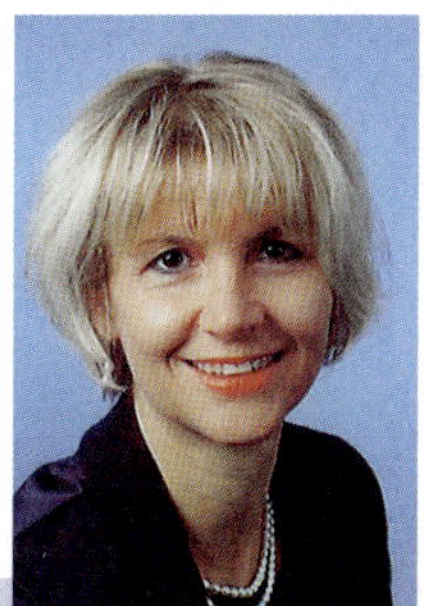

Enzyme liefern bei chronischen Entzündungen keine Wunderheilungen – hier ist eine längerfristige Zufuhr sinnvoll.

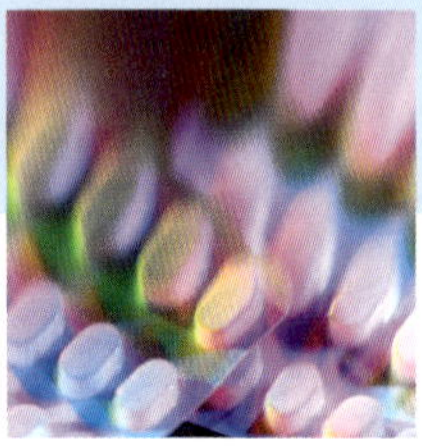

Achten Sie auf die Qualität der verwendeten Enzympräparate

Am besten geeignet sind Kombinationspräparate aus mehreren pflanzlichen Enzymen, die gleichzeitig Mikronährstoffe (z. B. aus Algen) als »Hilfsmotoren« (Coenzyme) für die enzymatischen Reaktionen mitliefern (z. B. regazym plus®, Fa. Syxyl GmbH & Co. KG, Köln, in Apotheken erhältlich). Solche Enzympräparate zeigen hohe enzymatische Aktivitäten und wirken daher meistens sehr gut, was auch niedrigere Dosierungen erlaubt.

Die Wirkung dieser Biostoffe zeigt sich allerdings lange nicht so schnell wie mit den gängigen entzündungshemmenden Medikamenten (z. B. Cortison). Es können 1–3 Monate vergehen, bis die Enzymtherapie greift und sich eine Verbesserung der Beschwerden einstellt.

Fragen Sie Ihren Arzt oder Apotheker

Bei Blutgerinnungsstörungen, Neigung zu Allergien (vor allem Eiweißallergie), schweren Leber- und Nierenerkrankungen sollte auf die Enzymtherapie verzichtet werden. Kritisch ist die Anwendung von Enzymen auch bei Schwangerschaft. Da Enzyme die Durchblutung fördern, ist schließlich auch auf mögliche Wirkungsverstärkungen bei der gleichzeitigen Einnahme von blutverdünnenden Medikamenten (z. B. Marcumar, Acetylsalicylsäure) zu achten.

Runter mit dem Übergewicht – Abspecken senkt den Entzündungsmarker

Übermäßig Dicke (und vor allem sportlich Inaktive) haben in der Regel ein kürzeres Leben vor sich als Normalgewichtige. Mindestens 1 von 13 Todesfällen wird in der Europäischen Union mit Übergewicht in Verbindung gebracht. In

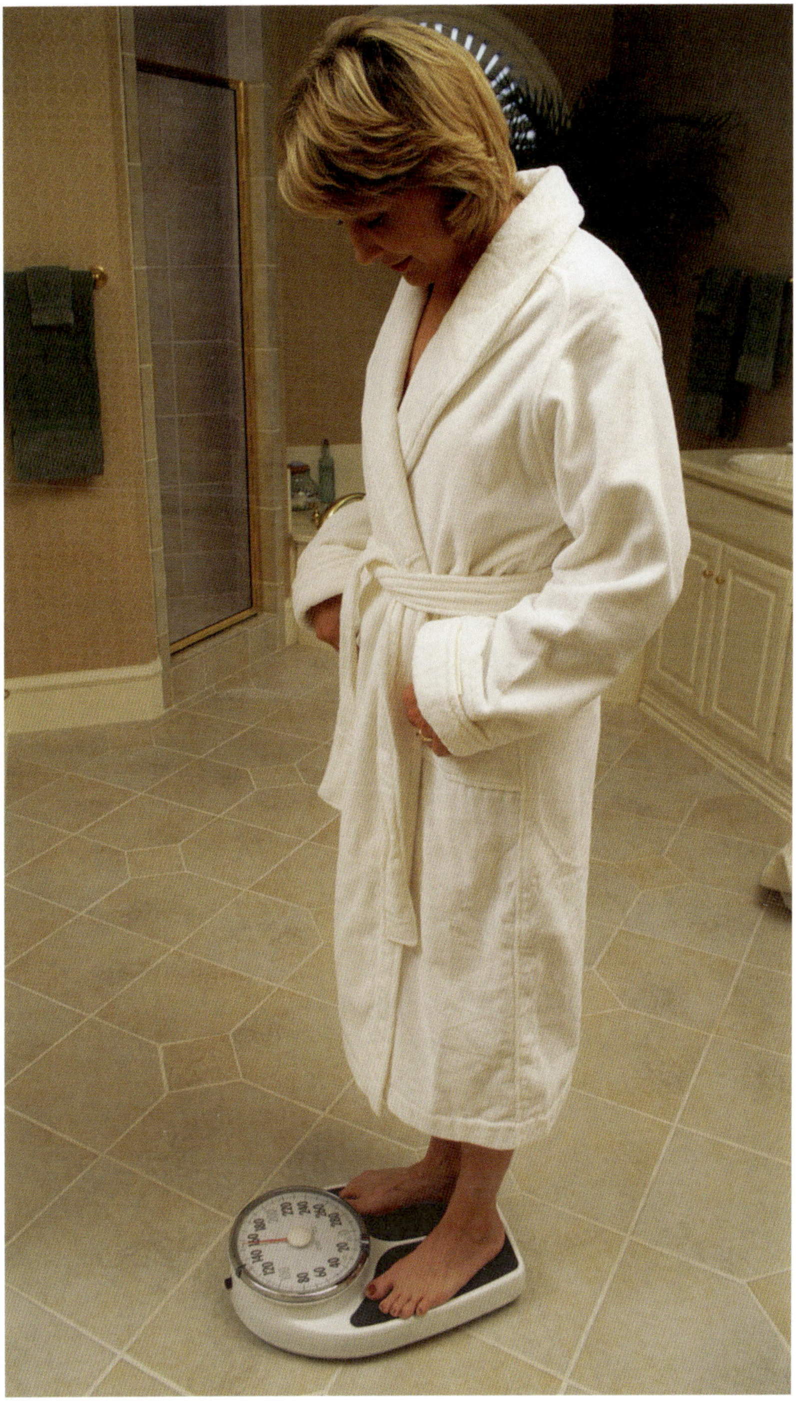

Vergessen Sie Diäten – langfristige Ernährungsumstellung ist viel sinnvoller.

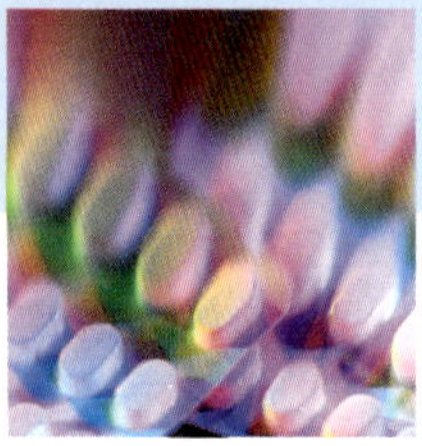

Deutschland treten jährlich etwa 65 000 Todesfälle auf, die mit den überschüssigen Pfunden zusammenhängen. Zu den Erkrankungen, an denen der Hüftspeck und die Bauchringe mit schuld sind, zählen nicht nur Diabetes mellitus und Herz-Kreislauf-Erkrankungen, sondern auch Krebserkrankungen, Gicht, Gallenblasenbeschwerden und Gelenkerkrankungen (z. B. Arthrose). Auch die männliche Potenz kann unter der Last eines »Bierbauchs« zusammenbrechen. Abspecken wäre daher auch in diesem Fall die allererste Maßnahme – lange bevor man über »Viagra« nachdenken sollte.

Übergewicht abzubauen hilft dabei, das Entzündungsfeuer zu löschen

Eine erfolgreiche Gewichtsabnahme senkt das Risiko für das Entzündungsfeuer. Mit dem Schmelzen der Pfunde gehen auch die entzündungsfördernden Signalstoffe (z. B. CRP, TNF-alpha) zurück. Abnehmen trägt dazu bei, im Körper vorhandene »Brandherde« zum Erkalten zu bringen.

Wer dauerhaft abnehmen möchte, der sollte seine Ernährung langfristig umstellen und möglichst wenig schnell verfügbare Kohlenhydrate und falsche Fette (s. S. 152) verzehren und stattdessen bei Obst und Gemüse, Fisch und magerem Fleisch öfter zugreifen.

Bevor es den Speckpölsterchen an den Kragen geht, werden die »Muckys« abgebaut

Die üblichen Diäten sind nicht empfehlenswert. Der »Jojo«-Effekt (Energieverbrauch in Ruhe) lässt nach Flüssigkeitsverlusten und angepasstem Grundumsatz nicht lange auf sich warten. Gleichzeitig wendet sich der unterversorgte Körper nun seinen Muskeln zu. Diese müssen ihr Eiweiß »abliefern«, damit daraus die notwendige Energie gewonnen werden kann.

Der Muskelschwund ist aber von großem Nachteil: Die dort sitzenden Brennöfen werden weniger und damit wird auch die Verheizung von »Brennstoffen« (z. B. Fetten) ineffizienter. Die Speckrollen wird man dadurch noch schlechter los. Außerdem wird nach der Diät nicht automa-

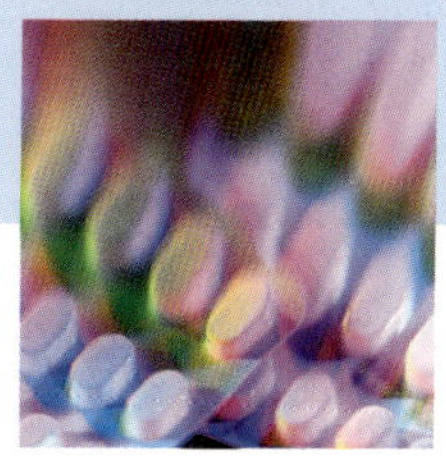

tisch der fehlende Muskelanteil wieder ersetzt – dieser muss mühsam über sportliche Aktivität wieder aufgebaut werden.

Abnehmen – ohne Jojo-Effekt und ohne Muskelschwund

Die ausreichende Zufuhr von Eiweiß bei gewichtsreduzierenden Maßnahmen hat also eine Reihe von Vorteilen, allen voran die Schonung der Muskeln als »Energiequelle« und den Erhalt der »Muckis«. Eiweiß sättigt aber auch besser als beispielsweise Kohlenhydrate. Außerdem heizt es die Fettverbrennung an und hilft so beim Schmelzen des Hüftspecks. Und schließlich hat es deutlich höhere »Verpuffungswerte« als Fette oder Kohlenhydrate. So ist die Wärmebildung, die sich nach der Nahrungsaufnahme einstellt, nach dem Verzehr von Proteinen etwa 3- bis 5-mal größer als nach der Aufnahme von Kohlenhydraten und sogar etwa 10-mal so hoch wie nach einer fettreichen Mahlzeit. So purzeln die Pfunde unter einer eiweißunterstützten Kost leichter (s. Tabelle 28).

BODYMED bietet ein erfolgreiches Ernährungskonzept

Ein erfolgreiches Ernährungskonzept, welches diese Zusammenhänge berücksichtigt, bietet *BODYMED* (BODYMED AG, Kirkel, *www.bodymed.de*, Tel.: 068/496 00 20, auch in Österreich, *www.bodymed.at., Tel.: +43 (0) 463 42 85 00*) an. Dieses von Ärzten entwickelte und in (ausgewählten) Arztpraxen auch betreute Programm setzt auf die Verringerung der Körperfettmasse bei gleichzeitiger Stabilisierung der Muskeln, um so dem gefürchteten Jojo-Effekt vorzubeugen. Dieses gelingt durch ein spezielles Eiweißkonzentrat, welches zusätzlich mit Vitaminen bzw. hochwertigen Ballaststoffen angereichert ist. Das hat gleichzeitig den Vorteil,

Empfehlenswert: Fettabbau ohne Muskelverlust, unterstützt durch ein Bewegungsprogramm (z. B. Nordic Walking)

Tabelle 28: Beispiele für eiweißreiche Lebensmittel

Lebensmittel	Eiweiß (g/100 g)	Lebensmittel	Eiweiß (g/100 g)
Tierische:		Pflanzliche:	
Rinderfilet	22	*Hülsenfrüchte*	23
Wild	21	*Getreide (ganzes Korn)*	16
Geflügel	20	*Naturreis*	8
Forelle	20	*Kartoffel*	2
Hüttenkäse	15		
Magermilchprodukte	3–4		

dass eine Mangelversorgung mit Vitaminen umgangen wird. Viele von diesen »kleinen Helfern« sind an der Kohlenhydrat- und Fettverbrennung mitbeteiligt, und daher ist eine gute Versorgung wichtig, vor allem in Zeiten, wo der Körper abspecken soll. Ein wichtiges Prinzip des *BODYMED*-Konzeptes ist es auch, auf 3 Hauptmahlzeiten am Tag zu setzen und keine Zwischenmahlzeiten zu empfehlen. Denn wer den ganzen Tag vor sich hinknabbert, der lässt seine Bauchspeicheldrüse nicht zur Ruhe kommen und lockt ständig Insulin ins Blut. Die Fettverbrennung ist damit schachmatt gesetzt, denn Insulin verhindert nicht nur den Fettabbau, sondern fördert auch noch zusätzlich die Fettpolster durch eine gute Verwertung der Nährstoffe.

Ob in natura, in Pulver- oder Kapselform – hochwertige Rohstoffe sind wichtig.

Das Grundprogramm erstreckt sich über 3 Monate, in denen anfangs neben einer normalen Mahlzeit das Eiweißkonzentrat (2 Portionen/Tag) getrunken wird. Danach wird auf 2 gesunde Mischkostmahlzeiten und 1 Portion Eiweißkonzentrat umgestellt. Ziel ist eine dauerhafte Umstellung auf eine abwechslungsreiche und gesunde Ernährung und das Gewicht zu halten – minus der »weggefutterten« Pfunde. Wäh-

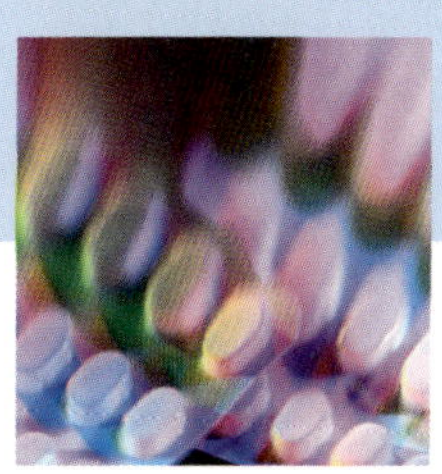

rend dieser Zeit werden regelmäßig Messungen zum Körperfettbestand durchgeführt und die Abnehmwilligen individuell oder in kleinen Gruppen beraten.

Bewegungsfreudige Dicke sind besser dran als schlanke Faule

Es gibt keine Gerechtigkeit – zumindest nicht hinsichtlich der »Futterverwertung«. Da sind jene, die einen Großteil der Energie aus Schweinsbraten, Knödel oder Pasta als Wärme »verschleudern« und damit der Hortung von Speckreserven wenig Möglichkeiten lassen. Und andererseits kennen wir die guten »Futterverwerter« mit einem äußerst lahmen Stoffwechsel und einem auf »Notstand« programmierten Körper, der möglichst alles, was an Energie liefernden Nährstoffen ankommt, zu »bunkern« versucht. Das sind diejenigen unter uns, die ein Stück Sahnetorte nur mal »scharf anschauen« müssen und schon den »Speck auf den Rippen« haben. Was kann man diesen Geplagten raten?

Wer schlank bleiben oder Hüftspeck loswerden möchte, muss runter von der Couch

Es ist inzwischen weitreichend bekannt, dass sportliche Aktivität einen großen Einfluss darauf hat, ob uns die nahrhafte Kost, die wir meist zu uns nehmen, etwas anhaben kann oder nicht. Aber Pfunde weghungern allein ist nicht unbedingt ausschlaggebend für eine bessere Lebenserwartung. Entscheidend ist die körperliche Fitness – und die kann bei einem leicht Übergewichtigen besser ausfallen als bei einem Dünnen.

Marathon ist nicht nötig – weniger auspowernde Aktivitäten tun es auch

Wer Sport (moderat!) treibt, ist körperlich und meist auch geistig besser drauf und fitter als die »Couchpotatoes«. Außerdem hilft Bewegung natürlich beim »Abspecken« und beim anschließenden Halten der schwer errungenen Figur. Es sind damit aber auf gar keinen Fall sportliche »Gewaltak-

Lieber leicht übergewichtig und körperlich aktiv als superschlank und faul – noch besser ist es natürlich, ein normales Gewicht *und* viel Bewegung zu haben.

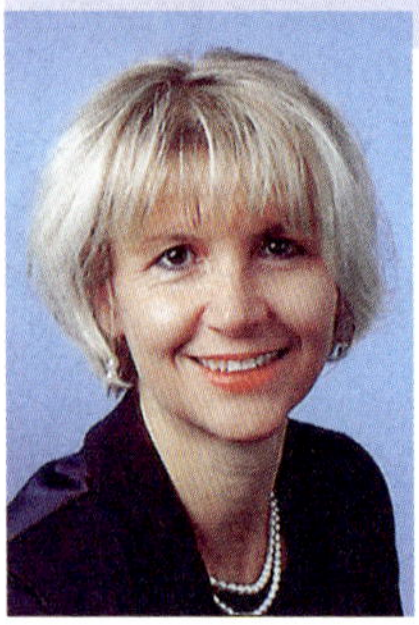

tionen« gemeint. Im Gegenteil, überzogene Sportaktivitäten, die uns völlig »auspowern«, bescheren uns durch den vermehrten Sauerstoffumsatz viele reaktionswütige freie Radikale, die Entzündungsherde eher wieder zum Brennen bringen.

Die Sache mit den Bauarbeitern

Aufschlussreich für die Lebenserwartung körperlich fitter Übergewichtiger im Vergleich zu Dünnen war hier der »Bauarbeiter-Test«, bei welchem das Schicksal von 8000 Bauarbeitern (im weitesten Sinn, denn darunter sind auch verschiedene Handwerker und Ingenieure, Architekten, Verwaltungsangestellte) unter die Lupe genommen wurde. Die dicken Vertreter hatten, wie nicht anders erwartet, vermehrt unter Bluthochdruck, Diabetes mellitus und ersten Anzeichen von Herzkrankheit zu leiden. Das hatte aber offensichtlich wenig Einfluss auf deren Lebenserwartung. Denn die Schwergewichtler lebten immer noch länger als die spindeldürren Kollegen mit sitzenden Tätigkeiten (z. B. Ingenieure, Verwaltungsangestellte). So frappierend das im ersten Moment auch sein mag, so verständlich ist es doch wieder auf den zweiten Blick: Körperliche Aktivität – und davon haben ja die schwer arbeitenden Männer (Handwerker) vom Bau genug – regt den Stoffwechsel an, hat einen günstigen Einfluss auf den Blutdruck und lässt die Pulsfrequenz sinken, stärkt und vermehrt die Muskelmasse (und damit die Anzahl der Mitochondrien, der Brennöfen für die Energie

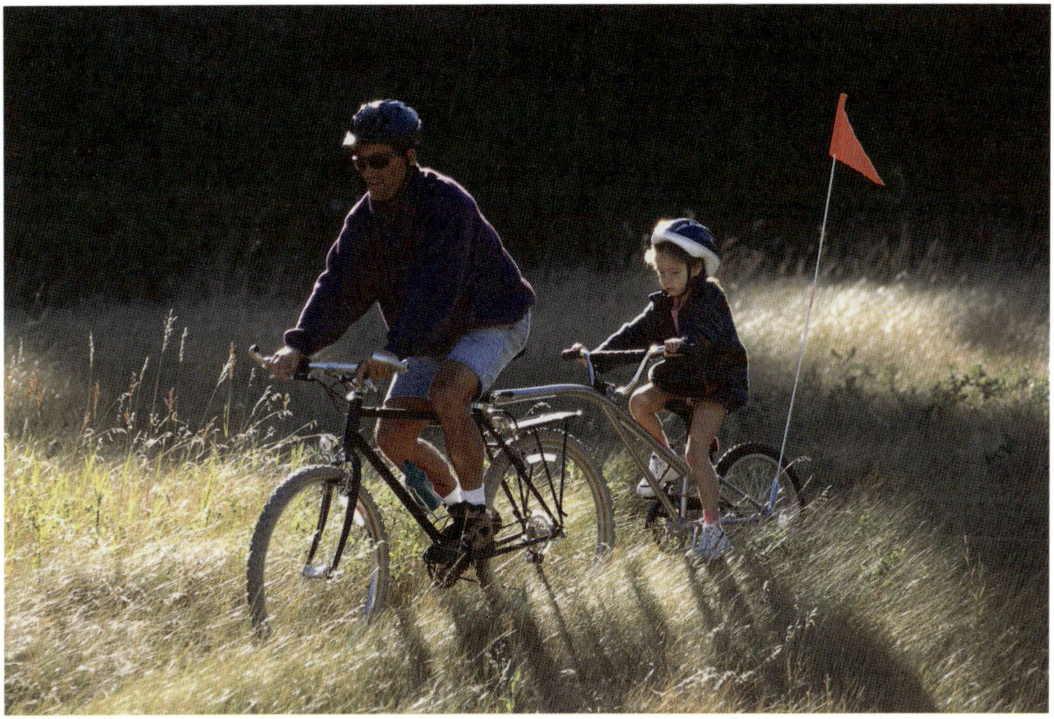

liefernden Nährstoffe) und fördert die Beweglichkeit. Außerdem wirkt die sportliche Bewegung wie ein Feuerlöscher und lässt die entzündungsbedingten Brandlichter, die unseren Gefäßen und Organen schaden, ausgehen. So kann ein erhöhter CRP-Wert durch Sport signifikant gesenkt werden und möglicherweise überwiegen die »brandlöschenden« Effekte des Sportes die Nachteile des »brandfördernden« Übergewichtes.

Bewegung löscht die Schwelbrände

Wer also schlank ist und sich nicht bewegt, ist schlechter dran als Übergewichtige, die aktiv sind. Nun muss man aber nicht in die Sporthysterie verfallen und sich gleich auf den nächsten Marathon vorbereiten. Es genügt wenn man sich wenigstens ein halbe Stunde täglich *moderat* (!) bewegt – also beispielsweise stramm marschiert, Nordic Walking betreibt, Rad fährt oder einfach nur Gartenarbeit erledigt.

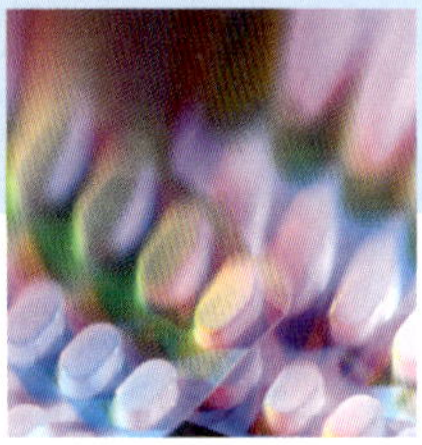

Es lohnt sich, den »inneren Schweinehund zu überwinden«

Gesunder Körper – gesunder Geist

Überwinden Sie sich und kommen Sie runter von der Couch. Wer regelmäßig (moderaten) Sport treibt, steigert nicht nur sein Wohlbefinden, sondern tut seinem Körper auch sonst noch eine Menge Gutes (Tabelle 29). Das Herz wird leistungsfähiger und arbeitet wirtschaftlicher. Auch die Blutfettwerte werden günstig beeinflusst. Das Gehirn wird besser durchblutet – man ist wacher und besser konzentriert. Sportlich aktive Menschen sind meist auch geistig leistungsfähiger als Bewegungsmuffel. Die Lunge profitiert ebenfalls: Der Gasaustausch in den Lungenbläschen verbessert sich und es gelangt mehr Sauerstoff in das Blut. Gleichzeitig wird das entstehende Kohlendioxid schneller abtransportiert.

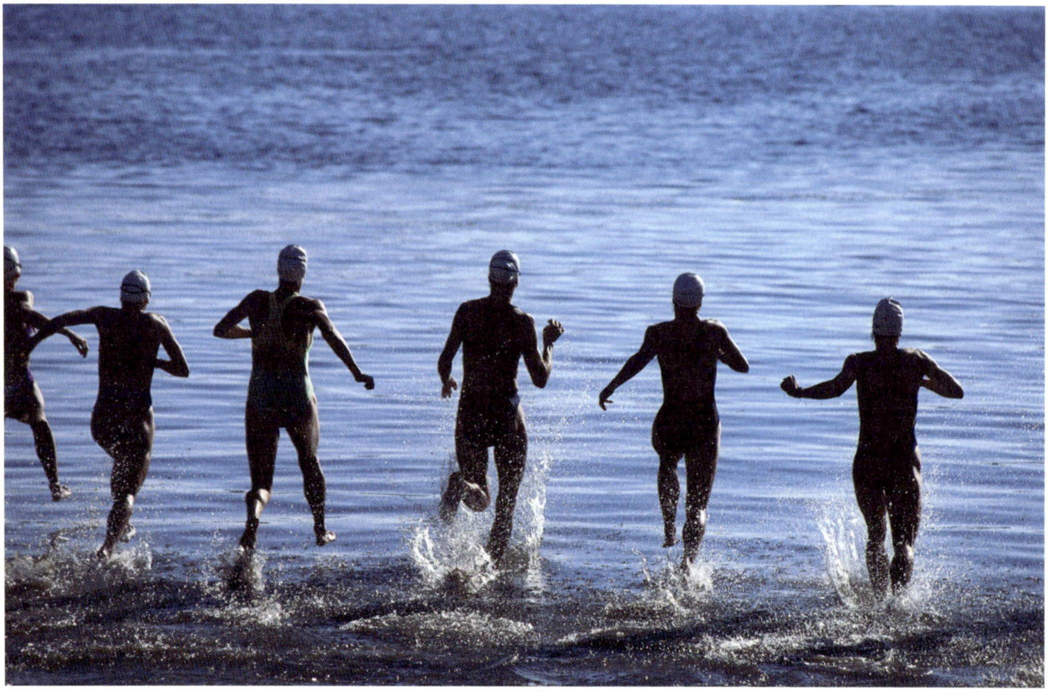

Tabelle 29: Das haben Sie davon – positive Effekte durch mehr Bewegung

Mehr	Weniger bzw. seltener
• *Abwehrkräfte*	• *Bluthochdruck*
• *Ausdauer*	• *Depressive Verstimmungen*
• *Gute Laune*	• *Erhöhte Blutzuckerspiegel*
• *Kalorienverbrauch*	• *Erhöhte Insulinspiegel*
• *Kraft*	• *Fettstoffwechselstörungen*
• *Muskelmasse*	• *Herz-Kreislauf-Erkrankungen*
• *Selbstwertgefühl*	• *Krebs*
• *Stresstoleranz*	• *Körperfettanteil*
• *Vitalität*	• *Potenzstörungen*
• *Wohlbefinden*	• *Schlechte Laune*
	• *Übergewicht*

Und schließlich erhält auch das Abwehrsystem durch regelmäßiges Ausdauertraining Unterstützung. Die Immunzellen, die z. B. Krebszellen aufspüren, erhalten durch die sportliche Bewegung einen richtigen »Kick« – sie vermehren sich und steigern ihre Aktivität, was wiederum der allgemeinen Abwehr zugute kommt.

Früher wurde krank, wer körperlich stark beansprucht war und zu wenig aß – heute werden diejenigen krank, die sich wenig bewegen und viel essen

Für die Gelenke ist die regelmäßige Bewegung unerlässlich. Das haben wir in Zusammenhang mit den rheumatischen Erkrankungen (s. S. 109) bereits gehört. Durch den Pumpmechanismus, der nur dann zustande kommt, wenn das Gelenk auch in Aktion ist, werden frische Nährstoffe in den Gelenkspalt und damit an die Knorpelflächen heran- und Abfallmaterial weggeschafft. Die Muskeln werden mit zunehmendem Alter leider immer weniger. Der Schwund findet umso schneller statt, je weniger diese gebraucht werden. Regelmäßiges Training wirkt diesem Prozess entge-

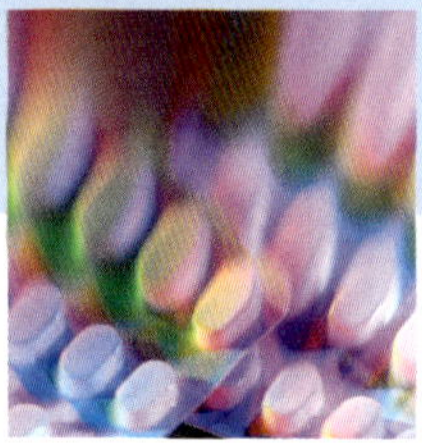

gen. Die Muskelzellen werden besser durchblutet und mit Nährstoffen und Sauerstoff versorgt. Auch den Knochen kommt die Bewegung zugute: Der altersbedingte Knochenschwund (Osteoporose) wird gehemmt.

Schach den Entzündungen durch Bewegung

Wer sich regelmäßig sportlich betätigt, tut gleichzeitig auch etwas gegen die »Brandherde« in seinem Körper. Untersuchungen haben gezeigt, dass ein erhöhter Wert des Entzündungsmarkers CRP durch moderates Ausdauertraining gesenkt werden kann. Geeignete Sportarten sind z. B. Fahrradfahren, Schwimmen, Walking oder Wandern.

Aktiv zu sein, bedeutet aber auch andere Risiken zu senken, die mit Entzündungen in Verbindung gebracht werden. So reduziert sich die Gefahr für einen Herzinfarkt oder Schlaganfall. In einer Untersuchung mit 40 000 herzgesunden Frauen entwickelten diejenigen, die etwa 1 Stunde pro Woche in Walking investiert hatten, nur halb so oft einen Herzinfarkt wie jene aus der sportlich inaktiven Gruppe.

Wer sich regelmäßig bewegt, hat ein geringeres Risiko für Herz-Kreislauf-Erkrankungen und Krebs

Ähnliche Ergebnisse liegen für den Schlaganfall vor. Wer mehrmals pro Woche »walkt«, den trifft es deutlich seltener als die Fernsehkonsumenten und Schreibtischtäter. Sich 3-mal wöchentlich auf das Fahrrad zu schwingen bzw. Ergometertraining zu betreiben, senkt das Herztodrisiko um über 30% – so das Ergebnis der Experten auf einem Kardiologenkongress.

Körperliche Aktivität senkt auch die Krebsgefahr. Eine Untersuchung mit etwa 13 000 Teilnehmern brachte es an den Tag: Diejenigen mit guter körperlicher Fitness hatten ein um fast 70% (!) niedrigeres Krebsrisiko. Vor allem für Brust- und Darmkrebs scheint dieser Zusammenhang zwischen Krank-

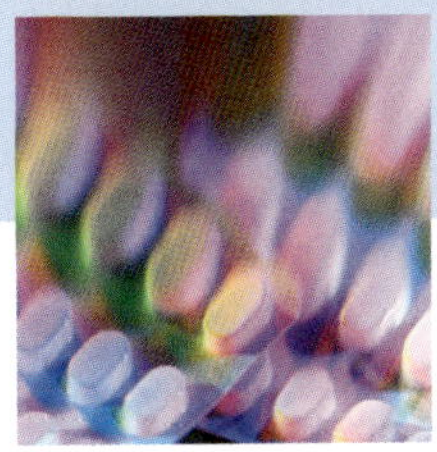

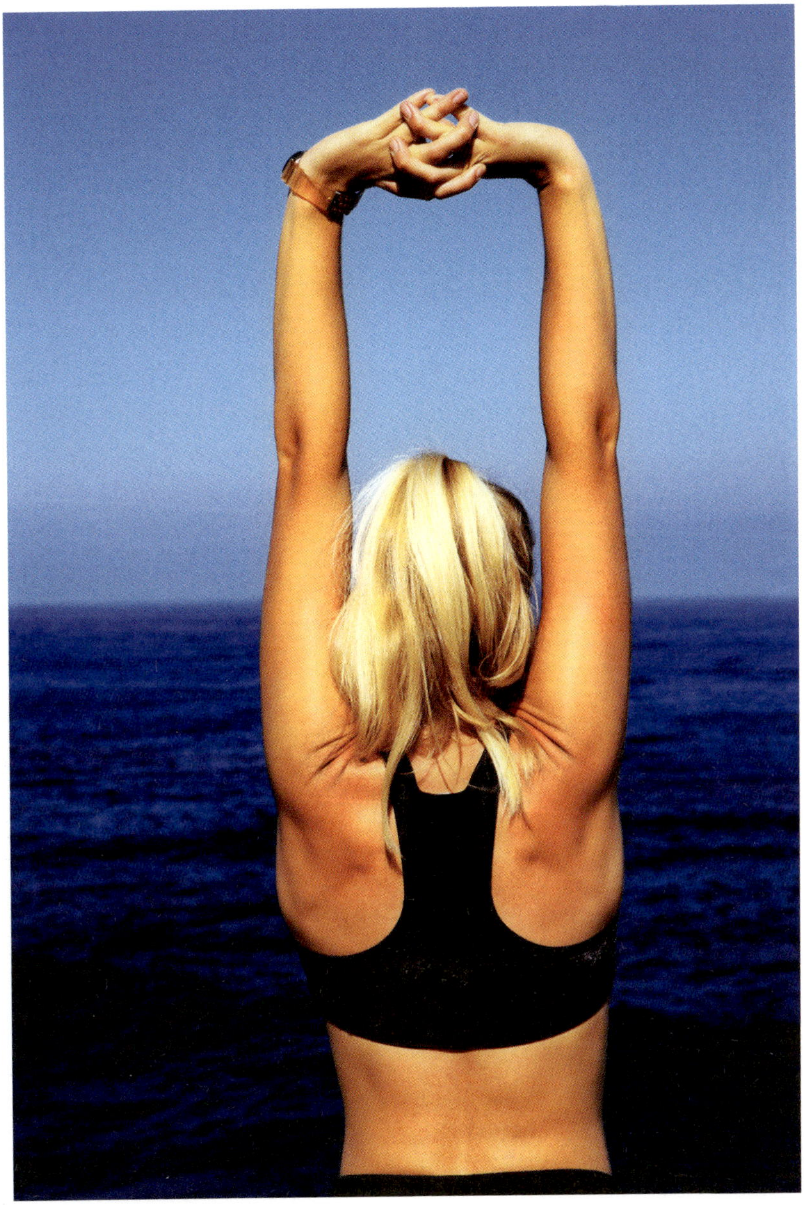

Moderate sportliche Aktivitäten helfen Frauen, sich vor Brustkrebs zu schützen.

heitsrisiko und sportlicher Aktivität zu gelten. Das haben auch viele andere Untersuchungen ergeben. 1500 bis 2000 Kalorien sollten für diesen möglichen Schutz zusätzlich auf sportlichem Wege pro Woche verbraucht werden, die idea-

Entzündungsstopp durch Bewegung und Sport – mäßig, aber regelmäßig Sport treiben, ist der Gesundheit am förderlichsten.

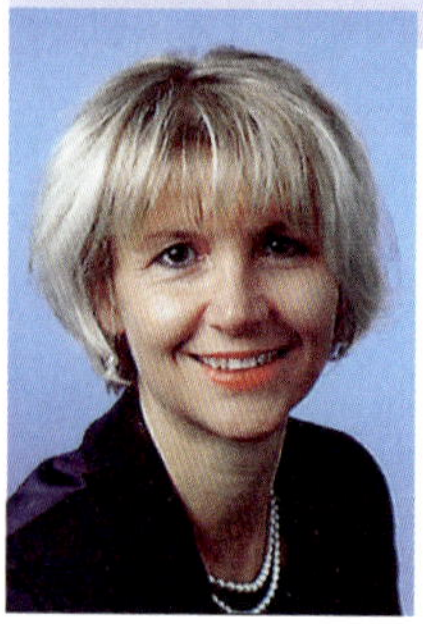

lerweise auf drei Trainingseinheiten verteilt werden sollten. Das erreicht man beispielsweise mit insgesamt etwa 4 Stunden Fahrradfahren oder mit etwa 3 Stunden zügigem Gehen pro Woche.

Interessanterweise haben Menschen, die sportlich aktiv sind, auch weniger Probleme mit Magenschleimhautentzündungen. Körperliche Betätigung hemmt die Säuresekretion im Magen, wodurch die Gefahr für entzündliche Veränderungen der Magenwand, im Vergleich zu Sportmuffeln, um etwa die Hälfte reduziert wird.

Vorsicht Verletzungen – auf ausreichende Heilungsphasen achten

Lassen Sie es langsam angehen – Sportverletzungen bergen Entzündungsgefahren

Übermut tut selten gut. Das gilt auch für den Sport. So kommt es durch Selbstüberschätzung, mangelndes Training oder Unachtsamkeit im Jahr zu insgesamt etwa 2 Millionen Sportverletzungen. Diese können ihre Tücken haben, denn eine Gewebeschädigung oder eine Gelenkverletzung (z. B. Prellungen, Zerrungen, Risse) wirft ja die gesamte Heilungsmaschinerie an. So werden vermehrt Körperpolizisten zum Wundgebiet geschickt, welche eingedrungene Keime abtöten und die zerfetzten Gewebetrümmer auf die Seite räumen sollen. Entzündungsfördernde Signalstoffe sorgen dafür, dass immer noch mehr Abwehrzellen angelockt werden. Damit möglichst viele Helfer der Immunabwehr in das Wundgebiet marschieren können, erhöht sich zudem die Durchlässigkeit

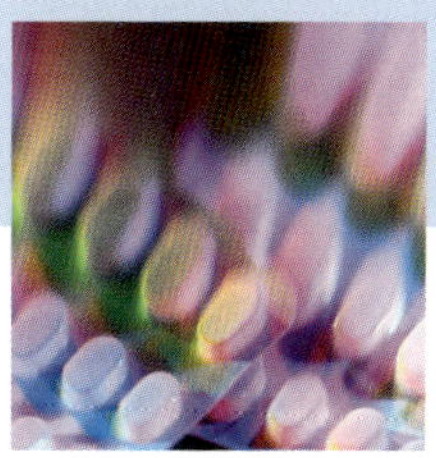

der Blutgefäßwände. Es bildet sich vermehrt Flüssigkeit und das verletzte Gelenk schwillt an und wird dick.
Der nach einer Verletzung eingeleitete Entzündungsprozess ist zweifelsohne eine heilungsfördernde und sinnvolle Maßnahme von »Mutter Natur«. Es muss nur sichergestellt sein, dass dieser Vorgang auch sein natürliches Ende findet. Eine ausreichende Heilungsphase ist daher bei Verletzungen jedweder Art ratsam, damit der Brandherd zum Erlöschen kommen kann und nicht weiter, völlig unbemerkt, vor sich hinschwelt.

PECH bei Sportverletzungen

Sollten Sie sich eine Verletzung zugezogen haben, dann hilft für den Akutfall zunächst die PECH-Regel: P steht für »Pause«, womit eine sofortige Unterbrechung des Trainingsprogramms gemeint ist. Das verletzte Gelenk sollte auf gar keinen Fall weiter belastet werden. E steht für »Eis« (Cold-Hot-Gelkompressen, Sofort-Kältekompressen). Kälte verengt die Blutgefäße rund um das verletzte Gebiet. Damit wird der Zustrom von Flüssigkeit unterbunden und das Gelenk schwillt nicht so stark an. Das C bedeutet »Compression«. Mit einem Druckverband (nicht zu straff!) kann man die Blutzufuhr in das verletzte Gebiet drosseln, was ebenfalls ein Vermeiden der Gelenkschwellung zum Ziel hat. Und schließlich ist mit H »Hochlagern« gemeint, damit weniger Blut zum Gelenk gelangt – ebenfalls mit dem Effekt, dass Blutergüsse und Flüssigkeitsansammlungen möglichst vermieden werden können.

Richtig handeln bei Zerrungen und Verletzungen

Neben einem entsprechenden Aufwärmtraining, welches die Gefahr von Zerrungen und Verletzungen verringert, können vorbeugend auch Enzyme (z. B. mit regazym plus®,

Enzyme helfen vorbeugend, aber auch wenn Verletzungen – z. B. Prellungen oder Gelenkverletzungen – schon aufgetreten sind.

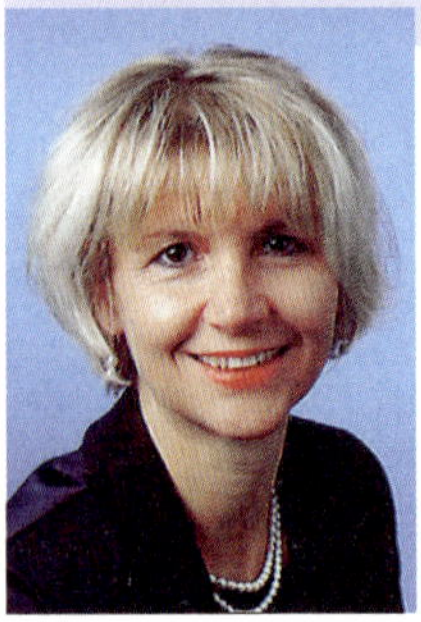

pflanzliche Enzyme, Fa. Syxyl GmbH & Co. KG, Köln, in der Apotheke erhältlich) eingenommen werden. Diese helfen auch, »wenn es passiert ist« und Prellungen oder Gelenkverletzungen zu beklagen sind. Sie lindern Schmerzen, lassen die Schwellungen und Blutergüsse schneller zurückgehen und fördern insgesamt den natürlichen Heilungsprozess des Körpers. Damit ist die Verletzung schneller ausgestanden und das Training kann wieder eher aufgenommen werden.

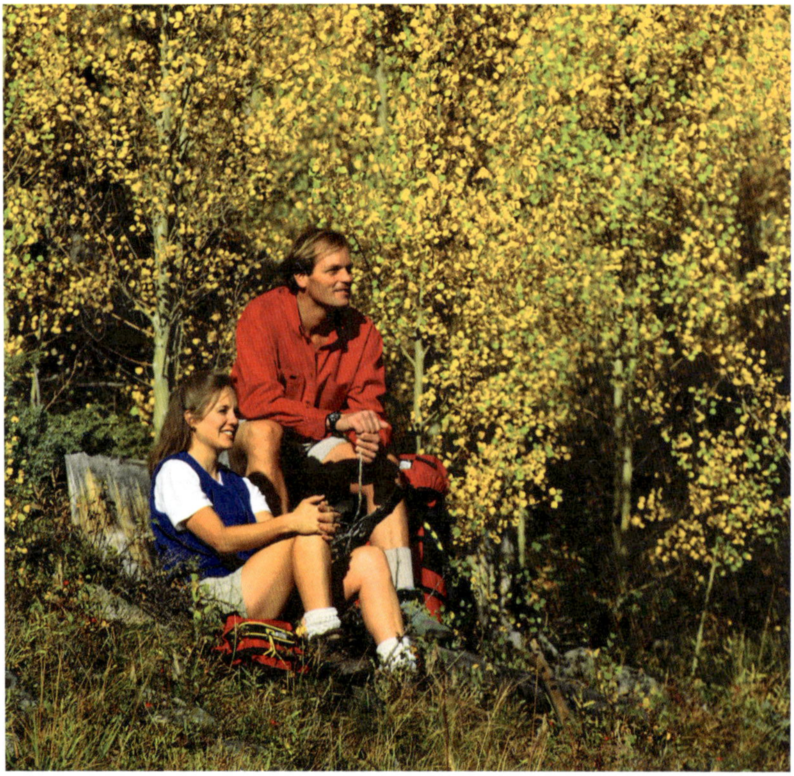

Wandern ist gut für den Kreislauf und birgt, verglichen mit anderen Sportarten, geringe Verletzungsgefahren.

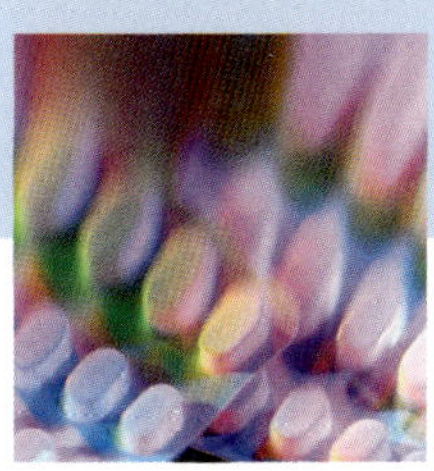

Vermeiden Sie den Brand in Schlund und Magen

Stress, Hektik, falsches und zu spätes Essen schlägt uns manchmal auf den Magen. Unser Körper rächt sich mit Druck in der Bauchgegend, Völlegefühl, Blähungen, Aufstoßen und Sodbrennen. Gerade Letzteres ist aber nicht nur unangenehm, sondern kann auch gefährliche Folgen (Speiseröhrenentzündungen und -krebs) haben (s. S. 100).

Verzichten Sie auf »Säurelocker« und sorgen Sie mehr für eine gesunde Verdauung und mehr Bewegung

Sodbrennen bzw. die Refluxkrankheit wird durch Übergewicht begünstigt (Tabelle 30). Daher sollten Sie, falls Sie zu viele Pfunde auf die Waage bringen, an gewichtsreduzierende Maßnahmen (z. B. mit dem BODYMED-Ernährungskonzept) denken und mehr Bewegung in den Alltag bringen. Bei dicken Menschen drückt der Bauch auf den Magen und begünstigt damit den Rückfluss in die Speiseröhre. Das passiert besonders leicht beim Bücken oder Liegen. Daher ist es empfehlenswert, nachts mit etwas erhöhtem Kopfteil zu schlafen.

Günstig wirken sich kleinere, nicht allzu üppige Mahlzeiten aus, wobei der letzte Teller am Abend mindestens 3 Stunden vor dem Zubettgehen das letzte Mal gefüllt sein sollte. Essen Sie langsam, kauen Sie ausreichend und atmen Sie zwischen den einzelnen Bissen tief durch. Achten Sie bei der Lebensmittelauswahl auf ihre individuellen Auslöser für Sodbrennen (z. B. Gewürze, fette Nahrungsmittel, Kaffee, Süßigkeiten etc., s. Tabelle 30).

Käse schließt den Magen

»Käse schließt den Magen« – das ist ein nachahmenswerter Tipp, denn das im Käse enthaltene Eiweiß stärkt den Schließmuskel am Mageneingang.

Sorgen Sie für eine gute Verdauung, denn Verstopfung erhöht die Neigung zu saurem Aufstoßen. Sie können Ihren Darm durch ballaststoffreiche Kost (z. B. mit viel Obst und Gemüse) und durch mehr Bewegung unterstützen.

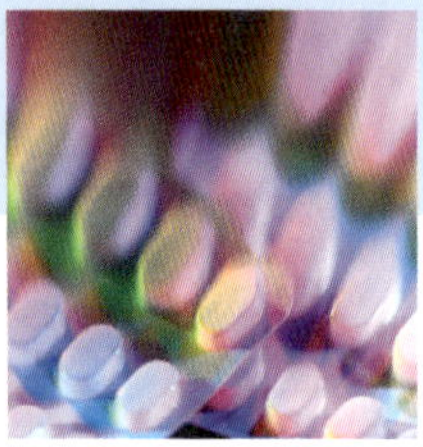

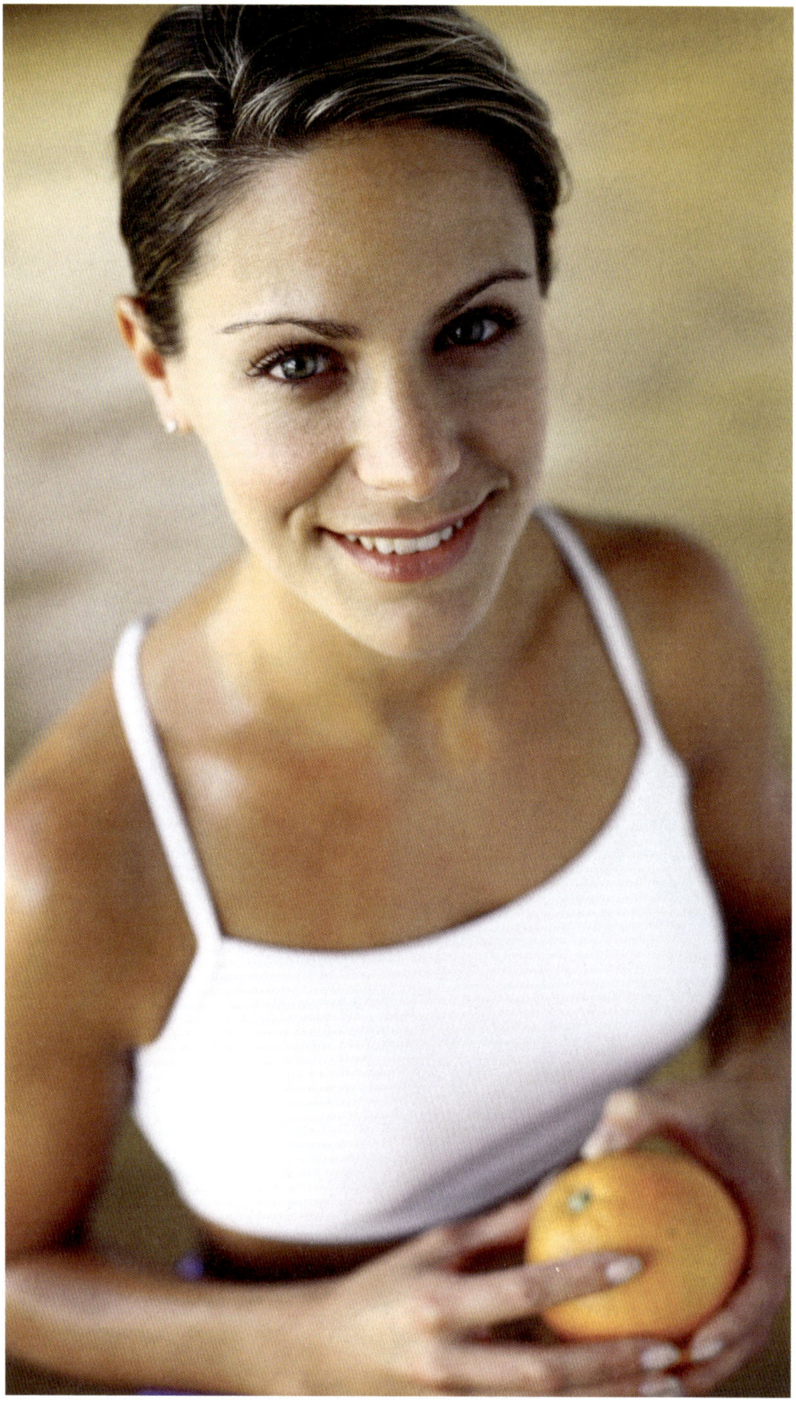

Es lohnt sich, bei Sodbrennen bzw. der Refluxkrankheit an gewichtsreduzierende Maßnahmen zu denken, falls Sie Übergewicht haben.

Tabelle 30: Was Sie bei Sodbrennen am besten tun und lassen

Empfehlenswert:	Vermeiden Sie:
• *Zwischen Abendmahlzeit und Schlafengehen einen Abstand von mindestens 3 Stunden einhalten*	• *Übergewicht*
• *Langsam essen und ausreichend kauen*	• *Stress*
• *Eiweißreich essen*	• *Kaffee und Colagetränke*
• *Körperliche Aktivität, Bewegung*	• *Zigaretten und übermäßigen Alkoholkonsum*
• *Kopfteil des Bettes erhöhen*	• *Verstopfung*
• *Auf eine geregelte Verdauung achten*	• *Scharfe Gewürze und Süßigkeiten*
	• *Späte, üppige Mahlzeiten*
	• *Zu enge Kleidung (z. B. Gürtel)*

Seien Sie kein Zahnputzmuffel

Mit der Zahnhygiene ist es bei uns schlecht bestellt: Nur etwa zwei Drittel aller Deutschen putzen sich tatsächlich etwa 2-mal am Tag die Zähne. Etwa 2–3 Millionen tun es nur alle 2 Tage! Zahnbürsten werden zu lange benutzt und nicht – wie empfohlen – alle 2–3 Monate ersetzt. Würden die Putzhilfen regelmäßig ausgetauscht, dann müssten etwa 3-mal so viele verkauft werden wie das aktuell der Fall ist.

Zahnhygiene verhindert Zahnbeläge – ohne Zahnbeläge keine Zahnfleischentzündung

Dabei ist mit einer guten Zahnbürste noch lange nicht alles getan: Mit ihr erwischen wir nur etwa 60% der Zahnoberfläche. Der Rest bleibt vom Schrubben und Putzen unerreicht. Übrigens ist Gewalt hier nicht angesagt: die Zahnbürste sollte mit *leichtem* Druck und kreisenden Bewegungen von »rot nach weiß« (vom Zahnfleisch zur Zahnfläche) geführt werden. Putzen Sie nicht länger als 3 Minuten – das reicht völlig aus.

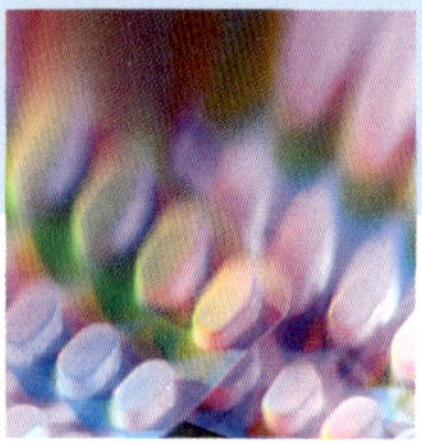

Benutzen Sie Zahnseide. Damit gelingt es, die Zahnzwischenräume, die mit der Zahnbürste nicht erreicht werden können, sauber zu halten.

Wenn das Zahnfleisch (vielleicht altersbedingt) bereits zurückgewichen ist oder zwischen den Zähnen durch Implantate oder Brücken größere Lücken entstanden sind, dann sollte zusätzlich ein Interdentalbürstchen für die Reinigung dieser Stellen zum Einsatz kommen.

Ätherische Öle – bei Zahnfleischentzündungen hilfreich

Für eine optimale Mundhygiene empfiehlt sich zusätzlich die Anwendung eines Mundtherapeutikums, welches ätherische Öle enthält. Dieses kann auch bei Zahnfleischentzündungen hilfreich sein. Ein empfehlenswertes Präparat, welches eine ausgewogene Kombination aus ätherischen Ölen bzw. Ölbestandteilen enthält, ist z. B. Salviathymol® N (MADAUS AG, Köln, in der Apotheke erhältlich). Das Mund- und Rachentherapeutikum ist zum Spülen, Gurgeln oder zum Einreiben von entzündetem Zahnfleisch gedacht. Natürlich kann dieses Wirkstoffkonzentrat auch vorbeugend – zur Vermeidung von Entzündungen – angewendet werden. Es enthält u. a. die natürlichen Wirkstoffe aus Heilpflanzen wie Salbei, Zimt, Eukalyptus, Pfefferminze, Nelke,

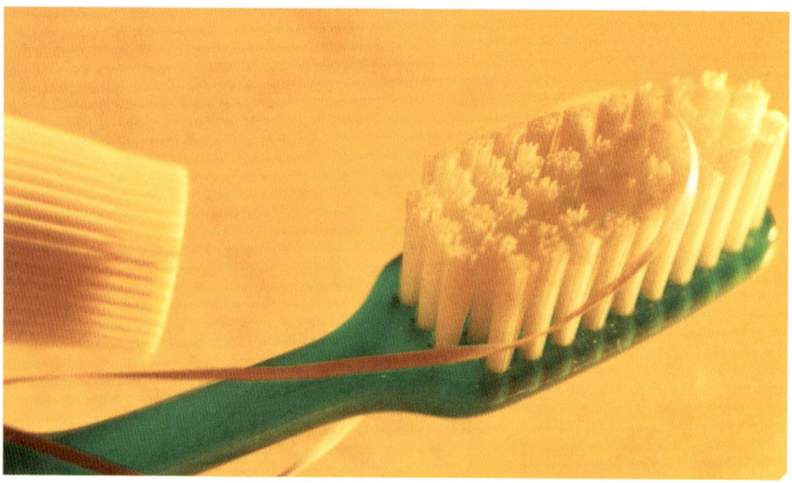

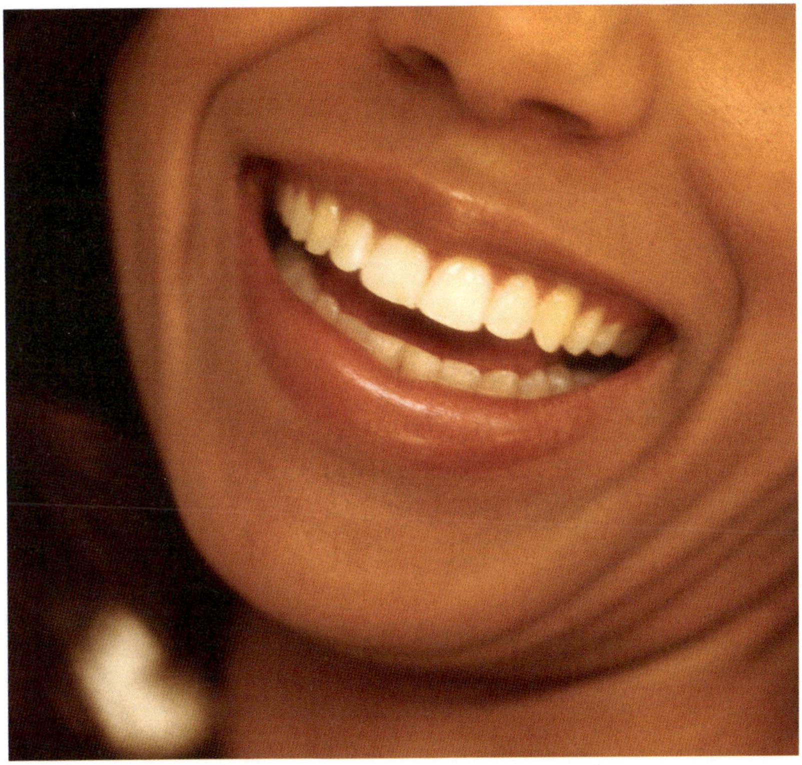

Fenchel und Anis, die eine entzündungshemmende Wirkung haben. Den Karies verursachenden Keimen wird durch die hier enthaltenen ätherischen Öle Einhalt geboten und zusätzlich das Zahnfleisch gekräftigt. Unterstützend kann die medizinische Zahncreme Salviagalen® bzw. Salviagalen®F (beide von MADAUS AG, Köln, in der Apotheke erhältlich) empfohlen werden, die auch bei empfindlichen Zahnhälsen problemlos angewendet werden kann. Ergänzend gibt es in dieser Reihe inzwischen auch ein Mundpflege-Gel (Salviatop®, MADAUS, AG, Köln, in der Apotheke erhältlich), welches ebenfalls eine Reihe von Pflanzenextrakten enthält und beruhigend auf besonders strapazierte Stellen in der Mundhöhle (z. B. Druckstellen von Prothesen oder Zahnklammern) wirkt.

Gute Zahnhygiene mindert das Entzündungsrisiko im Mund

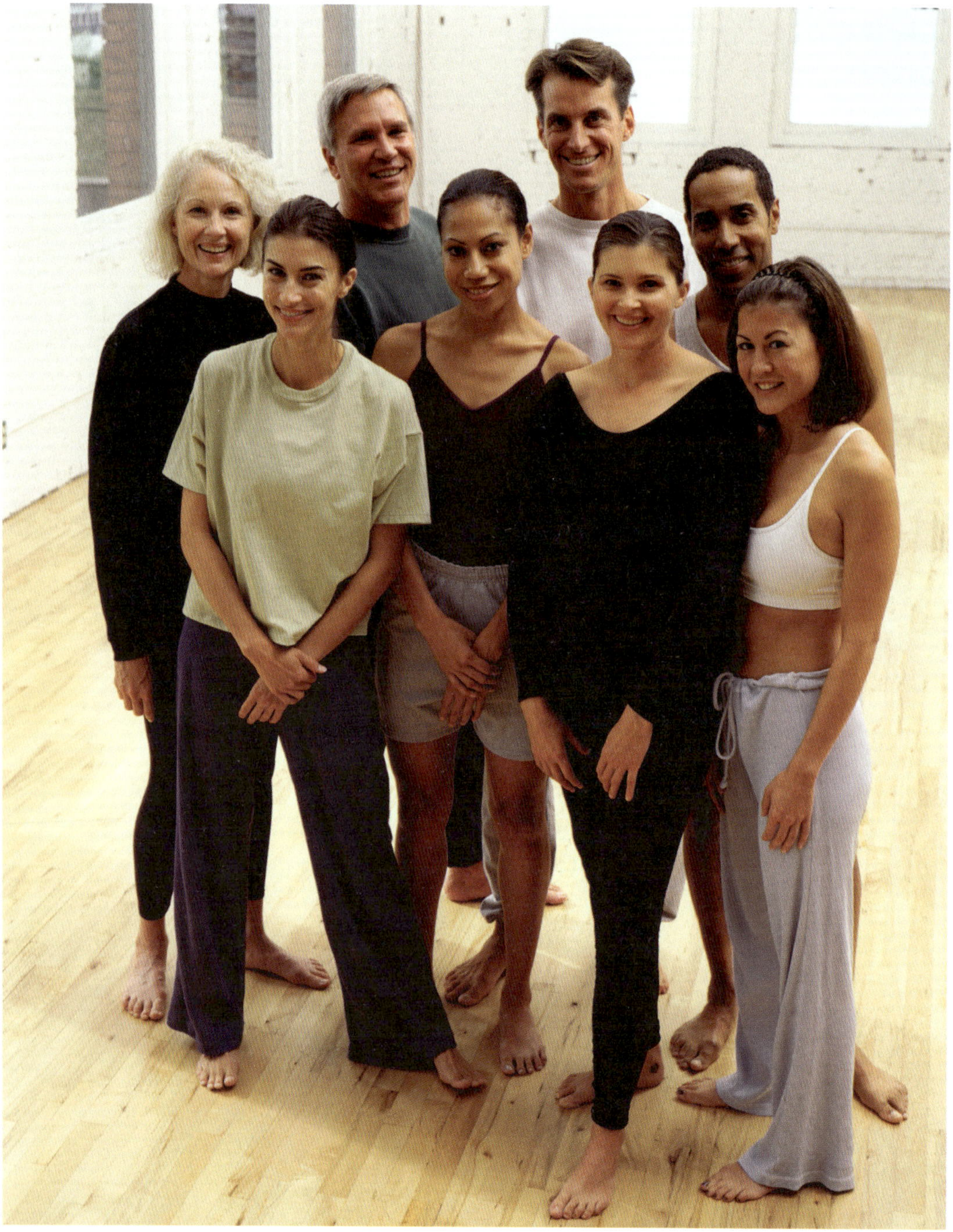

Schönes Lächeln – weit mehr als nur ästhetisch ansprechend.

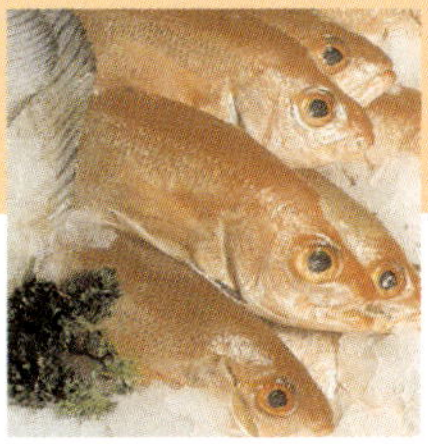

»Hot Spot« Entzündungen – Risiko und Schutz auf einen Blick

»Brandzünder« und »Feuerlöscher«

Hier sind sie noch einmal – die entzündungsfördernden Faktoren (»Brandzünder«) und die Gegenmaßnahmen (»Feuerlöscher«) auf einen Blick.

»Brandzünder« und »Feuerlöscher«

Brandzünder:

- *Bluthochdruck*
- *Freie Radikale*
- *Homocystein*
- *Hormone (z. B. Antibabypille, Hormonersatztherapie in den Wechseljahren)*
- *Infektionen (Bakterien, Viren)*
- *Kohlenhydratmast (GLYX hoch)*
- *Mangelnde Zahnhygiene*
- *Oxidiertes Cholesterin*
- *Rauchen*
- *Sodbrennen*
- *Sportverletzungen*
- *Stress*
- *Übergewicht*
- *Übersäuerung*
- *Viele pflanzliche Öle (z. B. Sonnenblumen-, Maiskeim-, Distelöl)*

Feuerlöscher aus der Natur:

- *Polyphenole aus Gemüse, am besten in Kombination mit Gewürzflanzen (Ingwer, Kurkuma)*
- *Polyphenolhaltige »Superfrüchte« wie z. B. die Goji- und die Acaibeere*
- *Resveratrol, am besten in Kombination mit Gewürzpflanzen (Ingwer, Kurkuma)*
- *B-Vitamine*
- *Omega-3-Fettsäuren*
- *Bewegung und moderate sportliche Aktivitäten*
- *Normalisierung des Gewichtes*

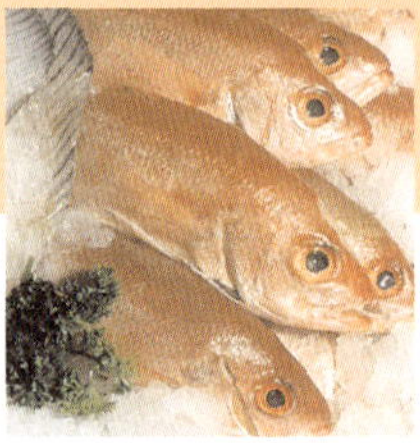

Machen Sie Ihren persönlichen Entzündungscheck

Beantworten Sie folgende Fragen mit ja oder nein:

1. Fragenkomplex: »Brandzünder«

Leiden Sie an einer der folgenden (mit Entzündungsprozessen einhergehenden) Erkrankungen:

- *Allergie* ja nein
- *Atherosklerose* ja nein
- *Asthma* ja nein
- *Bauchspeicheldrüsenentzündung* ja nein
- *Bronchtitis* ja nein
- *Chronische Polyarthritis (= rheumatoide Arthritis)* ja nein
- *Colitis ulcerosa* ja nein
- *Diabetes mellitus* ja nein
- *Eierstockentzündung* ja nein
- *Erkältung/grippaler Infekt* ja nein
- *Harnwegsinfekt* ja nein
- *Leberentzündung* ja nein
- *Magenschleimhautentzündung* ja nein
- *Mittelohrentzündung* ja nein
- *Morbus Crohn* ja nein
- *Nasennebenhöhlenentzündung* ja nein
- *Nierenbeckenentzündung* ja nein
- *Neurodermitis* ja nein
- *Schleimbeutelentzündung* ja nein
- *Schuppenflechte* ja nein
- *Zahnfleischentzündung* ja nein
- *Venenentzündung* ja nein

Nehmen Sie Hormone ein? (z. B. nach den Wechseljahren) ja nein

Leiden Sie häufig unter Sodbrennen? ja nein

Sind Sie übergewichtig? ja nein

Hatten Sie in der Vergangenheit eine (nicht gut ausgeheilte) Sportverletzung? ja nein

Sind Sie oft gestresst? ja nein

Rauchen Sie? ja nein

Trinken Sie viel Alkohol ? (> 1 alkoholisches Getränk pro Tag) ja nein

Sind Sie häufig der Sonne ausgesetzt? ja nein

Gehen Sie regelmäßig in das Solarium? ja nein

Essen Sie mehrmals/Woche Lebensmittel mit hohem GLYX? z. B.

- *Süßigkeiten* ja nein
- *Kuchen, Gebäck* ja nein
- *Eiscreme* ja nein
- *Fettgebackenes* ja nein
- *Fertiggerichte, Fast Food* ja nein

2. Fragenkomplex: »Feuerlöscher«

Verzehren Sie täglich 5 Portionen (= etwa 500 g) Obst und Gemüse?	*ja*	*nein*
Nehmen Sie zusätzlich »Antioxidantien (z. B. Vitamin C, E, Carotinoide, Zink, Selen, Coenzym Q10) ein?	*ja*	*nein*
Gehören Sie zu den Menschen, die mindestens 2 Portionen Hochseefisch/Woche essen?	*ja*	*nein*
Nehmen Sie regelmäßig Omega-3-Fettsäuren (z. B. Kapseln) zu sich?	*ja*	*nein*
Gehören Sie eher zu den sportlich aktiven Menschen?	*ja*	*nein*
Putzen Sie regelmäßig (mind. 2x/Tag) ihre Zähne?	*ja*	*nein*
Verwenden Sie regelmäßig (täglich) Zahnseide und eine Interdentalbürste?	*ja*	*nein*
Gehen Sie regelmäßig (mind. 2x/Jahr) zur professionellen Zahnreinigung (Zahnarzt)?	*ja*	*nein*

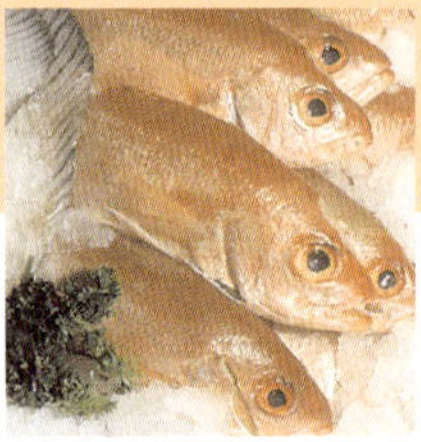

Auswertung

1. Fragenkomplex: Brandzünder

Haben Sie mindestens 25 der Fragen mit »nein« beantwortet?
Das sieht ja gut aus. Offensichtlich leiden Sie nicht unter einer entzündlichen Erkrankung bzw. nicht gleichzeitig unter mehreren. Damit ist die Gefahr der Chronifizierung und der immer neu entstehenden »Feuerstellen« in Ihrem Körper schon mal relativ gering. Möglicherweise praktizieren Sie ja aber auch einen gesunden Lebensstil und verzichten auf übermäßigen Alkoholgenuss und das Rauchen. Wenn Sie jetzt noch auf Ihr Gewicht achten und dem Stress in Ihrem Leben nicht allzu große Chancen lassen, dann haben Sie sehr viele der entzündungsfördernden Einflüsse ausgeschaltet.

Haben Sie mindestens 15 der Fragen mit »nein« beantwortet?
Das könnte besser sein. Hier sind »brandfördernde« Faktoren im Spiel. Vermutlich sind Sie u. a. von ein oder gar mehreren Krankheiten betroffen, die im Körper »zündeln« und somit das Risiko für eine Entgleisung des Entzündungsprozesses bergen. Vielleicht leiden Sie unter einer Gelenkerkrankung oder Sie haben häufiger Infekte.
Achten Sie auf Ihr Gewicht und verzichten Sie auf Lebensmittel mit hohem GLYX und wenig Vitalstoffen. Sollten Sie zu den Rauchern zählen, dann gewöhnen Sie sich dieses Laster unbedingt ab – je eher, desto besser, denn das ist »Entzündungsstress« pur!

Haben Sie weniger als 15 Fragen mit »nein« beantwortet?
Bei Ihnen scheint es ja wirklich zu »zündeln«. Möglicherweise leiden Sie unter entzündungsbedingten chronischen Erkrankungen, welche die Brandherde im Körper stetig anfachen, oder Sie sind zwar nicht ständig, aber häufiger von Infekten (z. B. der Atemwege, Harnwege) betroffen.
Sollten Sie unter einer (oder gar mehreren) der aufgeführten entzündlichen Erkrankungen leiden, dann konsultieren Sie einen guten Therapeuten. Achten Sie auf eine optimale medizinische Betreuung, die auch die medikamentösen Möglichkeiten zur »Brandlöschung« mit einschließt (s. S. 116).

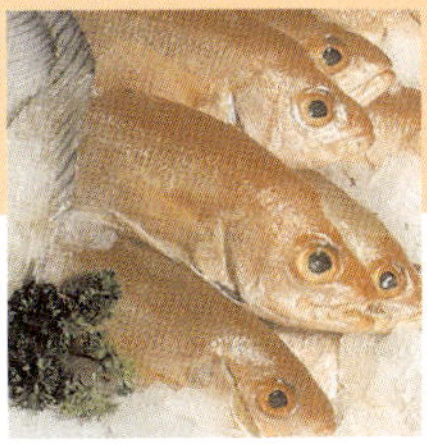

In Ihrem Fall wäre die Vermeidung eines brandfördernden Lebensstils (falsche Ernährung, Rauchen, zu viel Alkohol) für Sie wichtig. Sie sollten auf jeden Fall Übergewicht vermeiden und Ihr Normalgewicht anstreben bzw. halten.

2. Fragenkomplex: Feuerlöscher

Haben Sie mindestens fünf Fragen mit »ja« beantwortet?
Glückwunsch! Sie scheinen (vielleicht ohne es zu wissen) auf einen »entzündungshemmenden« Lebensstil zu achten. Vermutlich lieben Sie Obst, Gemüse und/oder Fisch. Vielleicht gehören Sie ja auch zu der Gruppe von Menschen, die eine ausreichende Versorgung mit Vitalstoffen durch eine regelmäßige zusätzliche Einnahme (Nahrungsergänzungsmittel) sichern?
Möglicherweise achten Sie auch besonders auf eine gute Zahnhygiene und begnügen sich nicht nur mit der Zahnbürste.
Vielleicht bewegen Sie sich ja auch regelmäßig – mit moderatem Ausdauertraining halten Sie die Feuerstellen in Schach.

Haben Sie weniger als fünf Fragen mit »ja« beantwortet?
Das könnte besser aussehen. Bei Ihnen fehlt es noch an »Feuerlöschern«. Eventuell ist Ihre Ernährung verbesserungsbedürftig – essen Sie mehr Obst und Gemüse. Das geht auch am Arbeitsplatz. Das Zeitargument kann man als Einwand für gesundes Essen nur bedingt gelten lassen, denn es ist nicht zwingend eine größere Vorbereitungs- und Kochzeit für das Grünfutter nötig: Äpfel, Beeren, Gurken, Tomaten, Paprika und viele andere Früchte kann man einfach zwischendurch futtern.
Nur beim Fisch wird es schwieriger. Falls Sie diesen außerdem nicht mögen, dann überlegen Sie, ob die Einnahme von Fischölkapseln nicht eine Alternative darstellen könnte. In jedem Fall wirken die darin enthaltenen Omega-3-Fettsäuren entzündungshemmend und gefäßschützend.
Bewegen Sie sich regelmäßig? Sie müssen sich dabei ja nicht »auspowern«. Im Gegenteil – moderate Sportarten sind empfehlenswert (z. B. Walking, Schwimmen, Fahrradfahren, Wandern).
Pflegen Sie Ihre Zähne umfassend (Zahnseide, Interdentalbürste) und gehen Sie regelmäßig zum Zahnarzt (s. S. 205).
Hin und wieder (2- bis 4-mal/Woche) ein Glas Rotwein zum Essen ist

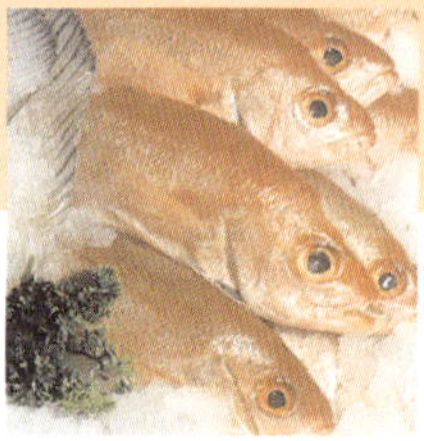

erlaubt – das hilft »Brandherde« zu reduzieren. Aber übertreiben Sie es nicht – zu viel Alkohol heizt die »Feuerstellen« wieder an.

Zu guter Letzt noch ein persönlicher Rat: Lassen Sie sich die Freude an gutem Essen nicht nehmen, achten Sie – so weit wie möglich – auf qualitativ hochwertige Ausgangsprodukte. Eine »entzündungshemmende«, gesunde Kost und Genuss schließen sich in keinster Weise aus – das beweisen die nachfolgenden Rezepte eines Gourmet-Kochs.

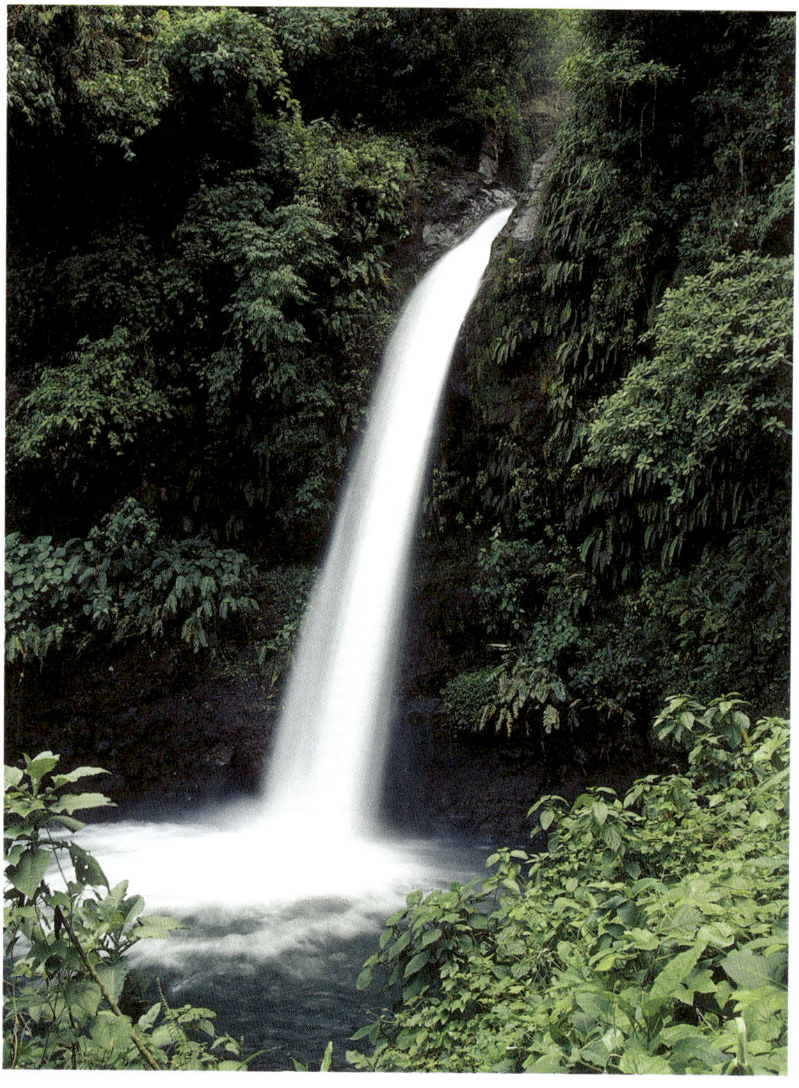

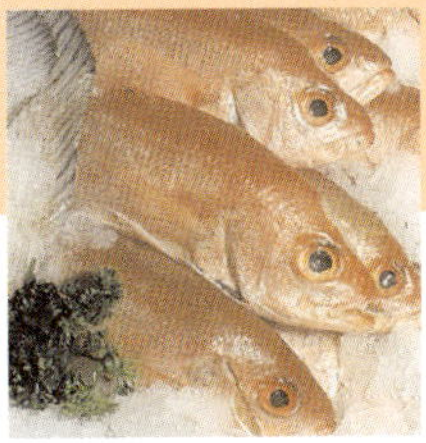

»Entzündungshemmung« aus der Küche

Hier finden Sie als Anregung für gesundes, köstliches Essen 3 feine Fischrezepte aus der Mittelmeerküche, gespickt mit vielen entzündungshemmenden Kräutern, empfohlen vom »Maître de Cuisine«, Herrn Markus Kirsch vom »Château Hermitage« in Südfrankreich, wo ein Großteil dieses Buchmanuskriptes entstanden ist (*www.chateauhermitage.com*).

1. Lotte (Seeteufel) à la Kirsch

Zutaten

für den Fisch mit Ingwersauce:

- *600–700 g Medaillons vom Seeteufel (küchenfertig zubereitet vom Fischhändler; Abfälle, Haut und Gräten für die Zubereitung des Fischfonds mitgeben lassen)*
- *1 Zwiebel, 1 Karotte, 1/2 Sellerieknolle, 1 Stange Lauch*
- *2 Thymianzweige, 1 Rosmarinzweig, 1 Lorbeerblatt*
- *2–3 Knoblauchzehen, Salz, Pfeffer*
- *etwas Mehl*
- *1 Glas Weißwein (z. B. Sauvignon blanc)*
- *1 kleine Ingwerknolle*
- *2 Schalotten, 2 Knoblauchzehen*
- *1 kleines Glas Noilly Prat (ersatzweise trockener Martini)*
- *1 Zitrone*
- *Olivenöl*

für Garnitur und Gemüse:

- *2 Fenchelknollen*
- *etwa 16 Kirschtomaten*
- *Puderzucker, Salz, Pfeffer*

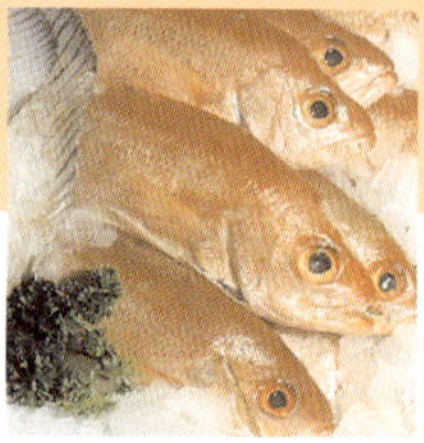

Für den Fischfond die Fischabfälle in Olivenöl kurz dünsten, anschließend die klein gehackte Zwiebel, die in Stücke geschnittenen Gemüse (Lauch, die Karotte, Sellerie) und den Knoblauch zugeben. Das Ganze etwas köcheln lassen, anschließend mit einem Schuss Weißwein ablöschen und mit 1/2 l Wasser auffüllen. 1 Thymianzweig und das Lorbeerblatt zugeben und den Fond anschließend bei nicht zu starker Hitze auf etwa 100 ml einköcheln lassen.

Für die Ingwersauce den reduzierten Fischfond durch ein feines Haarsieb gießen. Anschließend in einem kleinen Topf Olivenöl erhitzen, klein gehackte Schalotten und Knoblauchzehen zugeben, dann ein geschältes, nussgroßes und gehacktes Ingwerstück zufügen. Das Ganze mit dem durchgesiebten Fischfond ablöschen und einköcheln lassen. Anschließend mit etwa 3–4 EL (süßer) Sahne aufgießen und unter Rühren weiterköcheln, bis die Sauce »gebunden« ist. Zum Schluss mit Salz, Pfeffer, einem Schuss Zitrone und einem Schuss Noilly Prat ablöschen.

Für die Garnitur den Backofen auf etwa 90 °C vorheizen. Kirschtomaten waschen und trocknen. Anschließend mit Olivenöl beträufeln und mit Puderzucker bestäuben. Im Ofen etwa 90 Minuten gar werden lassen.

Die Seeteufelmedaillons auf beiden Seiten salzen und leicht pfeffern. Anschließend in Mehl wenden. Olivenöl in einer Pfanne erhitzen und die Stücke, zusammen mit dem Thymian- und Rosmarinzweig, im heißen Fett kurz anbraten.

Fenchelknollen halbieren, die Keile am Ansatz herausschneiden und die Hälften in grobe Streifen schneiden. Anschließend kurz waschen und mit Zitronensaft beträufeln. In einer Pfanne Olivenöl erhitzen und die Fenchelstücke kurz (sie sollten knackig bleiben) anbraten. Anschließend mit einer Prise Puderzucker, Salz und Pfeffer abschmecken.

Teller vorwärmen. Fenchelgemüse in der Tellermitte anrichten und drum herum mit der Sauce garnieren. Anschließend die Seeteufelmedaillons um den Fenchel gruppieren.

Bon appétit!

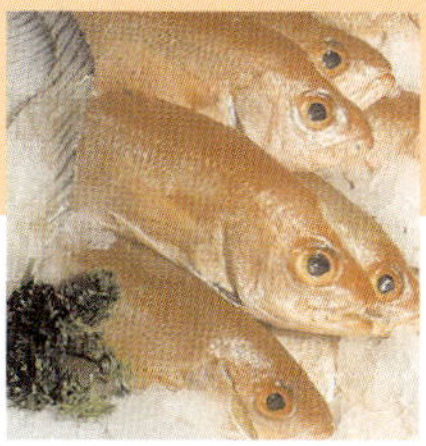

2. *Macareaux (Makrelen) au gratin de legumes*

Zutaten

für den Fisch:

- ***8–10 Makrelen mittlerer Größe, küchenfertig zubereitet (Fischhändler)***
- ***etwa 500 g Gemüse (Karotten, Staudensellerie, Lauch, Zwiebeln)***
- ***2–3 Knoblauchzehen***
- ***2 Sternanis, 1 Lorbeerblatt, 1 Thymianzweig***
- ***1 Chilischote (frisch oder getrocknet)***
- ***Fenchelsamen***
- ***1 Zitrone (unbehandelt)***
- ***Weinessig, Salz, Pfeffer***
- ***1 Glas Weißwein (z. B. Sauvignon blanc)***

für das Gemüsegratin:

- ***2–3 mittelgroße Zucchini***
- ***1 Aubergine***
- ***4 Tomaten***
- ***2 rote Paprika***
- ***150 g Ziegenfrischkäse***
- ***1 Zwiebel, 2 Knoblauchzehen***
- ***Olivenöl, Salz, Pfeffer***

Für den Fischsud das Gemüse in Würfel schneiden und in Olivenöl kurz anbraten. Anschließend mit dem Glas Weißwein ablöschen und mit etwa 1/2 l Wasser auffüllen. Sternanis, Lorbeerblatt, Thymianzweig und in Scheiben geschnittene Zitrone zugeben. Das Ganze mischen und mit einem Schuss Weinessig versehen. Mit klein geschnittener Chilischote, einer Prise Fenchelsamen, Salz und Pfeffer abschmecken und den Sud etwa 1–1 1/2 Stunden köcheln lassen.
Für die Makrelen den Backofen auf etwa 130–150 °C vorheizen. Makrelen unter fließendem Wasser kurz waschen und trockentupfen (Küchenkrepp). Eine Auflaufform mit Olivenöl auspinseln, die Makrelen hineinlegen und mit dem Gemüsesud

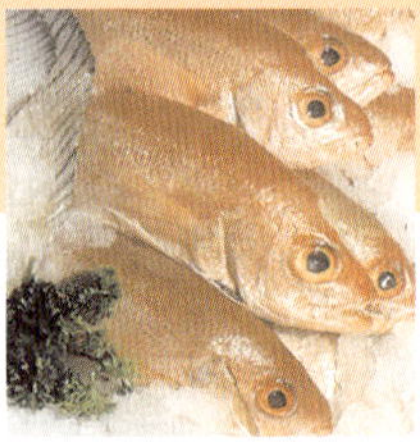

(samt dem Gemüse) übergießen. Die Fische sollten gut bedeckt sein. Anschließend im Backofen etwa 40–50 Minuten garen.
Für das Gemüsegratin die Auberginen in Scheiben schneiden, Scheiben salzen und auf einem Teller etwa 15 Minuten ziehen lassen. Inzwischen den Backofen auf etwa 150 °C vorheizen und die Zucchini, Tomaten und Paprika in Scheiben schneiden (nicht zu dünn!). Die Auberginenscheiben unter fließendem Wasser kurz abbrausen, das Salz entfernen und die Scheiben mit Küchenkrepp trocknen. Auberginen- und Zucchinischeiben in Olivenöl kurz anbraten (Tomaten nicht!). Eine Auflaufform mit Olivenöl auspinseln und die Gemüsescheiben (auch die Tomaten) wechselweise, zusammen mit dem in Stücke zerteilten Ziegenfrischkäse, senkrecht in die Form einlegen. Darauf achten, dass der Ziegenfrischkäse gleichmäßig zwischen den Gemüsescheiben verteilt ist. Anschließend die Oberfläche mit Salz, Pfeffer, klein gehackter Zwiebel und klein gehackten Knoblauchzehen bestreuen und das Gericht im Backofen etwa 15–20 Minuten garen.
Makrelen zusammen mit dem Gemüsegratin auf vorgewärmten Tellern anrichten!
Bon appétit!

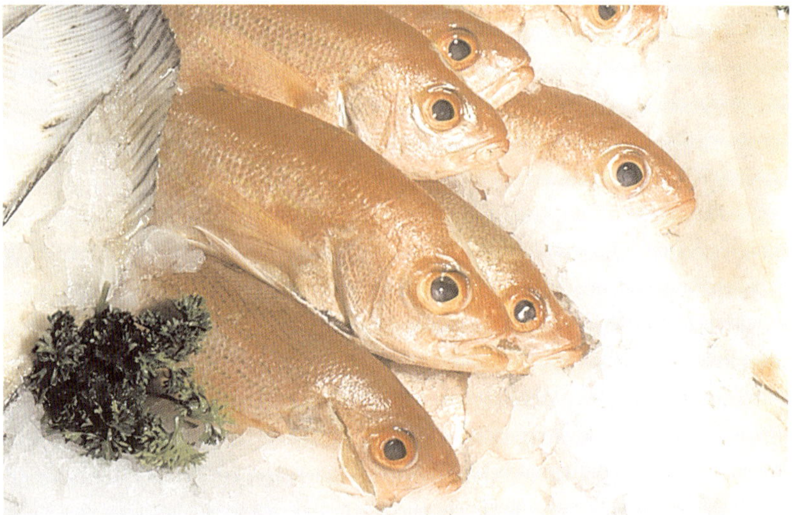

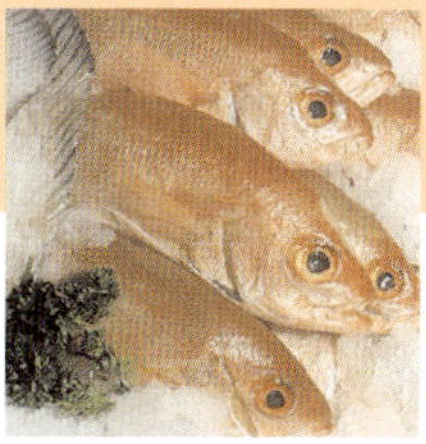

3. *Thon (Thunfisch) à la Provençale*

Zutaten

für den Fisch:

- *600–700 g Tournedos vom Thunfisch (vom Fischhändler küchenfertig zubereitet)*
- *1 kleine Chilischote (frisch oder getrocknet)*
- *1 Zitrone (unbehandelt)*
- *1 Thymianzweig, 1 Rosmarinstängel*
- *Knoblauchzehen, Salz, Pfeffer*
- *Olivenöl*

für das Gemüse (Ratatouille):

- *2 rote Zwiebeln (mittelgroß)*
- *2 Zucchini (mittelgroß)*
- *1 Aubergine (mittelgroß)*
- *2 Tomaten*
- *2 rote Paprika*
- *2–3 Knoblauchzehen*
- *1 Lorbeerblatt, 1 Thymian- und 1 Rosmarinzweig*
- *etwas Tomatenpüree oder Tomatensaft*
- *Salz, Pfeffer, Olivenöl*

für die Tapenade (Olivenpaste):

- *200 g schwarze, getrocknete und entsteinte Oliven*
- *200 g Kapern*
- *3–4 Knoblauchzehen*
- *3–4 Sardellenfilets*
- *1 Zitrone (unbehandelt)*
- *etwas Petersilie*
- *Dijonsenf, Salz, Pfeffer, Paprika*
- *1 Schuss Olivenöl*

Fisch etwa 3 Stunden lang wie folgt marinieren: Tournedos kurz unter fließendem Wasser abbrausen und trocknen (Küchenkrepp). Anschließend die Stücke in eine Auflaufform legen und

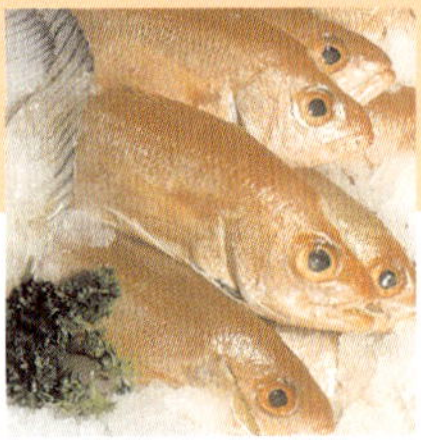

mit klein gehackter Chilischote, Thymianzweig, Rosmarin, gehacktem Knoblauch, Pfeffer, etwas Salz und der in Scheiben geschnittenen Zitrone versehen und mit reichlich Olivenöl beträufeln. Form mit einer Klarsichtfolie abdecken und im Kühlschrank aufbewahren (etwa 3 Stunden).
Für die Tapenade Oliven, Kapern, Knoblauchzehen (klein gehackt), Sardellenfilets und Olivenöl zusammen mit dem Senf mit dem Pürierstab zu einer Paste verarbeiten (nicht zu fein pürieren). Mit Salz, Pfeffer und Paprika abschmecken. Sollte die Paste zu dick sein, noch etwas Olivenöl zufügen.
Für das Ratatouille die Zwiebeln in Scheiben schneiden und zusammen mit dem gehackten Knoblauch in Olivenöl kurz andünsten und zur Seite stellen. Anschließend die Zucchini, Auberginen, Paprika und Tomaten in größere Würfel schneiden und jedes Gemüse für sich in Olivenöl kurz anbraten, anschließend salzen und pfeffern (Vorsicht: Gemüse nicht zu weich werden lassen). Nun alle Gemüse mischen und die gedünsteten Zwiebeln und den Knoblauch zugeben. Einen Schuss Tomatensaft oder pürierte Tomaten zusetzen, die Kräuter zufügen und das Gemüse auf kleiner Flamme noch ein paar Minuten durchziehen lassen.
Kurz vor Ende der Garzeit der Ratatouille den Fisch aus der Form nehmen und vorsichtig mit Küchenkrepp trocknen. Anschließend in heißem Olivenöl in der Pfanne beidseitig kurz anbraten. Anmerkung: Der Fisch soll innen noch roh sein, brät man ihn zu lange, wird er trocken).
Anschließend den Fisch herausnehmen, mit der Tapenade bestreichen, mit frischen Basilikumblättchen garnieren und zusammen mit dem Gemüse auf vorgewärmten Tellern anrichten. Bon appétit!

Anhang

Hinweise zu den genannten Wirkstoffen

Themenkomplexe Gelenke, Vitalstoffe, Omega-3-Fettsäuren

Kombinationspräparate aus Knorpelstoffen und natürlichen entzündungs- und schmerzstillenden Stoffen (z. B. MSM, Boswellia serrata, Seite 125 f) sind, für den persönlichen Bedarf, nur über das Ausland (z. B. Niederlande, Schweiz) erhältlich (Bezugsquelle unten stehend).
Das auf Seite 172 erwähnte Omega-3-Fettsäure-Präparat mit hohem Anteil an EPA und DHA ist ebenfalls auf diesem Weg erhältlich (Bezugsquelle unten stehend).
Informationen zu all diesen genannten Präparaten erhalten Sie unter den folgenden Adressen:

EuroNutrition
Ubroekweg Noord 5
5928 MT Venlo
Niederlande
Tel.: +31 (0)773 52 85 08 oder
00 800 87 56 43 12 (gebührenfrei aus Deutschland)
FAX: +31 (0)773 52 86 57
E-Mail: info@euronutrition.com
Internet: www. euronutrition.com

Informationen zu dem erwähnten Kombinationspräparat aus polyphenolhaltigen Superfrüchten (z.B. Goji- und Acaibeere, Granatapfel), Gemüse und Gewürzpflanzen (z. B. Ingwer und Kurkuma) und Resveratrol (aus Rotwein) bei der Autorin:
E-Mail: Dr.MichaelaDoell@t-online.de
Internet: www.fitness-gesundheit-antiaging.de)

Themenkomplex Messung der freien Radikale (oxidativer Stress) und Messung des hs-CRP (hochsensitives C-reaktives Protein)
Zu der auf den Seiten 34 und 43 erwähnten Möglichkeit der Bestimmung von freien Radikalen bzw. Messung des hs-CRP erhalten Sie unter den folgenden Adressen weitere Informationen:

Für die Apotheken:
MICRO-MEDICAL Instrumente GmbH
Falkensteiner Str. 4
61462 Königstein
Tel.: (06174) 299 60
Fax: (06174) 232 03
E-Mail: micromed@micromedical.de
Internet: www.micromedical.de

Für Ärzte und Kliniken:
Incomat Medizinische Geräte GmbH
Am Höhenstrauch 3
61479 Glashütten
Tel.: (06174) 13 08
Fax: (0 6174) 96 43 78
E-Mail: info@micromed-incomat.de

Weiterführende Buchempfehlungen:

Challem, Jack: »The Inflammation Syndrome«. John Wiley & Sons Inc., USA 2003

Cordain, Loren: »The Paleo Diet«. John Wiley & Sons Inc., USA 2002

Gonder, Ulrike: »Fett«. Hirzel Verlag, Stuttgart 2004

Döll, Michaela: »Antiaging mit Antioxidantien«. Herbig Verlag, München 2006

Döll, Michaela: »Arthrose – schmerzfrei durch Biostoffe«. Herbig Verlag, München, 4., erweiterte Auflage 2007

Register